高等医药院校规划教材

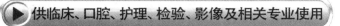

▶ 供临床、口腔、护理、检验、影像及相关专业使用

人体解剖学 学习指导

RENTI JIEPOUXUE XUEXI ZHIDAO

U0266963

《人体解剖学学习指导》编委会

主　编　彭云滔　程　潭　李厚忠
副主编　王俊锋　方　方　宋铁山

编　者（按姓氏拼音排序）
　　　　程　潭（桂林医学院）
　　　　范晓明（桂林医学院）
　　　　方　方（桂林医学院）
　　　　黄　毅（桂林医学院）
　　　　李成武（湖北科技学院医学院）
　　　　李鸿文（桂林医学院）
　　　　李厚忠（桂林医学院）
　　　　刘定承（桂林医学院）
　　　　刘　昉（桂林医学院）
　　　　马　军（桂林医学院）
　　　　欧叶涛（桂林医学院）
　　　　彭云滔（桂林医学院）
　　　　邵晓云（桂林医学院）
　　　　宋铁山（湖北科技学院医学院）
　　　　田顺亮（桂林医学院）
　　　　王俊锋（桂林医学院）
　　　　夏春波（桂林医学院）
　　　　于　兰（桂林医学院）
　　　　张　涛（湖北科技学院医学院）
　　　　张维山（桂林医学院）
　　　　赵克勇（湖北科技学院医学院）
　　　　周　思（桂林医学院）

长江出版传媒　湖北科学技术出版社

图书在版编目(CIP)数据

人体解剖学学习指导/彭云滔，程潭，李厚忠主编．－武汉：
湖北科学技术出版社，2022.6
ISBN 978-7-5706-1972-6

Ⅰ.①人… Ⅱ.①彭… ②程… ③李… Ⅲ.①人体解剖学－
高等学校－教学参考资料 Ⅳ.①R322

中国版本图书馆 CIP 数据核字(2022)第 069129 号

策　　划:冯友仁
责任编辑:常　宁　　　　　　　　　　　　　　　封面设计:喻　杨

出版发行:湖北科学技术出版社　　　　　　　　　电话:027－87679447
地　　址:武汉市雄楚大街 268 号　　　　　　　　邮编:430070
　　　　　(湖北出版文化城 B 座 13－14 层)
网　　址:http://www.HBSTP.com.cn

印　　刷:武汉图物印刷有限公司　　　　　　　　邮编:430071

889×1194　　　　　1/16　　　　　12.25 印张　　　　　362 千字
2022 年 6 月第 1 版　　　　　　　　　　　　　2022 年 6 月第 1 次印刷
　　　　　　　　　　　　　　　　　　　　　　　定价:42.00 元

前　言

为适应医学教育所发生的变化，提高本科教学质量，我们以普通高等教育国家级规划教材《系统解剖学》《局部解剖学》《人体解剖学》及《基础护理学》《内科护理学》《外科护理学》《儿科护理学》为参考，以人体解剖学教学大纲为依据，同时参考历年的执业医师资格考试和执业护师资格考试试题，编写此本《人体解剖学学习指导》。

本书的指导思想：注重实践，结合临床，突出重点知识。

本书的特色：提出学习目的、思维导图，使学生的学习有的放矢，心中有数，方便学生做好预习、听课、复习三段工作；使学生对该章节内容的结构脉络清晰，便于知识的梳理。本书安排了适当的练习，帮助学生巩固所学知识，并且将这些知识进一步延伸、拓宽，使学生真正做到活学活用。例如，绝大部分章节中配有一个案例讨论题，以利于学生综合分析能力和创新思维能力的培养。

如何使用本书？应与《人体解剖学》教材结合使用，学生在预习、听课和复习时应注重"学习目的"，分清学习内容的主次，善于抓住重点。如果在每次上课前用几分钟浏览一下学习目的，将使您的听课效率更高，起到事半功倍的效果。对案例的分析应多途径收集资料，独立思考，多人员参与讨论，培养对资料的查找、梳理、统御能力，提高临床思维能力，增强团队协作意识，做到沟通交流顺畅、有礼有序。

本书参考了大量同类教材，并且听取了本专业和其他专业同学们的建议，才形成了此模式。

本书的编写虽然经多次修改，但尤恐有疏漏之处，恳请各位同行、医学生等使用者给予指正和提出修改意见。于此，先予致谢。

彭云滔

2022 年 2 月

目录

绪　论

【学习目的】

1. 了解人体解剖学的发展史；了解人体解剖学的分科。
2. 熟悉人体的分部及器官系统。
3. 掌握人体解剖学标准姿势、轴、面和方位术语。

【思维导图】

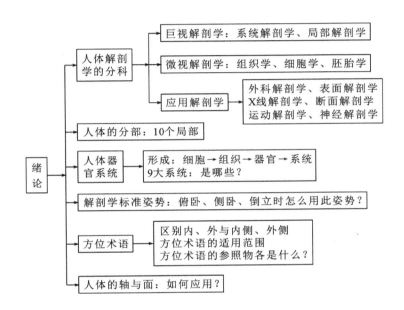

【自我检测】

一、A1/A2 型题

1. 人体解剖学进行人体方位的描写时采用的姿势是（　　）
   A. 解剖学标准姿势　　　　　　B. 站立姿势　　　　　　　　C. 仰卧姿势
   D. 侧卧姿势　　　　　　　　　E. 俯卧姿势

2. 冠状面可以将人体分为（　　）
   A. 左、右两部分　　　　　　　B. 前、后两部分　　　　　　C. 上、下两部分
   D. 浅、深两部分　　　　　　　E. 内、外两部分

3. 人体解剖学使用到的轴中，除以下何者外，其余都使用（　　）
   A. 矢状轴　　　　　　　　　　B. 冠状轴　　　　　　　　　C. 垂直轴
   D. 水平轴　　　　　　　　　　E. 额状轴

4. 人体解剖学使用到的剖面中，除以下何者外，其余都使用（　　）
   A. 矢状面　　　　　　　　　　B. 冠状面　　　　　　　　　C. 垂直面
   D. 水平面　　　　　　　　　　E. 横切面

5. 人体解剖学使用的方位术语"近侧"的含义是（　　）
   A. 距离正中矢状面近　　　　　B. 距离垂直面近　　　　　　C. 距离肢根近

D. 距离头部近　　　　　　　　　E. 距离足部近

6. 人体解剖学使用的方位术语"远侧"的含义是（　　　）

    A. 距离正中矢状面远　　　　　B. 距离垂直面远　　　　　　C. 距离肢根远

    D. 距离头部远　　　　　　　　　E. 距离足部远

7. 人体解剖学使用的方位术语"内侧"的含义是（　　　）

    A. 距离正中矢状面近　　　　　B. 距离腹前壁近　　　　　　C. 距离胸后壁近

    D. 距离头部近　　　　　　　　　E. 距离足部近

8. 人体解剖学使用的方位术语"外侧"的含义是（　　　）

    A. 距离正中矢状面远　　　　　B. 距离腹前壁远　　　　　　C. 距离胸后壁远

    D. 距离头部远　　　　　　　　　E. 距离足部远

9. 人体解剖学使用的方位术语"内""外"可用于（　　　）

    A. 有腔的部位或器官　　　　　B. 上肢的部位或器官　　　　C. 下肢的部位或器官

    D. 只使用于有腔的部位，不使用于有腔的器官

    E. 只使用于有腔的器官，不使用于有腔的部位

10. 关于人体解剖学的方位术语"上""下"的描述，正确的是（　　　）

    A. 近头的部位为上　　　　　　B. 近上肢的部位为上　　　　C. 近下肢的部位为上

    D. 近肢根的部位为上　　　　　E. 远肢根的部位为下

11. 人体解剖学使用的方位术语"深""浅"中"深"的含义是（　　　）

    A. 距离皮肤远，且距离该部位的中心近　　　　B. 距离皮肤近，且距离该部位的中心远

    C. 距离皮肤远，且距离该部位的中心也远　　　D. 距离皮肤近，且距离该部位的中心也近

    E. 以上都不对

12. 人体解剖学使用的方位术语"深""浅"中"浅"的含义是（　　　）

    A. 距离皮肤远，且距离该部位的中心近　　　　B. 距离皮肤近，且距离该部位的中心远

    C. 距离皮肤远，且距离该部位的中心也远　　　D. 距离皮肤近，且距离该部位的中心也近

    E. 以上都不对

13. Which description about the terms of direction is wrong（　　　）

    A. superior is a relative term meaning "above" or "in a higher position".

    B. inferior means "below" or "lower".

    C. anterior and ventral mean the same thing in humans: "located near the belly surface or front of the body".

    D. proximal means "farthest the origin of a structure".

    E. medial means "near an imaginary plane that passes through the midline of the body, dividing it into left and right portions".

二、多选题

1. 当人体倒立时，以下哪种说法正确（　　　）

    A. 上、下的规定是近足的部位为上

    B. 上、下的规定是近头顶者为上

    C. 背部与臀部的位置关系是背部为下，臀部为上

    D. 背部与臀部的位置关系是背部为上，臀部为下

    E. 以上说法都正确

2. 当人体俯卧时,以下哪种说法正确(　　)

A. 上、下的规定是近背部的部位为上,近腹部的部位为下

B. 上、下的规定是近头顶的部位为上,近足部的部位为下

C. 内侧、外侧的规定是离医生近的部位为内侧,离医生远的部位为外侧

D. 内侧、外侧的规定是离正中矢状面近的部位为内侧,离正中矢状面远的部位为外侧

E. 以上说法都正确

3. 关于人体解剖学的方位术语"外侧"的描述,正确的是(　　)

A. 距离正中矢状面远　　　　B. 距离腹前壁远　　　　C. 距离胸后壁远

D. 可以用于上肢、下肢　　　E. 可以用于头、颈、躯干

4. 关于人体解剖学的方位术语"尺侧"的描述,正确的是(　　)

A. 比桡侧距正中矢状面远　　B. 比桡侧距正中矢状面近　　C. 可以用于上肢、下肢

D. 只用于上肢　　　　　　　E. 只用于下肢

5. 关于人体解剖学的方位术语"胫侧"的描述,正确的是(　　)

A. 比腓侧距正中矢状面远　　B. 比腓侧距正中矢状面近　　C. 可以用于上肢、下肢

D. 只用于上肢　　　　　　　E. 只用于下肢

6. 关于人体解剖学的方位术语"内侧"的描述,正确的是(　　)

A. 距离正中矢状面近　　　　B. 参照物是正中矢状面　　　C. 距离胸壁远

D. 可以用于上肢、下肢　　　E. 可以用于躯干

7. 关于正中矢状面的描述,正确的是(　　)

A. 可以用于全身各部位

B. 方位术语中的内侧、外侧以它为参照面

C. 将人体分为左、右对称的两部分

D. 方位术语中的内、外以它为参照面

E. 上肢的尺侧、桡侧,下肢的胫侧、腓侧也可以以它为参照面

【参考答案】

一、A1/A2 型题

1. A　2. B　3. D　4. C　5. C　6. C　7. A　8. A　9. A　10. A　11. A　12. B　13. D

二、多选题

1. BD　2. BD　3. ADE　4. BD　5. BE　6. ABDE　7. BCE

（彭云滔　田顺亮）

第一篇 运动系统

第一章 骨与骨连结

第一节 骨与骨连结总论

【学习目的】

一、骨学总论

1.掌握骨的分类;掌握各类骨的分布及形态特点。

2.了解骨的表面形态及其命名规律。

3.掌握骨的构造。

4.了解骨的化学成分和物理特性。

二、骨连结总论

1.掌握骨连结的种类;了解直接连结的分类。

2.掌握间接连结的基本构造和辅助结构。

3.了解关节的运动形式,并能活体演示。

【思维导图】

一、骨学总论思维导图

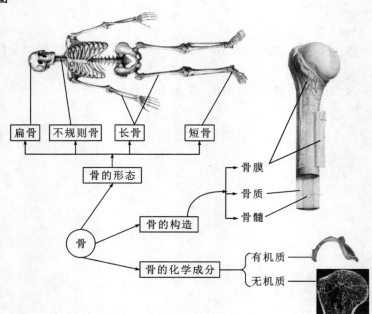

扁骨　不规则骨　长骨　短骨

骨的形态

骨

骨的构造 —— 骨膜 / 骨质 / 骨髓

骨的化学成分 —— 有机质 / 无机质

4

二、骨连结总论思维导图

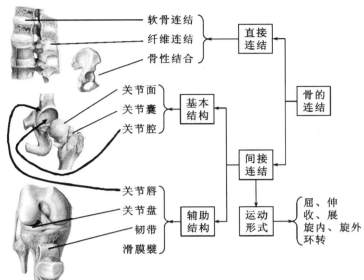

【自我检测】

一、A1/A2 型题

1.哪一块骨属于长骨（　　）

    A. 肱骨　　　　　　　　　　B. 跟骨　　　　　　　　　　C. 胸椎

    D. 肋骨　　　　　　　　　　E. 下颌骨

2.哪一块骨属于短骨（　　）

    A. 髌骨　　　　　　　　　　B. 椎骨　　　　　　　　　　C. 腕骨

    D. 指骨　　　　　　　　　　E. 上颌骨

3.关于骨的构造的描述,何者正确（　　）

    A. 成人骨髓腔内全是红骨髓　　　　　　　　B. 骨的表面全部被骨膜覆盖

    C. 骨膜内层疏松,有成骨细胞和破骨细胞　　D. 骨密质由互相交织的骨小梁排列而成

    E. 老年人骨的有机质与无机质比例为 3：7,故最为合适

4. Which description about the marrow is wrong（　　）

    A. the marrow is found only in the central cavities of the long bone.

    B. the yellow marrow is largely fat.

    C. the yellow marrow is found only in the central cavities of the long bone.

    D. the red marrow is found in certain parts of all bones.

    E. the red marrow manufactures most of the blood cells.

5.长骨中,哪一结构能够使骨不断增长（　　）

    A. 骺软骨　　　　　　　　　B. 骺线　　　　　　　　　　C. 骨干

    D. 髓腔　　　　　　　　　　E. 关节软骨

6.长骨中,哪一结构能够使骨不断增粗（　　）

    A. 骺软骨　　　　　　　　　B. 骺线　　　　　　　　　　C. 骨膜

    D. 髓腔　　　　　　　　　　E. 骨质

7.长骨常常分布在（　　　）

    A.上肢、下肢　　　　　　　　B.骨盆　　　　　　　　　　C.胸廓

    D.颅骨　　　　　　　　　　　E.脊柱

8.短骨常常分布在（　　　）

    A.手骨、足骨　　　　　　　　B.臂部、腿部骨　　　　　　C.躯干骨

    D.颅骨　　　　　　　　　　　E.脊柱

9.以下哪一种连结只有间接连结无直接连结（　　　）

    A.肩关节　　　　　　　　　　B.椎骨的连结　　　　　　　C.骨盆的连结

    D.颅骨的连结　　　　　　　　E.胫骨与腓骨的连结

10.关于关节面的描述,正确的是（　　　）

    A.只位于长骨的两端表面　　　B.表面有关节软骨覆盖　　　C.关节面的表面有关节囊覆盖

    D.表面有滑膜覆盖　　　　　　E.只位于短骨的表面

11.关于关节囊的描述,正确的是（　　　）

    A.由筋膜构成　　　　　　　　B.由纤维层、滑膜层构成　　C.由滑膜构成

    D.由浅筋膜、滑膜构成　　　　E.由皮肤、筋膜构成

12.关于关节囊滑膜层的描述,正确的是（　　　）

    A.覆盖于关节头表面　　　　　B.覆盖于纤维层内表面　　　C.覆盖于关节窝表面

    D.覆盖于纤维层外表面　　　　E.覆盖于骨干表面

二、多选题

1.属于长骨的是（　　　）

    A.肱骨　　　　　　　　　　　B.髌骨　　　　　　　　　　C.胫骨

    D.跟骨　　　　　　　　　　　E.指骨

2.属于扁骨的是（　　　）

    A.顶骨　　　　　　　　　　　B.上颌骨　　　　　　　　　C.肋骨

    D.跟骨　　　　　　　　　　　E.胸骨

3.骨的构造包括（　　　）

    A.骨质　　　　　　　　　　　B.骨髓　　　　　　　　　　C.骨膜

    D.关节软骨　　　　　　　　　E.骨骺

4.骨的化学成分包括（　　　）

    A.无机质　　　　　　　　　　B.骨髓　　　　　　　　　　C.有机质

    D.骨膜　　　　　　　　　　　E.骨质

5.成人的红骨髓主要位于（　　　）

    A.扁骨的松质内　　　　　　　B.短骨的松质内　　　　　　C.长骨的两端松质内

    D.含气骨的空腔内　　　　　　E.不规则骨的松质内

6.关于扁骨的描述,正确的是（　　　）

    A.是人体造血的唯一部位　　　B.对体腔内的脏器有保护作用　C.分布于有体腔之处

    D.可以参与体腔的围成　　　　E.形状呈板状

7.The essential structures of synovial joints contain（　　　）

    A. articular surface　　　　　　B. articular labrum　　　　　C. articular capsule

    D. articular cartilage　　　　　　E. articular cavity

8. 骨膜的功能包括（　　　）
　　A. 使骨长粗　　　　　　　　B. 使骨增长　　　　　　　　C. 使骨再生修复
　　D. 营养　　　　　　　　　　E. 感觉

9. 以下哪一种连结为直接连结（　　　）
　　A. 股骨与髋骨的连结　　　　B. 腰椎之间的连结　　　　　C. 髋骨
　　D. 颅骨与颅骨的连结　　　　E. 肱骨与肩胛骨的连结

10. 关节的基本结构有（　　　）
　　A. 关节面　　　　　　　　　B. 关节盘　　　　　　　　　C. 关节囊
　　D. 关节唇　　　　　　　　　E. 关节腔

11. 关节的辅助结构有（　　　）
　　A. 韧带　　　　　　　　　　B. 关节囊　　　　　　　　　C. 关节盘
　　D. 滑膜襞　　　　　　　　　E. 关节唇

12. 关节囊的功能有（　　　）
　　A. 分泌　　　　　　　　　　B. 吸收　　　　　　　　　　C. 连结
　　D. 保护　　　　　　　　　　E. 参与关节腔构成

三、A3/A4 型题

患者，男性，53 岁，从事摩托车维修工作。左膝关节肿痛伴发热 1 周入院。查体：T 38.8 ℃，P 97 次/min，R 38 次/min，BP 113/86 mmHg。左膝关节局部红肿、压痛及活动受限；浮髌实验（＋），过屈伸实验（＋）。触及腹股沟淋巴结，并疼痛。血常规显示：白细胞总数升高，中性粒细胞增多。血沉增快。左膝关节穿刺取液显示：滑液为脓性、浑浊，白细胞总数大于 $50 \times 10^9/L$，中性粒细胞大于 80%。诊断：化脓性左膝关节炎。

1. 关于膝关节的构成，正确的是（　　　）
　　A. 股骨与胫骨、髌骨　　　　B. 股骨与腓骨、髌骨　　　　C. 腓骨与胫骨、髌骨
　　D. 距骨与胫骨、髌骨　　　　E. 股骨与髋骨、髌骨

2. 此患者的左膝关节腔内积液，这些液体主要由以下哪一结构产生（　　　）
　　A. 关节面　　　　　　　　　B. 关节盘　　　　　　　　　C. 关节唇
　　D. 韧带　　　　　　　　　　E. 关节囊

3. 当膝关节腔有积液时，常常在髌骨上内侧、上外侧、下外侧、下内侧取 4 个点进行关节腔穿刺，其中髌骨下外侧穿刺点的层次是（　　　）
　　A. 皮肤→浅筋膜→深筋膜及髌外侧支持带→脂肪组织→关节囊→关节腔
　　B. 皮肤→浅筋膜→股四头肌外侧头→关节囊→关节腔
　　C. 皮肤→浅筋膜→小腿前群肌外侧→关节囊→关节腔
　　D. 皮肤→浅筋膜→小腿后群肌外侧→关节囊→关节腔
　　E. 皮肤→浅筋膜→小腿外侧群肌外侧→关节囊→关节腔

4. 腹股沟淋巴结位于（　　　）
　　A. 大腿内侧　　　　　　　　B. 小腿后部　　　　　　　　C. 腹股沟韧带下方
　　D. 腘窝　　　　　　　　　　E. 大腿外侧

四、简答题

1. 简述骨的构造。
2. 简述滑膜关节的基本结构。

五、英汉翻译

Bones

Bones vary not only in their primary shape but also in lesser surface details, or secondary markings which appear mainly in postnatal life. Most bones display features such as elevations and depressions, smooth areas and rough ridges. For example, bones display articular surfaces at synovial joints with their neighbours; if small, these are termed facets or foveae. Knuckle-shaped surfaces are condyles, and a trochlea is grooved like a pulley. Adapted in shape to the movement of particular joints, such surfaces are smooth, and in life are covered by articular cartilage which forms the articular surfaces of synovial joints. The texture of these osseous surfaces is partly due to the fact that they lack the vascular foramina typical of most other bone surfaces.

Synovial joints

Synovial articulations operate differently from non-synovial fibrous and cartilaginous joints. Although the bones involved are linked by a fibrous capsule which usually has intrinsic ligamentous thickenings, and often by internal or external accessory ligaments, the osseous surfaces concerned are not in continuity. They are covered by articular cartilage of varying thickness and precise topology, and contact is strictly limited between these cartilaginous surfaces, which have a very low coefficient of friction. Sliding contact is facilitated by viscous synovial fluid (synovia), which acts like a lubricant in some respects, but is also concerned with maintenance of living cells in the articular cartilages.

【参考答案】

一、A1/A2 型题

1. A　2. C　3. C　4. A　5. A　6. C　7. A　8. A　9. A　10. B　11. B　12. B

二、多选题

1. ACE　2. ACE　3. ABC　4. AC　5. ABCE　6. BCDE　7. ACE　8. ACDE　9. BCD　10. ACE

11. ACDE　12. ABCDE

三、A3/A4 型题

1. A　2. E　3. A　4. C

四、简答题

1. 简述骨的构造。

(1)骨质:分为骨密质(在骨表面,致密、耐压性强)和骨松质(在骨内部,由骨小梁构成),但是颅骨的骨密质为外板、内板,松质为板障。

(2)骨膜:可以分内、外层。覆于骨表面(除关节面外)的一层由纤维结缔组织构成,有神经、血管穿行,还有成骨细胞、破骨细胞。具有促进骨的生长(幼年时期)、营养、再生、感觉等功能。

(3)骨髓:充填于骨髓腔和骨松质间隙内,可以分为红骨髓和黄骨髓。红骨髓具有造血功能;黄骨髓主要由脂肪组织构成,无造血功能,但是当人体大量失血时,黄骨髓可以转化为红骨髓,重新具有造血功能。

(4)血管、神经和淋巴:经滋养孔出入,滋养骨的各个部分。

2. 简述滑膜关节的基本结构。

(1)关节面:参与组成关节的各相关骨的接触面(关节头、关节窝),表面无骨膜覆盖,但有关节软骨。

(2)关节囊:纤维结缔组织膜构成,附着在关节面的边缘,与关节面共同围成关节腔,分为外层(纤维层,致密,韧性大,主要起支持、连接作用)、内层(滑膜层,薄而光滑,可以分泌、吸收滑液)。

（3）关节腔：关节囊滑膜层和关节面围成的密闭腔隙,有滑液,呈负压。

五、英汉翻译

骨

　　骨不仅在基本形态上多样化,而且在细小的表面结构上也存在许多不同,或者说主要是出生后形成的后天性结构存在许多不同。许多骨具有如下特点：隆起、凹陷、光滑的区域、粗糙的嵴等。比如,骨具有与相邻骨之间构成滑膜关节的关节面,如果是小的,就称小面或小凹。像指节状突起的表面称髁,而滑车则像皮带轮一样,中部呈沟状。在形态上为了适应这种独有的关节活动,这些面是光滑的,其表面终生都有关节软骨覆盖,构成滑膜关节的关节面。这些骨表面纹理光滑的部分原因是缺乏滋养孔,而滋养孔是大多数其他骨表面的典型特征。（附注：每一块骨的表面中,参与构成关节的面无滋养孔,其他面一定有一到两个滋养孔。滋养孔是血管、神经进出骨内部的通道,是血管、神经营养骨的门户。）

滑　膜　关　节

　　滑膜关节的运动有别于无滑膜的纤维连结、软骨连结。尽管骨与骨之间借纤维囊连结（纤维囊的某些部位常常增厚成为固有韧带）,也常常借助外部的或内部的附属韧带连结,但相邻骨面并不连续。滑膜关节的关节面被不同厚度和不同耦合程度的关节软骨覆盖,而且关节面之间的接触被严格限制在软骨面之间,使得摩擦系数很低。滑液有利于关节面之间的滑动接触,这种滑液在某些方面就像润滑剂,此外也维持关节软骨内活细胞的存活。

第二节　躯干骨及其连结

【学习目的】

一、躯干骨

（一）躯干骨

掌握躯干骨的组成。

（二）椎骨

1.掌握椎骨的一般形态。

2.了解第 1 颈椎、第 2 颈椎、第 7 颈椎名称及第 7 颈椎棘突的特点和意义。熟悉颈椎、胸椎及腰椎之间最典型的差异。

3.掌握岬、骶正中嵴、骶管裂孔、骶角结构。

4.尾骨。

（三）胸骨

掌握胸骨的形态、分部、主要结构（颈静脉切迹、胸骨角、剑突等）。

（四）肋

了解肋的形态结构,肋与肋的排列关系。熟悉肋沟的位置、走行。掌握肋弓的构成。

（五）活体扪及躯干骨的骨性标志

颈静脉切迹、胸骨角、剑突；肋弓、第 11 肋和第 12 肋、肋间隙；C_7 棘突及胸椎棘突、腰椎棘突、骶正中嵴、骶角。

二、躯干骨的连结

（一）脊柱

1.掌握脊柱的构成。

2.掌握椎间盘的构成、作用,了解椎间盘脱出症的解剖学基础。

3. 了解前纵韧带、后纵韧带、棘上韧带、棘间韧带、黄韧带的位置和作用。

4. 熟悉脊柱侧面观的 4 个生理弯曲。

（二）胸廓

1. 掌握胸廓的形态、构成。了解其作用、内容物。

2. 熟悉肋头关节和肋横突关节的构成。

（三）活体演示

脊柱、胸廓的运动，并且能准确运用各种运动的术语。

【思维导图】

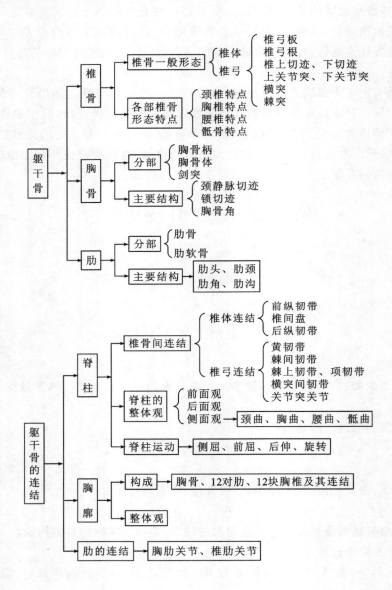

【自我检测】

一、A1/A2 型题

1. The bones of trunk include(　　)

　　A. skull, vertebrae, costal bones, sternum.　　　　B. skull, vertebrae, pelvis.

　　C. vertebrae, sternum, hip bone.　　　　　　　　D. vertebrae, sternum, costal bone.

　　E. vertebrae, skull, hip bone.

2.位于椎弓中部后方,向后方突出的结构是(　　　)

　　A. 棘突　　　　　　　　　　　B. 横突　　　　　　　　　　　C. 椎体

　　D. 椎孔　　　　　　　　　　　E. 椎间孔

3.参与围成椎间孔的结构是(　　　)

　　A. 上位椎骨的下切迹,下位椎骨的上切迹　　　B. 上位椎骨的下肋凹,下位椎骨的上肋凹

　　C. 上位椎骨的下关节突,下位椎骨的上关节突　　D. 上位椎弓的下缘,下位椎弓的上缘

　　E. 上位椎骨的棘突,下位椎骨的棘突

4.参与围成椎孔的结构是(　　　)

　　A. 椎弓与椎弓　　　　　　　　B. 椎体与椎体　　　　　　　　C. 椎体与椎弓

　　D. 横突与棘突　　　　　　　　E. 棘突与棘突

5.椎间孔有以下哪些结构出入(　　　)

　　A. 脊神经、血管　　　　　　　B. 脑神经、血管　　　　　　　C. 脑神经、脊神经

　　D. 内脏神经、血管　　　　　　E. 内脏神经、脑神经

6.椎孔叠加形成以下哪一结构(　　　)

　　A. 椎间孔　　　　　　　　　　B. 椎管　　　　　　　　　　　C. 颅腔

　　D. 闭孔　　　　　　　　　　　E. 椎间隙

7.椎孔叠加形成椎管,其内有以下哪一结构(　　　)

　　A. 脊神经　　　　　　　　　　B. 脊髓　　　　　　　　　　　C. 脑

　　D. 内脏神经　　　　　　　　　E. 脑神经

8.肋凹位于(　　　)

　　A. 颈椎　　　　　　　　　　　B. 骶椎　　　　　　　　　　　C. 胸椎

　　D. 尾椎　　　　　　　　　　　E. 腰椎

9.以下哪一结构具有计数肋骨的作用(　　　)

　　A. 颈静脉切迹　　　　　　　　B. 锁切迹　　　　　　　　　　C. 肋切迹

　　D. 肩胛骨外侧角　　　　　　　E. 胸骨角

10.肋沟位于(　　　)

　　A. 肋体内面近上缘处　　　　　B. 肋骨上缘　　　　　　　　　C. 肋体内面近下缘处

　　D. 肋骨下缘　　　　　　　　　E. 肋颈处

11.构成肋的是(　　　)

　　A. 横突、肋骨　　　　　　　　B. 肋软骨、肋头　　　　　　　C. 肋头、肋骨

　　D. 肋体、肋骨　　　　　　　　E. 肋骨、肋软骨

12.关于椎间盘的描述,何者错误(　　　)

　　A. 连结相邻两个椎体　　　　　B. 由两部分组成,中央部为髓核　　C. 各部厚薄均相同

　　D. 具有弹性垫样缓冲作用　　　E. 周围部为纤维环,由多层纤维软骨以同心圆排列而成

13.椎间盘髓核易向何方脱出(　　　)

　　A. 前方　　　　　　　　　　　B. 前外方　　　　　　　　　　C. 左侧

　　D. 右侧　　　　　　　　　　　E. 后外侧

14.关于前纵韧带的描述,正确的是(　　)

    A.连结在相邻椎体之间　　　　B.连结在椎弓板之间　　　　C.防止脊柱过度向前屈

    D.位于椎管前壁　　　　E.防止脊柱过伸

15.椎间盘髓核向后外侧脱出时,可能导致以下哪一结构狭窄(　　)

    A.椎孔　　　　B.椎管　　　　C.椎间孔

    D.枕骨大孔　　　　E.骶管

16.连结在相邻椎弓板之间的韧带是(　　)

    A.棘上韧带　　　　B.棘间韧带　　　　C.项韧带

    D.前纵韧带　　　　E.黄韧带

17.椎弓位于(　　)

    A.椎体后方　　　　B.椎骨前方　　　　C.椎体前方

    D.棘突后方　　　　E.横突前方

18.能串联形成管道,并且容纳脊髓的结构是(　　)

    A.椎间孔　　　　B.椎孔　　　　C.横突孔

    D.肋间隙　　　　E.滋养孔

19.12 对肋中,不与胸骨直接相连,但以肋软骨形式形成肋弓的是(　　)

    A.第 1~4 肋　　　　B.第 4~6 肋　　　　C.第 5~9 肋

    D.第 8~10 肋　　　　E.第 9~12 肋

二、多选题

1.关于躯干骨的描述,正确的是(　　)

    A.包括椎骨、肋和胸骨　　　　B.幼儿时期躯干骨共 51 块

    C.没有 1 块属于长骨　　　　D.椎骨参与脊柱的构成

    E.所有椎骨、肋和胸骨参与胸廓的构成

2.胸椎的主要特征有(　　)

    A.椎体粗壮,断面呈肾形　　　　B.有横突肋凹

    C.棘突向后下方倾斜,呈叠瓦状重叠　　　　D.椎体的两侧有肋凹

    E.关节突接近水平位

3.颈椎的主要特征有(　　)

    A.椎体小,呈椭圆形　　　　B.有横突孔　　　　C.棘突短,末端分叉

    D.上关节突接近水平位　　　　E.下关节突呈矢状位

4.腰椎的主要特征有(　　)

    A.椎体粗壮,断面呈肾形　　　　B.椎体侧面后部,有上下肋凹　　　　C.棘突宽短,水平伸向后方

    D.横突上有孔　　　　E.上关节突、下关节突呈矢状位

5.骶骨的主要特征有(　　)

    A.呈三角形,底朝上,尖朝下　　　　B.前面凹而光滑,后面凸而粗糙

    C.前、后面都有 4 对孔　　　　D.两侧有耳状面,与髋骨耳状面构成关节

    E.骶管下端敞开形成骶管裂孔

6. 连结椎骨的韧带，有以下哪些（　　　）

    A. 前纵韧带　　　　　　　　　　B. 棘上韧带　　　　　　　　　　C. 后纵韧带

    D. 骶结节韧带　　　　　　　　　　E. 黄韧带

7. 以下哪些结构具有计数肋骨的作用（　　　）

    A. 颈静脉切迹　　　　　　　　　　B. 肩胛上角　　　　　　　　　　C. 肩胛下角

    D. 肩胛骨外侧角　　　　　　　　　　E. 胸骨角

8. 以下哪些结构参与椎管的后壁、外侧壁的构成（　　　）

    A. 椎弓板　　　　　　　　　　B. 椎弓根　　　　　　　　　　C. 黄韧带

    D. 棘突　　　　　　　　　　E. 横突

9. 以下哪些结构参与椎管的前壁的构成（　　　）

    A. 前纵韧带　　　　　　　　　　B. 后纵韧带　　　　　　　　　　C. 椎间盘

    D. 椎弓板　　　　　　　　　　E. 椎体后面

三、A3/A4 型题

患者，男性，49 岁，教师。因搬运重物时突然感觉腰部剧烈疼痛，活动受限而急诊入院。患者自诉近几年来曾多次发生腰部僵直性疼痛，弯腰或举重物后加重。此次疼痛异常剧烈，当时感觉脊柱下部出现弹响，而后疼痛向右侧大腿和小腿后侧放射，右侧小腿外侧部和小趾麻木。诊断：腰椎间盘突出。

1. 椎间盘位于（　　　）

    A. 相邻椎体之间　　　　　　　　　　B. 相邻椎弓之间　　　　　　　　　　C. 相邻椎弓板之间

    D. 相邻棘突之间　　　　　　　　　　E. 相邻横突之间

2. 椎间盘向后突出受何韧带限制（　　　）

    A. 前纵韧带　　　　　　　　　　B. 后纵韧带　　　　　　　　　　C. 棘上韧带

    D. 棘间韧带　　　　　　　　　　E. 黄韧带

3. 椎间盘最易突出的方向是（　　　）

    A. 前方　　　　　　　　　　B. 后方　　　　　　　　　　C. 两侧

    D. 上下　　　　　　　　　　E. 后外侧

四、简答题

1. 简述椎骨的一般形态结构及各部椎骨的形态特点。

2. 躯干骨的骨性标志有哪些？活体上如何触及这些骨性标志？

3. 椎间盘的形态结构如何？损伤后可能产生哪些临床症状？

五、护理案例讨论

患者，男性，34 岁，从事电商工作 5 年，由于长期低头看书和从事网络维护等工作，近一年颈肩部酸胀、肌肉僵硬，头部活动受限。最近连续加班了 4 天，负责出单、结算，出现颈肩痛、头晕头痛、视力下降、眼胀痛、怕光、左上肢麻木感。颈部 X 线片显示颈椎正常生理曲度明显消失，颈椎间盘退行性改变，但是未见颈椎骨质增生。诊断：颈椎病。

问题：

1. 颈椎病有几种？该病案可能是哪一种？

2. 为什么长时间低头看书或工作、长时间不良姿势（如躺在床上看电视、看书，高枕或坐位睡觉）等可以导致颈椎病的发病？

3. 怎么解释上述症状或体征产生的原因？

【参考答案】

一、A1/A2 型题

1. D   2. A   3. A   4. C   5. A   6. B   7. B   8. C   9. E   10. C   11. E   12. C   13. E   14. E   15. C   16. E   17. A   18. B   19. D

二、多选题

1. ABCD   2. BCD   3. ABCD   4. ACE   5. ABCDE   6. ABCE   7. BCE   8. ABC   9. BCE

三、A3/A4 型题

1. A   2. B   3. E

四、简答题

1. 简述椎骨的一般形态结构及各部椎骨的形态特点。

　　1)椎骨的一般形态结构。

　　(1)椎体:位于椎骨的前部,呈立方状。

　　(2)椎弓:位于椎骨的后部。由椎弓根(椎上切迹、椎下切迹)、椎弓板、7个突起(横突1对,棘突1个,上关节突1对,下关节突1对)构成。

　　2)各部椎骨的形态特点。

　　(1)颈椎:7个,椎体较小、椭圆形;椎孔较大、三角形;横突上有横突孔;棘突第2~6个短而分叉,第7个最长,在体表可以触及;关节突关节面呈水平位。

　　(2)胸椎:12个,椎体较大、心形;椎体后外侧有上肋凹、下肋凹;椎孔较圆;有横突肋凹;棘突长,向后下方倾斜,呈覆瓦状;关节突关节面呈冠状位。

　　(3)腰椎:5个,椎体粗壮(大)、肾形;椎孔呈三角形;横突有乳突;棘突宽短,水平后伸,关节突关节面呈矢状位。

　　(4)骶骨:由5块骶椎融合而成,呈倒三角形;前面光滑而凹,后面粗糙而凸;前后各有4对孔;后面正中有骶正中嵴;两侧有耳状面。

　　(5)尾骨:由3~4个尾椎融合而成。

2. 躯干骨的骨性标志有哪些?活体上如何触及这些骨性标志?

　　躯干骨的骨性标志:第7颈椎棘突、颈静脉切迹、胸骨角、剑突、骶角、腰椎棘突、肋弓。

　　在课堂上,注意观察老师的触及手法示范。

3. 椎间盘的形态结构如何?损伤后可能产生哪些临床症状?

　　自己查找资料,然后推导可能产生的情况。整理好思路,同学间相互交流。

　　要求:思路清晰、严谨,表达流畅。

五、护理案例讨论

1. 在搜索引擎中,输入"颈椎病"→点击"百科"→浏览网页下方的各个具体网址中的摘要→选择并且点击自己所需要的。

2. 在搜索引擎中,输入"颈椎病"→点击"图片"→浏览网页下方的各个具体网址中的摘要→选择并且点击自己所需要的。

3. 在搜索引擎中,输入"颈椎病"→点击"视频"→浏览网页下方的各个具体网址中的摘要→选择并且点击自己所需要的。

第三节　上肢骨及其连结

【学习目的】

一、上肢骨

1. 掌握上肢骨的组成。

2. 掌握锁骨、肩胛骨、肱骨、桡骨、尺骨的位置及骨性标志。了解手骨的组成。

3. 活体扪及骨性标志：锁骨；肩峰、肩胛冈、喙突、肩胛骨下角；肱骨大结节、肱骨内上髁、肱骨外上髁；鹰嘴、尺骨茎突；桡骨茎突；豌豆骨。

二、上肢骨的连结

1. 了解胸锁关节的位置、构成、结构特点和运动形式。

2. 掌握肩关节、肘关节、腕关节的位置、构成，了解结构特点和运动。

3. 活体演示上肢各关节的运动，并且能准确运用各种运动的术语。

【思维导图】

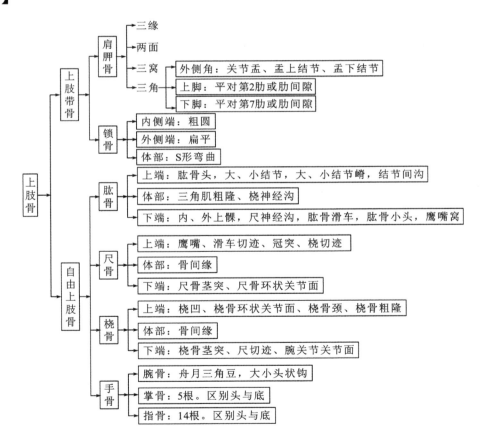

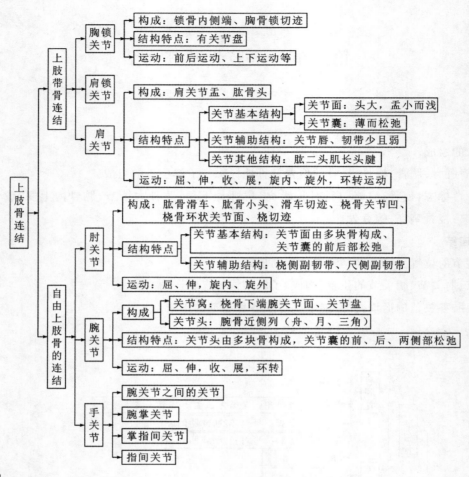

【自我检测】

一、A1/A2 型题

1.肩胛骨向后突出的骨性标志是（　　　）

　　A.肩胛冈　　　　　　　　　B.喙突　　　　　　　　　C.下角

　　D.肩胛骨内侧缘　　　　　　E.肩胛骨外侧缘

2.肩胛冈向外上突出的骨性标志是（　　　）

　　A.肩胛冈　　　　　　　　　B.喙突　　　　　　　　　C.关节盂

　　D.肩峰　　　　　　　　　　E.肩胛骨外侧缘

3.桡骨上端有何结构（　　　）

　　A.桡骨头　　　　　　　　　B.冠突　　　　　　　　　C.尺骨粗隆

　　D.桡切迹　　　　　　　　　E.尺切迹

4.桡骨下端有何结构（　　　）

　　A.桡骨粗隆　　　　　　　　B.环状关节面　　　　　　C.桡骨颈

　　D.桡切迹　　　　　　　　　E.尺切迹

5.以下哪一结构不属于肱骨（　　　）

　　A.尺神经沟　　　　　　　　B.内上髁　　　　　　　　C.三角肌粗隆

　　D. 桡神经沟　　　　　　　　　E. 滑车切迹

6. 尺骨上端有何结构（　　　　）

　　A. 桡骨茎突　　　　　　　B. 冠突　　　　　　　　C. 桡骨粗隆

　　D. 环状关节面　　　　　　E. 尺切迹

7. 尺骨下端有何结构（　　　　）

　　A. 桡骨茎突　　　　　　　B. 尺骨茎突　　　　　　C. 骨间缘

　　D. 桡切迹　　　　　　　　E. 尺切迹

8. 肱骨上端有何结构（　　　　）

　　A. 肱骨茎突　　　　　　　B. 肱骨内上髁　　　　　C. 三角肌粗隆

　　D. 桡神经沟　　　　　　　E. 肱骨头

9. 肱骨体部有何结构（　　　　）

　　A. 肱骨大结节　　　　　　B. 肱骨内上髁　　　　　C. 三角肌粗隆

　　D. 结节间沟　　　　　　　E. 尺神经沟

10. 肱骨下端有何结构（　　　　）

　　A. 肱骨茎突　　　　　　　B. 肱骨内上髁　　　　　C. 三角肌粗隆

　　D. 结节间沟　　　　　　　E. 肱骨头

11. 肩胛骨下角平对第几肋（　　　　）

　　A. 第 6 肋　　　　　　　　B. 第 7 肋　　　　　　　C. 第 8 肋

　　D. 第 9 肋　　　　　　　　E. 第 10 肋

12. 关于关节盂的描述，不正确的是（　　　　）

　　A. 位于内侧角上　　　　　B. 呈梨形浅窝　　　　　C. 上方有盂上结节

　　D. 下方有盂下结节　　　　E. 其边缘有盂唇附着

13. 关于尺骨上端的描述，不正确的是（　　　　）

　　A. 尺骨上端前面的半圆形深凹称滑车切迹，与肱骨滑车构成肱尺关节

　　B. 尺骨上端的滑车切迹后上方的突起称鹰嘴

　　C. 尺骨上端的滑车切迹下方向前的突起称喙突

　　D. 冠突的外侧的光滑浅凹称尺切迹

　　E. 鹰嘴为上肢的骨性标志之一，患者长期卧床时（尤其是仰卧），此处易形成压疮

14. 手骨中，掌骨共有（　　　　）

　　A. 5 根　　　　　　　　　B. 4 根　　　　　　　　C. 6 根

　　D. 3 根　　　　　　　　　E. 7 根

15. 手骨中，指骨共有（　　　　）

　　A. 5 根　　　　　　　　　B. 7 根　　　　　　　　C. 9 根

　　D. 11 根　　　　　　　　E. 14 根

16. 手骨中，腕骨共有（　　　　）

　　A. 5 块　　　　　　　　　B. 6 块　　　　　　　　C. 7 块

　　D. 8 块　　　　　　　　　E. 9 块

17. 桡神经沟位于（ ）

    A. 肱骨中段后外侧   B. 桡骨中段后外侧   C. 桡骨上段后外侧

    D. 肱骨上段后外侧   E. 肱骨下段后外侧

18. 尺神经沟位于（ ）

    A. 肱骨内上髁后方   B. 尺骨中段后方   C. 尺骨上段后方

    D. 肱骨内上髁前方   E. 肱骨外上髁后方

19. 肩关节囊何处最薄弱（ ）

    A. 前上方   B. 前下方   C. 后下方

    D. 后方   E. 后上方

20. 关于肩关节的描述,正确的是（ ）

    A. 关节盂较大   B. 关节头小   C. 无关节唇

    D. 只能做屈、伸和收、展运动   E. 肱二头肌长头腱穿过囊内

21. 关于肘关节的描述,正确的是（ ）

    A. 只有肱骨和桡骨构成   B. 关节囊前、后壁薄而松弛

    C. 囊内有关节唇   D. 可做屈、伸,收、展,环转运动

    E. 关节伸直时,肱骨内、外上髁及鹰嘴三点连成等腰三角形

22. 描述腕关节时,下列说法何者正确（ ）

    A. 由尺、桡骨下端关节面构成关节窝   B. 由所有近侧列腕骨构成关节头

    C. 关节前、后、两侧无韧带加强   D. 只能做屈、伸运动

    E. 属椭圆关节

23. 上肢关节中,可以完成三轴运动的关节有（ ）

    A. 肩关节   B. 肱桡关节   C. 肱尺关节

    D. 桡尺近侧关节   E. 桡尺远侧关节

24. 参与肱桡关节的关节面结构是（ ）

    A. 肱骨头、桡骨环状关节面   B. 肱骨小头、桡骨头凹   C. 肱骨小头、桡骨环状关节面

    D. 肱骨滑车、桡骨头凹   E. 肱骨滑车、桡骨环状关节面

25. 参与肱尺关节的关节面结构是（ ）

    A. 肱骨头、尺切迹   B. 肱骨小头、尺骨滑车切迹   C. 肱骨小头、桡切迹

    D. 肱骨滑车、尺骨滑车切迹   E. 肱骨头、尺骨滑车切迹

26. 参与桡尺近侧关节的关节面结构是（ ）

    A. 肱骨头、尺切迹   B. 尺切迹、桡骨环状关节面   C. 肱骨小头、桡切迹

    D. 桡切迹、桡骨环状关节面   E. 尺骨滑车切迹、桡骨环状关节面

二、多选题

1. 肱骨的表面骨性结构有（ ）

    A. 解剖颈   B. 大结节   C. 外科颈

    D. 鹰嘴   E. 尺神经沟

2. 位于尺骨的结构有（　　）

  A. 滑车切迹   B. 冠突   C. 鹰嘴

  D. 尺骨头   E. 桡切迹

3. 桡骨上端有何结构（　　）

  A. 桡骨茎突   B. 环状关节面   C. 桡骨颈

  D. 桡切迹   E. 尺切迹

4. 肱骨上端有何结构（　　）

  A. 肱骨滑车   B. 桡神经沟   C. 小结节

  D. 外科颈   E. 解剖颈

5. 肱骨下端前面有何结构（　　）

  A. 鹰嘴窝   B. 鹰嘴   C. 冠突窝

  D. 冠突   E. 桡窝

6. 肱骨体部的结构有（　　）

  A. 桡神经沟   B. 尺神经沟   C. 结节间沟

  D. 三角肌粗隆   E. 解剖颈

7. 肩胛骨外侧角有（　　）

  A. 盂上结节   B. 喙突   C. 盂下结节

  D. 关节盂   E. 肩胛下窝

8. 关于肩胛骨上角的描述，正确的是（　　）

  A. 上缘与脊柱缘会合而成   B. 参与听诊三角的边界组成   C. 为前锯肌的附着点

  D. 肩胛线经过此结构   E. 前方平对第 2 肋

9. 肩胛骨下角的临床应用是（　　）

  A. 可以以此作一垂直线，即肩胛线

  B. 参与腰上三角的边界组成

  C. 参与听诊三角的边界组成

  D. 前方平对第 2 肋或第 2 肋间隙，故此可以作为计数肋骨的标志

  E. 前方平对第 7 肋或第 7 肋间隙，故此可以作为计数肋骨的标志

10. 肩关节可以做（　　）

  A. 屈、伸运动   B. 收、展运动   C. 旋前、旋后运动

  D. 环转运动   E. 多轴运动

11. 关于肩关节特点的描述，正确的是（　　）

  A. 关节头大，关节盂小   B. 有盂唇，加大了关节窝   C. 有关节盘，分隔了关节腔

  D. 关节囊薄而松弛   E. 肱二头肌短头肌腱穿过囊，进入关节腔内

12. 肘关节的韧带有（　　）

  A. 桡侧副韧带   B. 尺侧副韧带   C. 桡骨环状韧带

  D. 盂肱韧带   E. 喙肩韧带

13.可以做收、展运动的关节是（　　　）

    A.肩关节　　　　　　　　B.肘关节　　　　　　　　C.胸锁关节

    D.腕关节　　　　　　　　E.指间关节

三、A3/A4 型题

患者,男性,40 岁。4 个多月前某关节受外伤发生脱位,增强磁共振影像学显示:该关节对位较好,关节间隙未见明显狭窄,上盂唇信号增高,关节囊内少量积液,周围肌肉组织未见异常。影像学诊断:关节上盂唇撕裂,关节囊内少量积液。

1.盂唇存在于（　　　）

    A.肩关节　　　　　　　　B.肘关节　　　　　　　　C.踝关节

    D.膝关节　　　　　　　　E.腕关节

2.下列哪个关节也有关节唇（　　　）

    A.肘关节　　　　　　　　B.髋关节　　　　　　　　C.踝关节

    D.膝关节　　　　　　　　E.腕关节

3.关节唇的附着部位是（　　　）

    A.关节囊的内面　　　　　B.关节窝的周缘　　　　　C.关节头的周缘

    D.关节囊的外面　　　　　E.关节窝的中心

4.关节唇的功能是（　　　）

    A.加深关节窝、加大关节面　　　B.增加关节头面积　　　C.将关节腔分为两部分

    D.减少外力对关节的冲击和震荡　E.保护关节囊周围和内部的韧带

四、简答题

1.简述肩胛骨的形态结构。

2.上肢骨有哪些骨性标志？如何在自己身上触及这些骨性标志？

3.简述肩关节(盂肱关节)的构成、结构特点、运动形式。

五、护理案例讨论

患儿,男性,8 岁,在追逐嬉闹时突然被绊倒,手掌撑地,而后出现右肘部剧烈疼痛、肿胀,入院就诊。查体发现右肘稍上部肿胀,肘关节活动受限,肘部骨性三角关系存在(即肘后三角正常)。肘处于半屈位,肘窝饱满。且可在肘窝触到肱骨断端的近侧端。右手呈猿手状,不能抓握,温度明显低于左手,于腕横纹处桡骨与桡侧腕屈肌之间不能触及桡动脉搏动。X 线正位片、侧位片显示肱骨髁上骨折的近侧端向前,远侧端向后错位。

1.您的诊断是什么？有哪些依据？上述临床表现是如何产生的？

2.骨科疾病的治疗过程中常常要求制动(某些部位被要求限制,不能活动),而且制动的时间较长,患儿可能出现一些心理需求,如何满足？

六、英汉翻译

The bones of the upper limb are the clavicle, scapula, humerus, radius and ulna (connected for a large portion of their length by an interosseous membrane) and the bones of the hand, i. e. the carpals, metacarpals and phalanges.

The shoulder girdle is extremely mobile because reciprocal movements at the sternoclavicular and glenohumeral joints enable 180° abduction of the upper limb. Movement occurs in all three planes at the glenohumeral joint.

The elbow joint is a hinge joint. It incorporates the superior (proximal) radio-ulnar joint within its capsule. The proximal and distal radio-ulnar joints permit pronation and supination of the forearm—a unique feature of the primate upper limb.

The range of movement at the condyloid wrist joint，between the distal ends of the radius and ulna and the proximal carpal bones，is supplemented by gliding movements between the carpal bones. The saddle-shaped first metacarpal joint，between the trapezium and the base of the first metacarpal，is unique to the primate forelimb and permits opposition of the thumb. The hand is clenched by flexion at the metacarpophalangeal joints，supplemented by gliding movements of the fourth and fifth carpometacarpal joints. In grasping，the thumb is of equal value to the remaining four digits：loss of the thumb is almost as disabling as loss of all of the other digits.

【参考答案】

一、A1/A2 型题

1. A　2. D　3. A　4. E　5. E　6. B　7. B　8. E　9. C　10. B　11. B　12. A　13. D　14. A　15. E
16. D　17. A　18. A　19. B　20. E　21. B　22. E　23. A　24. B　25. D　26. D

二、多选题

1. ABCE　2. ABCDE　3. BC　4. CDE　5. CE　6. AD　7. ACD　8. AE　9. ACE　10. ABCDE
11. ABDE　12. ABC　13. AD

三、A3/A4 型题

1. A　2. B　3. B　4. A

四、简答题

1. 简述肩胛骨的形态结构。

(1)两面：腹侧面(肋面)、背侧面(肩胛冈、肩峰)。

(2)三缘：内侧缘(脊柱缘)、外侧缘(腋缘)、上缘(外侧端有喙突)。

(3)三角：上角(平对第2肋)、下角(平对第7肋)、外侧角(关节盂、盂上结节、盂下结节)。

(4)三窝：肩胛下窝(位于腹侧面)、冈上窝和冈下窝(位于背侧面，以肩胛冈为界分隔而成，肩胛冈向外上延伸突出部为肩峰)。

2. 上肢骨有哪些骨性标志？如何在自己身上触及这些骨性标志？

锁骨；肩峰、肩胛冈、喙突、肩胛骨下角；肱骨大结节、肱骨内上髁、肱骨外上髁、鹰嘴、尺骨茎突；桡骨头、桡骨茎突；豌豆骨。

在课堂上，注意观察老师的手法示范。

3. 简述肩关节(盂肱关节)的构成、结构特点、运动形式。

1)由肱骨头、关节盂构成。

2)结构特点是：

(1)关节面：头大，关节盂小而浅，只容纳肱骨头的1/4～1/3。

（2）关节囊薄而松弛，周围有韧带和肌腱加强，但关节囊下壁无韧带和肌腱加强，是关节囊的薄弱处。

（3）关节唇，即关节盂唇，附着在关节盂的周围，可加深关节窝，增加关节窝面积。

（4）囊内无韧带，但关节囊内有肱二头肌长头肌腱穿行；囊外韧带少、弱小，只有喙肱韧带、喙肩韧带；无关节盘。

（5）可以做三轴运动，即屈、伸，收、展，旋内、旋外，环转等运动。

五、护理案例讨论

1.诊断：肱骨髁上骨折。

依据：右肘稍上部肿胀，肘关节活动受限。肿胀原因是骨折处周围组织受损，血管破裂致使内出血淤积于骨折处。受限原因是因疼痛而保护性制动。

肘处于半屈位，肘窝饱满。原因是骨折端错位后，近端与髁部前方重叠并且进入肘窝。

右手呈猿手状，不能抓握。原因是正中神经受压甚至被骨折端切割伤，致使前臂肌群和大鱼际肌群功能丧失。

温度明显低于左手，于腕横纹处桡骨与桡侧腕屈肌之间不能触及桡动脉搏动。原因是肱动脉在骨折处受压，甚至被切割伤，致使远端供血障碍。

X线正位片、侧位片显示肱骨髁上骨折的近侧端向前，远侧端向后错位。原因与跌倒时的姿势及用力有关。

2.（1）心理护理：注意力转移法，英雄偶像鼓励法。

（2）术前、术后并发症的评估与预设。

六、英汉翻译

上肢骨有锁骨、肩胛骨、肱骨、桡骨、尺骨（桡骨、尺骨的大部分都借前臂骨间膜连结在一起）、手骨，例如腕骨、掌骨、指骨。

因为胸锁关节和盂肱关节相互协调运动，导致肩带骨（亦称上肢带骨）极其灵活，使得上肢能够进行180°外展。盂肱关节可以做三个平面的运动（即三轴运动）。

肘关节为屈戌关节，将桡尺近侧关节也纳入其关节囊。桡尺近、远侧关节允许前臂做旋前、旋后的动作——这是自由上肢骨的最大特点。

呈髁状的腕关节，位于桡、尺骨远侧端与腕骨近侧列之间，其活动范围借腕骨之间的滑动而增大。马鞍形的第一掌骨连结（即第一腕掌关节）由大多角骨与第一掌骨底构成，是前肢最特殊的一个关节，它允许拇指做对掌运动。当掌指关节屈曲时，手可以握紧；还可以借助第4、第5腕掌关节的滑动加强。在抓握方面，拇指的作用与其余四指相等。失去拇指导致的伤残程度几乎与失去其余四指一样。

第四节　下肢骨及其连结

【学习目的】

一、下肢骨

1.掌握下肢骨的组成。

2.掌握髋骨、股骨、髌骨、胫骨、腓骨的位置及骨性标志。了解足骨的组成。

3. 活体扪及骨性标志：髂嵴、髂前上棘、髂结节、髂后上棘、耻骨结节、耻骨嵴、坐骨结节、股骨大转子、股骨内上髁、股骨外上髁；髌骨；胫骨粗隆、胫骨前缘、胫骨内面、内踝；外踝、腓骨头；跟骨结节。

二、下肢骨连结

1. 骨盆：了解骶结节韧带、骶棘韧带、耻骨联合的位置。掌握骨盆的构成，大、小骨盆分界线。了解男、女性骨盆性别差异；了解小骨盆的径线。
2. 掌握髋关节、膝关节、踝关节的位置及构成，了解结构特点和运动。
3. 活体演示下肢各个关节的运动，并且能准确运用各种运动的术语。

三、扩展学习

产科骨盆下口的测量方法及测量仪器。

【思维导图】

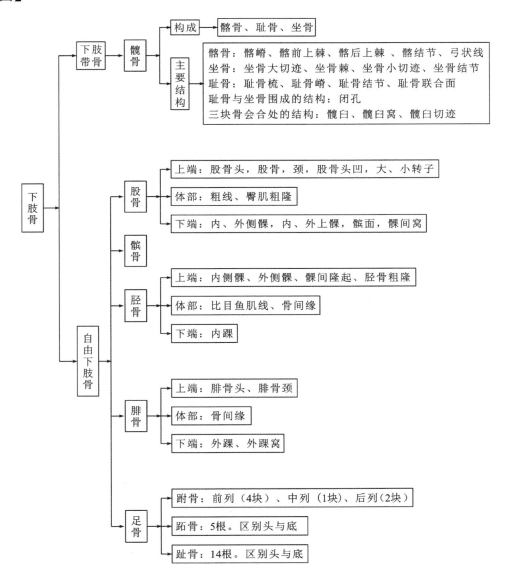

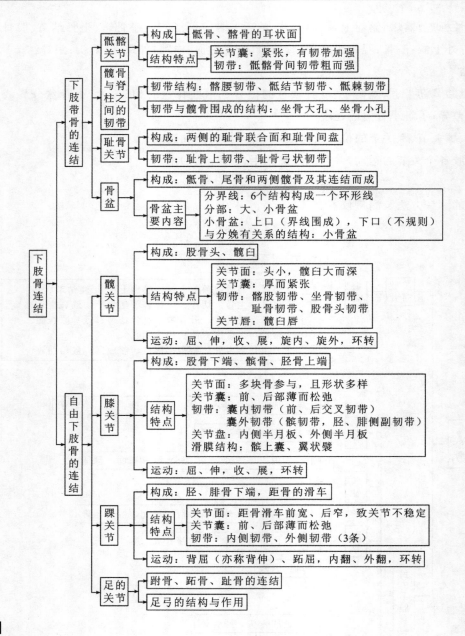

【自我检测】

一、A1/A2 型题

1. 参与围成闭孔的骨或骨结构,正确的是( )

　　A. 髂骨、耻骨　　　　　　　　　B. 坐骨体、坐骨支和髂骨体　　　　C. 髂骨、坐骨

　　D. 耻骨、坐骨　　　　　　　　　E. 坐骨、耻骨和髂骨

2. 位于髋骨上,在活体不能触到的骨性结构是( )

　　A. 髂前上棘　　　　　　　　　　B. 髂嵴　　　　　　　　　　　　　C. 耻骨结节

　　D. 坐骨结节　　　　　　　　　　E. 耳状面

3. 关于髂嵴的描述,不正确的是( )

　　A. 髂嵴的后端是髂前上棘

B.俯视髂嵴时,呈 S 形

C.距髂前上棘 5～7 cm 处髂嵴外侧唇向外突起称髂结节

D.髂嵴的前、后部较薄,中部较厚

E.临床上常在髂嵴的较厚处进行骨髓穿刺

4.以下不属于髋骨的结构是(　　)

    A.髂嵴　　　　　　　　　　B.髋臼切迹　　　　　　　　C.闭孔沟

    D.耻骨梳　　　　　　　　　E.骶角

5.位于胫骨上,在活体不能触到的骨性结构是(　　)

    A.胫骨粗隆　　　　　　　　B.内踝　　　　　　　　　　C.腓切迹

    D.内侧髁　　　　　　　　　E.外侧髁

6.以下不属于胫骨的骨性结构是(　　)

    A.胫骨粗隆　　　　　　　　B.内踝　　　　　　　　　　C.外踝

    D.内侧髁　　　　　　　　　E.外侧髁

7.以下不属于胫骨上端的骨性结构是(　　)

    A.胫骨粗隆　　　　　　　　B.内踝　　　　　　　　　　C.髁间隆起

    D.内侧髁　　　　　　　　　E.外侧髁

8.股骨上端的骨性结构是(　　)

    A.股骨头　　　　　　　　　B.粗线　　　　　　　　　　C.臀肌粗隆

    D.内侧髁　　　　　　　　　E.外侧髁

9.弓状线位于(　　)

    A.坐骨体内面　　　　　　　B.耻骨内面　　　　　　　　C.髂骨体内面

    D.髂翼外面　　　　　　　　E.髂嵴内侧唇

10.关于髂耻隆起,正确的是(　　)

    A.耻骨梳与耻骨结节会合处　　B.弓状线与耻骨梳会合处　　C.弓状线与耻骨结节会合处

    D.弓状线与耻骨嵴会合处　　　E.弓状线与骶岬会合处

11.关于跗骨,不正确的是(　　)

    A.前列由内向外排列是:内侧楔骨、中间楔骨、外侧楔骨、骰骨　　B.中列是:足舟骨

    C.后列是:距骨、跟骨　　　D.距骨位于跟骨的上方　　　E.足舟骨位于跟骨的前下方

12.胫骨粗隆位于(　　)

    A.上端前面　　　　　　　　B.上端后面　　　　　　　　C.体部前面

    D.体部后面　　　　　　　　E.下端内侧面

13.腓骨上、下端的差异是(　　)

    A.上端稍粗大,俯视近圆形;下端稍小而扁　　B.上、下端一样大小

    C.上端稍小而扁;下端粗大,俯视近圆形　　D.上端内侧面后部有一小而浅的小凹,称外踝窝

    E.下端内侧面前部有一小而浅的小凹,称外踝窝

14.不参与构成骨盆界线的是(　　)

    A.骶岬　　　　　　　　　　B.弓状线　　　　　　　　　C.耻骨梳

D. 耻骨弓   E. 耻骨结节

15. 膝关节的关节囊松弛处是( )

     A. 前部、后部   B. 左侧部、右侧部   C. 内侧部、外侧部

     D. 前部、外侧部   E. 后部、外侧部

16. 不参与构成骨盆下口的是( )

     A. 耻骨弓   B. 骶结节韧带   C. 坐骨结节

     D. 耻骨联合下缘   E. 坐骨大切迹

17. 关于踝关节的组成,正确的是( )

     A. 胫骨、腓骨的下端与跟骨   B. 胫骨、腓骨的下端与距骨   C. 胫骨的下端与距骨

     D. 腓骨的下端与跟骨   E. 胫骨的下端与跟骨

18. 下肢关节中,有关节唇的关节是( )

     A. 耻骨联合   B. 踝关节   C. 髋关节

     D. 膝关节   E. 骶髂关节

19. 下肢关节中,有关节盘的关节是( )

     A. 耻骨联合   B. 踝关节   C. 髋关节

     D. 膝关节   E. 骶髂关节

20. Which joint has the ligament inside articular capsule of synovial joint( )

     A. shoulder joint   B. elbow joint   C. hip joint

     D. knee joint   E. temporomandibular joint

二、多选题

1. 关于髋臼,正确的是( )

     A. 由髂骨、坐骨、耻骨的体部组成   B. 窝内不完全是关节面

     C. 容纳股骨头绝大部分   D. 髋关节窝即髋臼窝

     E. 股骨头韧带一端附于髋臼横韧带上

2. 下列哪些结构位于腓骨( )

     A. 外踝   B. 腓切迹   C. 外踝窝

     D. 外侧髁   E. 内侧髁

3. Which are united to form the hip bone( )

     A. ilium   B. ischium   C. pubis

     D. femur   E. tibia

4. 下列髋骨的骨性结构中,在体表能触到的结构有( )

     A. 髂前上棘   B. 髂嵴   C. 耻骨结节

     D. 坐骨结节   E. 耳状面

5. 股骨下端的骨性结构是( )

     A. 大转子   B. 转子间线   C. 髁间窝

     D. 内上髁   E. 外上髁

6. 关于耻骨梳,正确的是(　)

　　A. 位于髂耻隆起与耻骨结节之间的骨嵴　　　　B. 位于耻骨体和耻骨上支的上缘,呈锐利骨嵴

　　C. 位于坐骨上面,呈锐利骨嵴　　　　　　　　D. 参与骨盆界线的构成

　　E. 参与小骨盆上口的构成

7. Who is not attached to the composition of pelvis(　)

　　A. hip bone　　　　　　　　B. lumbar vertebrae　　　　　C. coccyx

　　D. femur　　　　　　　　　 E. sacrum

8. 有囊内韧带的关节是(　)

　　A. 肩关节　　　　　　　　B. 肘关节　　　　　　　　　C. 髋关节

　　D. 膝关节　　　　　　　　E. 下颌关节

9. 有关节盘的关节是(　)

　　A. 肘关节　　　　　　　　B. 胸锁关节　　　　　　　　C. 髋关节

　　D. 膝关节　　　　　　　　E. 下颌关节

10. 有关节唇的关节是(　)

　　A. 肩关节　　　　　　　　B. 腕关节　　　　　　　　　C. 髋关节

　　D. 踝关节　　　　　　　　E. 下颌关节

11. 踝关节的运动有(　)

　　A. 背屈、跖屈　　　　　　B. 收、展　　　　　　　　　C. 内翻、外翻

　　D. 环转　　　　　　　　　E. 旋内、旋外

12. There is articular disc of synovial joint(　)

　　A. shoulder joint　　　　　　B. elbow joint　　　　　　　C. knee joint

　　D. temporomandibular joint　　E. sternoclavicular joint

13. 上、下肢关节中,可以完成三轴运动的关节有(　)

　　A. 肩关节　　　　　　　　B. 肘关节　　　　　　　　　C. 膝关节

　　D. 髋关节　　　　　　　　E. 桡尺远侧关节

三、A3/A4 型题

(1～3 题共用题干)

患者,女性,60 岁。自述上周五到国外旅游,下山过程中扭伤了右脚脚踝。自己贴膏药按摩后仍然疼痛,故前来就诊。检查:右脚外踝轻度肿胀,压痛,活动度可。诊断:右踝关节外侧副韧带扭挫伤。

1. 踝关节由下列哪些结构组成(　)

　　A. 胫、腓骨下端和足舟骨　　　B. 胫、腓骨下端和跟骨　　　C. 胫、腓骨下端和距骨

　　D. 内、外踝和距骨　　　　　　E 内、外踝和足舟骨

2. 走下坡路时,踝关节外侧副韧带易损伤,是因为(　)

　　A. 下坡时,在关节窝内距骨滑车的后部较小,导致关节不稳固

　　B. 下坡时,在关节窝内距骨滑车的前部较大,导致关节不稳固

　　C. 外侧副韧带厚而坚韧　　　　D. 内侧副韧带较薄弱　　　　E. 外踝比内踝大

3.踝关节外侧副韧带(即踝关节的外侧韧带)由何者组成(   )

　　A.距腓前韧带、跟腓韧带、距腓后韧带　　　　B.距舟前韧带、跟腓韧带、距舟后韧带

　　C.距楔前韧带、跟胫韧带、距楔后韧带　　　　D.距舟前韧带、跟胫韧带、距舟后韧带

　　E.距腓前韧带、跟胫韧带、距腓后韧带

(4～6题共用题干)

　　患者,男性,35岁,汽车司机。患者在驾车行驶中突然与对面来车相撞,当即感觉右髋部疼痛难忍,活动受限。检查见:右下肢缩短,右髋部肿胀,有触痛,髋关节处于屈曲、内旋畸形。在臀部可扪到内上移的股骨头,大转子上移。X线片显示髋关节脱位合并髋臼后缘骨折。

4.髋关节脱位最常见的是(   )

　　A.前脱位　　　　　　　　　　B.后脱位　　　　　　　　　　C.中央型脱位

　　D.上脱位　　　　　　　　　　E.下脱位

5.髋关节脱位可以撕裂关节囊内的什么韧带(   )

　　A.髂股韧带　　　　　　　　　　B.坐股韧带　　　　　　　　　　C.耻股韧带

　　D.股骨头韧带　　　　　　　　　E.轮匝带

6.X线片显示髋关节脱位合并髋臼后缘骨折,说明附着髋臼周缘后部的软骨性结构也受到了损伤,此结构是(   )

　　A.盂唇　　　　　　　　　　　B.髋臼横韧带　　　　　　　　　C.髂股韧带

　　D.髋臼唇　　　　　　　　　　E.轮匝带

(7～12题共用题干)

　　世界110米跨栏名将"飞人"刘翔因右足跟腱断裂而挥泪痛别伦敦奥运会。(查:跟腱是人体最粗大最强壮的肌腱,由小腿三头肌的肌腱融合形成。)

7.跟腱的下端附着于哪一块骨(   )

　　A.跟骨结节　　　　　　　　　　B.距骨　　　　　　　　　　　C.足舟骨

　　D.楔骨　　　　　　　　　　　　E.胫骨

8.此肌腱由浅、深两层肌肉构成,浅层的肌肉附着于哪一块骨(   )

　　A.胫骨、腓骨　　　　　　　　　B.胫骨　　　　　　　　　　　C.腓骨

　　D.股骨内、外侧髁后上部　　　　E.髌骨

9.此肌腱由浅、深两层肌肉构成,深层的肌肉附着于哪一块骨(   )

　　A.胫骨、腓骨　　　　　　　　　B.胫骨　　　　　　　　　　　C.腓骨

　　D.股骨内侧髁后上部　　　　　　E.股骨外侧髁后上部

10.此肌腱由浅、深两层肌肉构成,可活动的关节是(   )

　　A.伸膝关节、跖屈踝关节　　　　B.屈膝关节、背伸踝关节　　　C.跖屈踝关节

　　D.屈膝关节、跖屈踝关节　　　　E.屈膝关节

11.此肌腱由浅、深两层肌肉构成,由哪一条神经支配(   )

　　A.胫神经　　　　　　　　　　　B.腓深神经　　　　　　　　　C.腓浅神经

　　D.坐骨神经　　　　　　　　　　E.股神经

12. 此肌腱由浅、深两层肌肉构成,由哪一条动脉供给血液(　　)

    A. 胫前动脉　　　　　　　　B. 腘动脉、胫后动脉　　　　　　C. 腓浅动脉

    D. 腓深动脉　　　　　　　　E. 股动脉

四、简答题

1. 髋骨的表面结构有哪些?(注意对结构的归纳整理)

2. 下肢骨有哪些骨性标志?

3. 简述膝关节的构成、结构特点、运动形式。

五、综合分析题

1. 试比较肩关节和髋关节的相同点和不同点。

2. 从椎骨的连结、肩关节、肘关节、髋关节、膝关节、踝关节等的韧带名称中,您推出这些韧带的命名方法有几种?

六、护理案例讨论

乐 极 生 悲

    患者,女性,21岁,穿着"恨天高"鞋与同学郊游,到目的地后,玩得太高兴了,突然踩在石子上,右脚瞬间一阵剧痛传来,冷汗直冒,几乎不敢活动,右脚扭伤了。在同学们的帮助下,去医院就诊。检查发现:踝关节畸形不明显,踝外侧压痛,肿胀,走路跛行,可见皮下淤血,外踝前下方压痛明显,但是未触及明显凹陷。内翻及外翻试验:足内翻时,疼痛加剧,且活动度增大(与健侧对比);足外翻时,疼痛不明显,活动度无改变。前抽屉试验:活动范围无明显改变(与健侧对比)。(附注:前抽屉试验指一手握住踝关节上端向后推,同时另一手握住足跟向前拉,检查是否活动范围变大)。其他部位和关节未见损伤。X线检查:右踝关节内翻位摄片时,胫距关节面的倾斜度5°～10°(属于正常范围),伤侧关节间隙无明显增宽。诊断:右踝关节外侧韧带损伤。

1. 步行、下坡等状态下,为什么踝关节易损伤?

2. 在临床许多徒手检查(即望、触、叩、听诊)常常需要与健侧对比,为什么?

3. 你应提供哪些护理服务?

七、英汉翻译

    The bones of the lower limb are:the three fused components of the pelvic girdle; the femur and its associated patella (thigh); the tibia and fibula (leg); the tarsus, metatarsus and phalanges (foot). The innominate bone (especially the ilium and ischium) and the femur, tibia and bones of the hindfoot are strong and their external (cortical) and internal (trabecular) structure are adapted for weightbearing.

    The pelvic girdle connects the lower limb to the axial skeleton via the sacroiliac joint, an originally synovial joint in which mobility has been sacrificed for stability and strength for effective weight transmission from the trunk to the lower limb. The anterior joint of the pelvic girdle is the pubic symphysis, a secondary cartilaginous joint that may move slightly during hip and sacroiliac movement and during childbirth.

    The hip joint, a synovial ball-and-socket joint, exhibits a very effective compromise between mobility and stability, allowing movement in all three orthogonal planes. The more distal joints have gained mobility at the expense of stability.

The knee joint anatomically includes the patellofemoral joint, a synovial joint allowing the patella to move over the distal femur. The main component of the knee joint is a bicompartmental synovial joint between femur and tibia allowing flexion, extension and some medial and lateral rotation of the leg. It is not a true hinge joint as its axes of flexion and extension are variable and there is coupled rotation.

The tibia and fibula articulate with each other at the superior and inferior tibiofibular joints. The superior joint, a plane synovial joint, allows slight gliding movement only. The inferior joint, a fibrous joint, lies just above the ankle and allows significant rotation of the fibula linked to ankle motion.

The ankle (talocrural) joint is formed by the inferior tibia and fibula 'gripping' the talus. It allows dorsiflexion and plantarflexion.

There are multiple joints in the foot: these can be simplified by considering the hindfoot, midfoot and forefoot. These joints allow the complex movements of which the foot is capable, making the foot well adapted to provide a platform for standing and for shock absorption and propulsion in gait.

【参考答案】

一、A1/A2 型题

1. D　2. E　3. A　4. E　5. C　6. C　7. B　8. A　9. C　10. B
11. E　12. A　13. A　14. D　15. A　16. E　17. B　18. C　19. D　20. D

二、多选题

1. ABE　2. AC　3. ABC　4. ABCD　5. CDE　6. ABDE　7. BD
8. CD　9. BDE　10. AC　11. ACD　12. CDE　13. AD

三、A3/A4 型题

1. C　2. A　3. A　4. B　5. D　6. D　7. A　8. D　9. A　10. D　11. A　12. B

四、简答题

1. 髋骨的表面结构有哪些？（注意对结构的归纳整理）

(1) 髂骨上的结构：分为髂骨翼、髂骨体两部分。

髂骨翼：髂嵴、髂嵴内侧唇、髂嵴外侧唇、髂前上棘、髂前下棘、髂后上棘、髂后下棘、髂粗隆、耳状面、髂结节、髂窝、坐骨大切迹。

髂骨体部：弓状线，且参与髋臼窝、髂耻隆起构成。

(2) 坐骨上的结构：分为坐骨体部、坐骨支两部分。

坐骨体部：坐骨大切迹、坐骨棘、坐骨小切迹、坐骨结节。

坐骨支。

(3) 耻骨上的结构：分为耻骨体部耻骨、耻骨上支、耻骨下支三部分。

耻骨体部：参与髋臼窝、髂耻隆起构成。

耻骨上支：耻骨梳、耻骨嵴、耻骨结节、耻骨联合面。

耻骨下支：耻骨联合面、耻骨弓、耻骨角。

(4) 耻骨与坐骨围成的结构：闭孔、闭孔沟。

(5) 三块骨汇合处的结构：髋臼、月状面、髋臼窝、髋臼切迹。

2. 下肢骨有哪些骨性标志？

(1)主要的骨性标志:髂嵴、髂结节、髂前上棘、髂后上棘、耻骨结节、耻骨嵴、坐骨结节、大转子;髌骨;胫骨粗隆、内踝;腓骨头、外踝;跟骨结节。

(2)其他骨性标志:股骨内、外侧髁,股骨内、外上髁,胫骨内、外侧髁,胫骨内侧面、前缘等。

3. 简述膝关节的构成、结构特点、运动形式。

1)构成:由股骨下端、胫骨上端、髌骨构成。

2)结构特点是:

(1)关节面:股骨内、外侧髁构成U形的关节头,胫骨内、外侧髁构成较平坦的关节窝,有髌骨参与。

(2)关节囊:薄而松弛,其前壁不完整,为股四头肌肌腱和髌韧带,滑膜形成髌上囊、髌下深囊、翼状襞。

(3)韧带:前、后交叉韧带,髌韧带、髌内侧支持带、髌外侧支持带、胫侧副韧带、腓侧副韧带、腘斜韧带。

(4)关节盘:内、外侧半月板。

3)运动形式:可以做屈、伸运动,半屈膝时可做旋内和旋外运动。

五、综合分析题

1. 肩关节和髋关节的相同点和不同点如下。

比较项目	肩关节	髋关节
关节面	面差比例大(头大,盂小而浅)	面差比例小(头小,臼深大)
关节囊	薄,松弛	厚,紧张
关节盘	无	无
关节唇	有。低矮,使关节窝略加深	有。髋臼唇较高,使关节窝更深
韧带	少,弱且细小。关节腔内有肱二头肌长头腱进入	多,强且粗大。关节腔内有股骨头韧带
关节类型	球窝关节	球窝关节
运动	都可以做三轴运动(屈伸、收展、旋转、环转运动)	
	活动范围大,灵活	活动范围小,灵活度也小
关节脱位	肱骨头从前下方脱位	股骨头向下方脱出

2. 韧带命名方法有以下几种。

(1)根据起止点命名:盂肱韧带、喙肩韧带、坐股韧带、髂股韧带、距腓前韧带、跟腓韧带、距腓后韧带等。

(2)根据韧带所在的部位命名:尺侧副韧带、桡侧副韧带、胫侧副韧带、腓侧副韧带、髌内侧支持带、髌外侧支持带。

(3)根据韧带的形状命名:腘斜韧带、轮匝带、桡骨环状韧带。

(4)根据韧带的走行方向命名:前交叉韧带、后交叉韧带。

(5)根据韧带的功能命名:髌内侧支持带、髌外侧支持带。

以上几种韧带命名方法中,有时使用单一命名方法,如喙肩韧带、坐股韧带、跟腓韧带(起止点命名法)。有时则几种混合应用,如距腓后韧带(起止、位置两方法),髌内侧支持带(位置、功能两方法),腘斜韧带(位置、形状两方法)。

六、护理案例讨论

1.原因:踝关节的关节头呈前宽后窄的滑车状,当踝关节背屈时,处紧张而且稳定状态;当踝关节跖屈时,处松弛而且不稳定状态。

2．人体的许多部位、结构是对称的，例如，肢体的长短、关节活动范围、躯干外观等。将患侧与患者自身的健侧进行对比，得到的依据才准确、可靠。而不同的人之间差异太大，因此不同的人之间对比是不准确、不可靠的。

3．(1)紧急处理：外伤初期可行局部冷敷。

(2)踝关节内翻位用胶布、夹板、石膏等固定后，注意观察记录患侧足趾血供情况和被石膏覆盖的感觉。

(3)踝关节易损伤的因素交流、生活常识交流等。

七、英汉翻译

下肢骨包括由 3 块骨融合而成的骨盆带骨、股骨、髌骨(在大腿)、胫骨、腓骨(在小腿)、跗骨、跖骨、趾骨(在足部)。髋骨(尤其是髂骨、坐骨)、股骨、胫骨、足后部的骨都很强健。它们的外部为(骨密质的)皮层，内部为(骨松质的)骨小梁，这种结构更适于承重。

下肢带骨借骶髂关节把下肢与中轴骨连结在一起。骶髂关节在起初是一个滑膜关节，但是为了求得稳定性和强度，为了有效地将重量从躯干传向下肢，从而舍弃了活动性。下肢带骨前部的连结是耻骨联合——一个次要的软骨连结，在髋关节、骶髂关节活动时，在分娩时，此连结都可以轻度活动。

髋关节为球窝关节，在稳定性与活动性之间，采取了折中主义，并且允许该关节在 3 个相互垂直的平面运动。更多的远端关节得到了活动性却失去了稳定性。

膝关节包括髌股关节，允许髌骨在股骨的远端移动。膝关节最主要的组成部分是由股骨与胫骨构成的具有两个室腔的滑膜关节，此关节可以使小腿屈伸和轻微的旋内、旋外。它并非一个真正的屈戌关节，因为它的屈伸运动轴是可变的，并且存在着共轭旋转(即旋内、旋外)。

胫骨与腓骨互相连结，形成上、下胫腓关节。上胫腓关节为平面关节，只能做轻度的滑动。下胫腓关节为纤维性连结，位于踝关节上方，当踝关节活动时，允许腓骨有效地旋转。

踝关节，又称距小腿关节，由胫骨、腓骨下端，以及它们紧紧扣住的距骨共同构成，可做背屈、跖屈运动。

足部的多种连结，如足后部的连结、足中部的连结、足前部的连结，这些连结可能随人类的进化而被简化了。这些连结使足具有了做复杂运动的可能，也使得足更适于为站立、减轻震荡等提供一个平台，并且为行走提供推力。

第五节　颅骨及其连结

【学习目的】

一、颅骨

(一)脑颅和面颅

熟悉脑颅和面颅的分界线及组成。

(二)下颌骨

掌握颏隆凸、下颌头、下颌孔、颏孔、下颌角、下颌骨下缘。

(三)颅的整体观

应该掌握的具体结构如下。

1.颅顶面观：冠状缝、矢状缝、人字缝。

2.颅后面观：枕外隆凸。

3.颅底内面观。

(1)颅前窝:筛板、筛孔。

(2)颅中窝:垂体窝、视神经管、眶上裂、圆孔、卵圆孔、棘孔。

(3)颅后窝:枕骨大孔、舌下神经管口、枕内隆凸、横窦沟、乙状窦沟、颈静脉孔、内耳门。

4.颅底外面观:关节结节、下颌窝、腭大孔。

5.颅前面观:眶上切迹、眶上孔。

6.颅侧面观:翼点、外耳门、乳突、下颌头、下颌角、颧弓。

(四)骨性鼻腔

1.鼻腔外侧壁:了解构成;熟悉上、中、下鼻甲的形态、位置,鼻道的形态、位置。

2.鼻旁窦:熟悉4对鼻旁窦的位置、开口。

(五)囟门、前囟

掌握囟门的构成、位置,前囟的位置、形态、闭合时间。

(六)活体扪及体表标志

眶上缘、眶下缘、枕外隆凸、乳突、颧弓、颏隆凸、下颌头、下颌角、下颌骨下缘。

二、颅骨的连结

1.颅缝:了解冠状缝、矢状缝、人字缝。

2.掌握颞下颌关节的位置、构成;熟悉颞下颌关节运动形式。

3.活体演示下颌关节的运动,并且能准确运用各种运动形式的术语。

【思维导图】

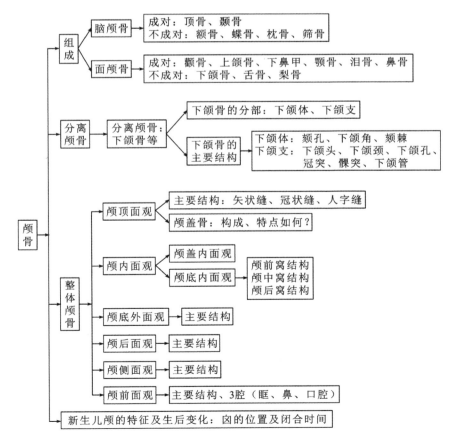

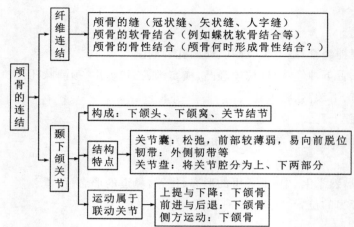

【自我检测】

一、A1/A2 型题

1.以下哪一块不是面颅骨（　　）

    A.枕骨　　　　　　　　　　B.泪骨　　　　　　　　　　C.颧骨

    D.上颌骨　　　　　　　　　E.下颌骨

2.颅后窝有（　　）

    A.内耳门　　　　　　　　　B.棘孔　　　　　　　　　　C.圆孔

    D.筛孔　　　　　　　　　　E.眶上裂

3.位于颅前窝的结构是（　　）

    A.蝶骨大翼　　　　　　　　B.颞骨岩部　　　　　　　　C.额骨鳞部

    D.筛孔　　　　　　　　　　E.视神经管

4.颅前窝的构成不包括以下哪一结构（　　）

    A.蝶骨小翼　　　　　　　　B.颞骨岩部　　　　　　　　C.额骨眶部

    D.鸡冠　　　　　　　　　　E.筛板

5.关于颞下颌关节,正确的是（　　）

    A.由下颌头与下颌窝构成　　　　　　　B.下颌关节易向后脱位

    C.有关节盘,将关节腔分成上、下两部　　D.关节囊前部较厚

    E.关节脱位时,下颌头滑至关节结节后方

6.枕髁与下列何骨构成关节（　　）

    A.枕骨　　　　　　　　　　B.颞骨　　　　　　　　　　C.环椎

    D.枢椎　　　　　　　　　　E.蝶骨

7.面颅骨中,有鼻旁窦的是（　　）

    A.蝶骨　　　　　　　　　　B.上颌骨　　　　　　　　　C.额骨

    D.颧骨　　　　　　　　　　E.筛骨

8.脑颅骨中,有鼻旁窦的是（　　）

    A.蝶骨　　　　　　　　　　B.枕骨　　　　　　　　　　C.颞骨

    D.顶骨　　　　　　　　　　E.上颌骨

9. 颞骨内部有许多腔隙,位于乳突内部的腔隙是(　　)
　　A. 中耳的鼓室　　　　　　　　B. 乳突窦、乳突小房　　　　　　C. 内耳迷路
　　D. 内耳道、内耳门　　　　　　E. 咽鼓管骨部

10. 颞骨内部有许多腔隙,位于鼓部的腔隙是(　　)
　　A. 外耳道、中耳的鼓室　　　　B. 乳突窦、乳突小房　　　　　　C. 内耳迷路
　　D. 内耳道、内耳门　　　　　　E. 咽鼓管骨部

11. 颞骨内部有许多腔隙,位于岩部的腔隙是(　　)
　　A. 外耳道　　　　　　　　　　B. 乳突窦、乳突小房　　　　　　C. 内耳迷路
　　D. 内耳道、内耳迷路、咽鼓管骨部、颈动脉管　　　　　　　　　　E. 中耳的鼓室

12. 颞骨内部有许多腔隙,这些腔隙的正常交通路径是(　　)
　　A. 乳突小房↔乳突窦↔鼓室↔咽鼓管骨部↔咽鼓管咽口↔鼻腔
　　B. 内耳门↔内耳道↔内耳迷路↔鼓室↔咽鼓管骨部↔咽鼓管咽口↔鼻腔
　　C. 内耳门↔内耳道↔内耳迷路↔鼓室↔颈动脉管
　　D. 乳突小房↔乳突窦↔鼓室↔外耳道↔外耳门
　　E. 内耳门↔内耳道↔内耳迷路↔鼓室↔外耳道↔外耳门

13. 骨腭(即硬腭)由什么结构构成(　　)
　　A. 额骨额鳞、上颌骨牙槽突　　B. 上颌骨腭突、腭骨水平板　　　C. 额骨额鳞、上颌骨腭突
　　D. 腭骨垂直板、上颌骨腭突　　E. 筛骨垂直板、上颌骨腭突

14. 距离骨腭(即硬腭)后缘5 cm处有一孔,称为(　　)
　　A. 腭大孔　　　　　　　　　　B. 颈动脉管　　　　　　　　　　C. 切牙管
　　D. 翼腭管　　　　　　　　　　E. 筛孔

15. 上颌窦裂开口于骨性鼻腔的何处(　　)
　　A. 鼻腔顶部　　　　　　　　　B. 鼻中隔　　　　　　　　　　　C. 上鼻道
　　D. 下鼻道　　　　　　　　　　E. 中鼻道

16. 筛骨可以形成以下哪些鼻甲(　　)
　　A. 上、中、下鼻甲　　　　　　B. 中、下鼻甲　　　　　　　　　C. 上、中鼻甲
　　D. 上、下鼻甲　　　　　　　　E. 下鼻甲

17. 筛骨中的小腔隙称为筛骨迷路,它们开口部位在(　　)
　　A. 上、中、下鼻道　　　　　　B. 中、下鼻道　　　　　　　　　C. 上、中鼻道
　　D. 上、下鼻道　　　　　　　　E. 下鼻道

二、多选题

1. 颅中窝有(　　)
　　A. 圆孔　　　　　　　　　　　B. 棘孔　　　　　　　　　　　　C. 筛孔
　　D. 眶上裂　　　　　　　　　　E. 眶下裂

2. 颅后窝有(　　)
　　A. 卵圆孔　　　　　　　　　　B. 舌下神经管内口　　　　　　　C. 内耳门
　　D. 颈静脉孔　　　　　　　　　E. 破裂孔

3. Which joint has one or tow articular discs in the following joints(　　)

  A. shoulder joint   B. hip joint   C. knee joint

  D. temporomandibular joint   E. sternocostal joint

4. 头部侧面可以触及的骨性标志有(　　)

  A. 颧弓   B. 下颌头   C. 下颌角

  D. 乳突   E. 眉弓

5. 与中鼻道相通的结构有(　　)

  A. 部分筛窦   B. 额窦   C. 蝶窦

  D. 鼻泪管   E. 上颌窦

6. 颞下颌关节的关节窝由以下哪些结构构成(　　)

  A. 下颌头   B. 冠突   C. 关节结节

  D. 下颌窝   E. 下颌切迹

7. 颅骨中, 有鼻旁窦的骨是(　　)

  A. 蝶骨   B. 上颌骨   C. 额骨

  D. 筛骨   E. 下颌骨

8. 颅骨中, 成对脑颅骨是(　　)

  A. 蝶骨   B. 顶骨   C. 额骨

  D. 筛骨   E. 颞骨

9. 颅骨中, 成对面颅骨是(　　)

  A. 颧骨   B. 鼻骨   C. 舌骨

  D. 犁骨   E. 下颌骨

10. 颅骨中, 不成对面颅骨是(　　)

  A. 上颌骨   B. 泪骨   C. 舌骨

  D. 犁骨   E. 下颌骨

11. 颅骨中, 不成对脑颅骨是(　　)

  A. 蝶骨   B. 枕骨   C. 额骨

  D. 筛骨   E. 颞骨

12. 参与鼻中隔构成的结构有(　　)

  A. 筛骨垂直板   B. 筛骨水平板   C. 犁骨

  D. 筛骨眶板   E. 鼻中隔软骨

三、A3/A4 型题

(1~3 题共用题干)

  囟门是反映宝宝头部发育和身体健康的一个重要窗口, 妈妈要细心观察, 及早发现有无异常现象。囟门异常主要有以下几种:①囟门隆起(颅内感染疾患等引起的颅内压增高);②囟门凹陷(急性脱水、使用大剂量脱水剂、营养不良等引起的颅内压降低);③囟门早闭(脑发育不良);④囟门迟闭(佝偻病、呆小病等);⑤囟门过大(脑积水、先天性佝偻病等);⑥囟门过小(头小畸形等)。

1. 前囟（额囟）位于（　　　）

    A. 翼点   B. 矢状缝与冠状缝交会处   C. 矢状缝与人字缝交会处

    D. 矢状缝与颞鳞缝交会处   E. 冠状缝与颞鳞缝交会处

2. 前囟正常的闭合时间是（　　　）

    A. 出生前   B. 出生后 6 个月   C. 出生后 1～2 岁

    D. 出生后 2～3 岁   E. 以上均不对

3. 后囟（枕囟）位于（　　　）

    A. 翼点   B. 矢状缝与冠状缝交会处   C. 矢状缝与人字缝交汇处

    D. 矢状缝与颞鳞缝交汇处   E. 冠状缝与颞鳞缝交会处

（4～6 题共用题干）

    患者，男性，23 岁，骑车行进途中被汽车撞倒，右颞部着地半小时后到急诊科就诊。患者摔倒后有约 5 分钟的昏迷，清醒后，自觉头痛、恶心。头颅平片提示：右额颞部线形骨折，遂将患者留院观察。在随后 2 小时中，患者头痛逐渐加重，伴呕吐、烦躁不安，进而出现意识障碍。左侧瞳孔 3 mm，对光反射存在，右侧瞳孔 4 mm，对光反射迟钝。左鼻唇沟浅，左侧 Babinski 征阳性。诊断：右侧颞部硬膜外血肿，小脑幕切迹疝。

4. 颞部有一骨性的薄弱区，即翼点，易于骨折。翼点位于（　　　）

    A. 额骨、顶骨、颞骨和蝶骨交会处   B. 额骨、顶骨、颞骨和筛骨交会处

    C. 额骨、顶骨、颞骨和枕骨交会处   D. 额骨、顶骨、颞骨和颧骨交会处

    E. 顶骨、颞骨、蝶骨和枕骨交会处

5. 翼点的内侧面有（　　　）

    A. 颈动脉沟经过   B. 脑膜中动脉沟经过   C. 上矢状窦沟经过

    D. 横窦沟经过   E. 乙状窦沟经过

6. 翼点处骨折，易损伤其深面的脑膜中动脉，此动脉穿过颅底的哪个结构（　　　）

    A. 圆孔   B. 眶上裂   C. 卵圆孔

    D. 破裂孔   E. 棘孔

四、简答题

1. 简述翼腭窝的构成和交通。

2. 鼻腔外侧壁如何构成？有哪些结构？鼻腔分别与哪些颅骨的骨性腔隙交通？

3. 颅底内面的结构有哪些？

五、护理案例讨论

    患者，女性，75 岁，因"行动迟缓，四肢乏力 1 年余，复发加重 1 月余"入院。入院时护理评估：Braden 压疮危险因素评分 14 分，骶尾部有 4 cm×6 cm 一度压疮，左侧髋关节和骶尾部分别有 9 cm×6 cm 和 3 cm×5 cm 色素沉着。为防止骶尾部一度压疮进一步发展，预防其他受压色素沉着部位出现压疮，入院期间予以保持皮肤清洁干燥、加强营养、q2h 翻身（每 2 小时翻身）等处理。

1. 根据人体骨结构的特点，在平卧（即仰卧）、侧卧、俯卧和坐位时哪些部位容易受到压迫？

2. 针对患者皮肤情况可采取哪些措施以防止骶尾部压疮进一步发展，以及如何预防其他容易受压迫部位出现压疮？

3. 患者因"行动迟缓,四肢乏力"引起运动功能障碍,生活不能完全自理,又因压疮引起疼痛,设身处地想一下患者会有哪些心理感受？应如何对患者做好心理护理？

六、英汉翻译

Skull

The skull is the bony skeleton of the head and is the most complex osseous structure in the body. It is protective,shielding the brain,the organs of special sense and the cranial parts of the respiratory and digestive systems,and also provides attachments for many of the muscles of the head and neck,thus allowing for movement. Of particular importance is movement of the lower jaw (mandible) which occurs at the temporomandibular joint. The marrow within the skull bones is a site of haemopoiesis,at least in the young skull.

The skull is composed of 28 separate bones,of which most are paired,but some in the median plane are single. Many of the bones are flat bones,consisting of two thin plates of compact bone enclosing a narrow layer of cancellous bone containing bone marrow. In terms of shape,however,the bones are far from flat and can show pronounced curvatures. The term diplo? is used to describe the cancellous bone within the flat bones of the skull. The inner table is thinner and more brittle; the outer table is generally very resilient. Many bones are so thin that the tables are fused,for example the vomer and pterygoid plates. The skull bones vary in thickness in different regions,but tend to be thinner where they are covered by muscles,for example in the temporal and posterior cranial fossae. The skull is thicker in some races,but no relationship exists between this and cranial capacity which,on average is 1 400 ml. In all races,the bone is thinner in women and children when compared with adult males.

Many important nerves and vessels pass in and out of the skull via openings termed foramina. The skull is a prime site for fractures resulting from trauma,and these structures can be damaged as a result of head injury. Detailed clinical examination should reveal signs and symptoms that,together with radiological examination,should provide information regarding the extent and seriousness of a traumatic incident. In addition to main foramina,irregular emissary foramina allow veins situated externally on the face and scalp to communicate with those lying intra cranially：spread of infection along these routes can have serious clinical consequences.

【参考答案】

一、A1/A2 型题

1. A　　2. A　　3. D　　4. B　　5. C　　6. C　　7. B　　8. A　　9. B

10. A　　11. D　　12. A　　13. B　　14. A　　15. E　　16. C　　17. C

二、多选题

1. ABD　　　2. BCD　　　3. CD　　　4. ABCD　　5. ABE　　　6. CD

7. ABCD　　8. BE　　　9. AB　　　10. CDE　　　11. ABCD　　12. ACE

三、A3/A4 型题

1. B　2. C　3. C　4. A　5. B　6. E

四、简答题

1. 简述翼腭窝的构成和交通。

(1)翼腭窝的构成:上颌骨体部后壁、蝶骨翼突、腭骨。

(2)翼腭窝的交通:向外借翼上颌裂,与颞下窝相通;向内借蝶腭孔,与鼻腔相通;向前借眶下裂,与眶相通;向后借圆孔与颅中窝相通,借翼管与颅底外面相通;向下借翼腭管(腭大管)、腭大孔,与口腔相通。

2. 鼻腔外侧壁如何构成? 有哪些结构? 鼻腔分别与哪些颅骨的骨性腔隙交通?

(1)鼻腔外侧壁构成:鼻骨、泪骨、筛骨体部(即上鼻甲、中鼻甲)、上颌骨体部内侧壁、蝶骨翼突内侧板、腭骨垂直板、下鼻甲。

(2)鼻腔外侧壁结构:上鼻甲、中鼻甲、下鼻甲,上鼻道、中鼻道、下鼻道,蝶筛隐窝。

(3)鼻腔交通:在鼻腔顶部,向上借筛孔与颅前窝相通;向后在蝶筛隐窝处与蝶窦相通。

在上鼻道,与筛窦小房后部分相通。

在中鼻道,向外借上颌窦裂与上颌窦相通;向上与额窦相通;与筛窦小房前、中两部分相通。

在下鼻道,借鼻泪管向上与眶相通。

向前借鼻前孔与外界相通;向后借鼻后孔与颅底相通。

3. 颅底内面的结构有哪些?

(1)颅前窝主要结构:筛孔。其他有额骨眶板、鸡冠、筛板。

(2)颅中窝主要结构:垂体窝、视神经管、眶上裂、圆孔、卵圆孔、棘孔、破裂孔、颈动脉管内口、三叉神经压迹。其他结构有蝶鞍、前床突、鞍结节、鞍背、颈动脉沟、硬脑膜中动脉沟、鼓室盖、蝶岩裂。

(3)颅后窝主要结构:内耳门、枕内隆凸、横窦沟、乙状窦沟、颈静脉孔、枕骨大孔、舌下神经管。其他结构有斜坡、岩枕裂、枕内嵴。

五、护理案例讨论

1. 平卧(即仰卧):枕外隆凸、肩胛冈、髂后上棘、骶正中嵴、跟结节。

侧卧:肱骨大结节、髂嵴、股骨大转子、腓骨头、外踝。

俯卧:胸骨、肋弓、髂前上棘、耻骨结节、耻骨联合、髌骨、跗趾。

坐位:坐骨结节、尾骨。

2. 在骨突部位的周围增加柔软的衬垫物,避免这些部位直接受压。缩短翻身间隔,使受压部位及时获得供血。

3. ①操作技能培养:去医院观察不同分期的压疮外观性状,压疮所在的部位与骨突的对应性,给患者翻身的方法,压疮的清理、敷药、保护等护理操作。②语言技能培养:去医院与患者或家属实地交流,明确患者的实际心理感受和需求。③法律法规、医院规则:初步了解医疗行业的法律法规;去医院实地考察医院的护理实施流程与规则,避免违规操作,避免语言不当引起误解等。④学会变通:书上提供的护理方案常常不能满足具体工作的需求,因此请同学们在教材的指导下,大胆而合理地提出变通的方案。最后这一点,在实际工作中尤为重要。

六、英汉翻译

颅　骨

颅骨是头部的骨骼,也是人体最复杂的骨结构。它保护着脑、各种感觉器官,以及呼吸、消化系统中位于头部的器官;也为头颈部的肌肉提供了许多附着部位,因此颅骨具备运动能力。其中特别重要的是下颌运动,即颞下颌关节的运动。颅盖骨内的骨髓在幼年时期是造血部位。

颅骨由 28 块骨组成,其中有许多成对的,而另一些位于正中面的颅骨则是单块的。许多颅骨是扁骨,它由两层薄薄的骨密质夹着一层薄薄的容纳骨髓的骨松质构成。然而,这些颅骨的形态,并非平面形的,而是明显弯曲的。"板障"这一词,习惯用于描述颅骨中的扁骨内的骨松质。内板薄而易碎,外板则有很好的弹性。许多颅骨太薄以致它们之间相互融合,例如,犁骨与翼突内侧板。颅盖骨的不同部位,厚度不同。被肌肉覆盖部位较薄,例如颞窝、颅后窝。在某些种族,颅骨较厚,但是这与颅腔的容积无关,该颅腔的容积平均约 1 400 ml。在所有种族中,与成年男性相比,女性和小孩的颅骨都较薄。

许多重要的神经血管穿过颅骨,即通过那些被称为小孔的开口。颅骨是因为外伤造成骨折的最常见部位,此处的结构可能因头部受伤而被损坏。详细的临床检查可以揭示相应的症状和体征,结合 X 线检查,可以提供与该外伤事件的严重程度相关的信息。除了这些主要的小孔之外,还有一些不规则的裂隙可以通过静脉(即"导静脉"),这些静脉把面部、头皮的静脉与颅内的静脉连通,因此一些头面部的感染性疾病可以通过这一途径向颅内蔓延,引起严重的后果。

(于兰　李厚忠)

第二章 肌 学

【学习目的】

一、总论

1.掌握肌的形态分类和配布。

2.掌握肌的构造。

3.熟悉肌的起止点以理解肌肉收缩的过程。

4.了解肌的辅助装置。

二、全身各个部位的肌肉

（一）头肌

了解头肌分类；了解面肌（表情肌）形态、位置；熟悉咀嚼肌的形态、位置。

（二）颈肌

了解颈肌的分层；掌握胸锁乳突肌的位置，熟悉作用。了解斜角肌间隙构成、内容物。

（三）躯干肌

1.背肌：掌握斜方肌、背阔肌形态、位置，熟悉其作用。熟悉竖脊肌位置。

2.胸肌：掌握胸大肌的位置，熟悉作用。

3.腹肌：掌握腹外斜肌、腹内斜肌、腹横肌、腹直肌的形态、位置。

4.膈肌：掌握膈的形态、位置，膈的 3 个裂孔的位置、穿行结构。

（四）上肢肌

1.肩带肌：掌握三角肌的位置，熟悉作用。了解其他肌肉。

2.臂肌：掌握肱二头肌、肱三头肌的位置，熟悉作用。了解其他臂肌具体名称、位置、作用。掌握臂肌的肌群配布特点及其拮抗功能的特点。

3.前臂肌：掌握前臂肌的肌群配布特点及其拮抗功能的特点（前群——屈肌；后群——伸肌）。

4.手肌：了解手肌。

（五）下肢肌

1.髋肌肌群：掌握臀大肌位置，熟悉作用。熟悉臀大肌、臀中肌、臀小肌的位置、层次。

2.大腿肌群：掌握大腿肌肌群配布和拮抗功能。掌握股四头肌的位置，熟悉作用。

3.小腿肌群：掌握小腿肌肌群配布和拮抗功能。掌握小腿三头肌的位置，熟悉作用。

4.足部肌群：了解足部肌群。

三、活体触及以下各肌肉的边界；并且根据教材的肌肉功能，在活体演示这些肌肉的功能

颞肌、咬肌、胸锁乳突肌；斜方肌、背阔肌、胸大肌；三角肌、肱二头肌、肱三头肌；臀大肌、股四头肌、小腿三头肌。

四、活体触及以下各肌肉的肌腱

肱二头肌肌腱、肱三头肌肌腱、手腕处的肌腱；股二头肌肌腱、半腱肌肌腱、半膜肌肌腱、髌韧带、跟腱。

【思维导图】

一、肌学总论的思维导图

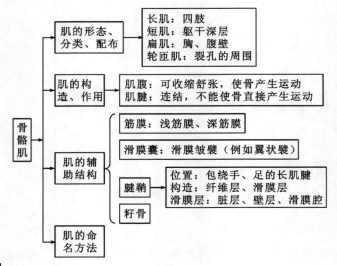

二、肌学各论的思维导图

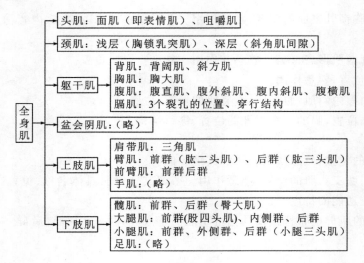

【自我检测】

一、A1/A2 型题

1. 骨骼肌具有收缩功能的部分是（   ）

   A. 肌腱　　　　　　　　　　　B. 深筋膜　　　　　　　　　　　C. 肌腹

   D. 腱鞘　　　　　　　　　　　E. 腱膜

2. 肌肉要使两骨之间产生运动，必须要（   ）

   A. 不需跨过两块骨　　　　　　B. 肌肉的两端附着于同一块骨上　C. 跨过 1 个或多个关节

   D. 肌肉的两端附着于同一块骨的不同表面上　　　　　　E. 以上都对

3. 不属于骨骼肌辅助装置的是（   ）

   A. 浅筋膜　　　　　　　　　　B. 深筋膜　　　　　　　　　　　C. 滑膜囊

   D. 腱鞘　　　　　　　　　　　E. 腱膜

4. 哪块肌肉不属于咀嚼肌（　　）

 A. 口轮匝肌   B. 咬肌   C. 颞肌

 D. 翼内肌   E. 翼外肌

5. 最强大的脊柱伸肌是（　　）

 A. 腰大肌   B. 竖脊肌   C. 斜方肌

 D. 背阔肌   E. 臀大肌

6. 膈主动脉裂孔平（　　）

 A. 第 6 胸椎   B. 第 8 胸椎   C. 第 10 胸椎

 D. 第 12 胸椎   E. 以上均不对

7. 在胸前壁可以触及的肌性标志是（　　）

 A. 胸大肌   B. 胸小肌   C. 肋间外肌

 D. 肋间内肌   E. 胸横肌

8. 在踝关节后方最易触及的肌腱是（　　）

 A. 趾长屈肌肌腱   B. 踇长屈肌肌腱   C. 跟腱

 D. 胫骨后肌肌腱   E. 胫骨前肌肌腱

9. 测量血压时,常常以何结构为标志对肱动脉进行定位（　　）

 A. 肱三头肌肌腱   B. 三角肌   C. 肱二头肌肌腱

 D. 旋前圆肌   E. 指浅屈肌肌腱

10. 面部出血时,以下列哪一结构为标志寻找面动脉并且压迫面动脉止血（　　）

 A. 颞肌上缘   B. 咬肌前缘与下颌骨下缘交点处

 C. 翼内肌后缘   D. 颊肌下缘   E. 口轮匝肌外侧缘

11. 足底部被玻璃片扎伤出血时,以下列哪一结构为标志寻找胫后动脉并压迫止血（　　）

 A. 腓骨长肌肌腱   B. 趾长伸肌肌腱   C. 跟腱

 D. 趾长屈肌肌腱   E. 腓骨短肌肌腱

12. 进行臀部肌内注射时,药剂注射于哪些肌肉（　　）

 A. 臀大肌   B. 臀中肌、臀小肌   C. 臀大肌、梨状肌

 D. 臀中肌、梨状肌   E. 臀小肌、梨状肌

二、多选题

1. 使肩关节内收和旋内的肌肉是（　　）

 A. 前锯肌   B. 背阔肌   C. 斜方肌

 D. 胸大肌   E. 大圆肌

2. 使肩关节外展的肌肉是（　　）

 A. 冈上肌   B. 三角肌   C. 前锯肌

 D. 胸大肌   E. 肱三头肌

3. 下列属于前臂前群肌的是（　　）

 A. 掌长肌   B. 肱桡肌   C. 旋前方肌

 D. 指伸肌   E. 尺侧腕伸肌

4. 参与呼吸运动的肌肉是（　　）

 A. 膈肌   B. 腹前外侧肌群   C. 肋间内肌

 D. 肋间外肌   E. 胸大肌

5.常用肌内注射的肌肉有（　　）

    A.三角肌　　　　　　　　　B.股四头肌　　　　　　　　　C.小腿三头肌

    D.肱二头肌　　　　　　　　E.胸大肌

三、A3/A4 型题

（1～3 题共用题干）

患者，男性，48 岁。3 年来发现左眼发作性上睑下垂，同时伴有复视，睡眠后可缓解，未予治疗。近半月出现咀嚼乏力，咽下困难，时有呛咳，伴有说话无力带鼻音，继之又出现四肢无力，不能参加工作，严重时需卧床休息，上述症状晨起时减轻，活动加重，休息后又有缓解。因近 2 天出现呼吸费力而急诊入院。查体：T 37 ℃，P 100 次/min，R 30 次/min，BP 165/105 mmHg。神志清楚，半卧位，呼吸急促，口唇轻度发绀。能正确回答问话，吐字欠清晰，鼻音重。心、肺检查未见明显异常。颅神经检查：双眼上睑下垂，以左眼为著，瞳孔等大正圆，直径 2 mm，对光反射灵敏，左眼向各方向运动均欠充分，右眼向外活动受限，其余各方向运动自如。双软腭抬举力弱，双咽反射尚可引出，其余颅神经检查未见异常。四肢肌力近端 2～3 级，远端 3～4 级，肌张力稍减弱，各腱反射可引出，病理反射未引出。辅助检查：新斯的明试验阳性。初步诊断：重症肌无力。

1.患者出现呼吸困难可能累及（　　）

    A.膈肌　　　　　　　　　　B.三角肌　　　　　　　　　　C.冈上肌

    D.冈下肌　　　　　　　　　E.大圆肌

2.患者咀嚼乏力可能累及（　　）

    A.面肌　　　　　　　　　　B.颞肌　　　　　　　　　　C.舌肌

    D.咽肌　　　　　　　　　　E.腭肌

3.右眼瞳孔向外活动受限，可能累及（　　）

    A.上直肌　　　　　　　　　B.下直肌　　　　　　　　　C.外直肌

    D.内直肌　　　　　　　　　E.上睑提肌

四、名词解释

斜角肌间隙　白线　股三角　腹股沟管　肘三角

五、简答题

1.简述肌的形态分类、结构特点与配布。

2.试述膈肌的形态和功能，膈上有哪些裂孔？各有哪些结构通过？

3.试述肱二头肌、臀大肌的位置、起止和作用。

4.运动肩关节的肌肉有哪些？

5.运动髋关节的肌肉有哪些？

6.运动肘关节的肌肉有哪些？

7.运动膝关节的肌肉有哪些？

六、英汉翻译

Muscle

In muscle cells the filaments of actin and myosin and their associated proteins are so abundant that they almost fill the interior of the cell. Moreover they align predominantly in one direction, so that interactions at the molecular level are translated into linear contraction of the whole cell. The ability of these specialized cells to change shape has thus become their most important property. Assemblies of contractile muscle cells, the muscles, are machines for converting chemical energy into mechanical work. The forces generated move limbs, inflate the lungs, pump blood, close and open tubes, etc. In man, muscle tissue constitutes 40%～50% of the body mass.

Skeletal muscle is sometimes referred to as voluntary muscle, because the movements in which it participates are often initiated under conscious control. However, this is a misleading term: skeletal muscle is involved in many movements, e. g. breathing, blinking, swallowing, and the actions of the muscles of the perineum and in the middle ear, which are usually or exclusively driven at an unconscious level.

【参考答案】

一、A1/A2 型题

1.C　2.C　3.E　4.A　5.B　6.D　7.A　8.C　9.C　10.B　11.D　12.B

二、多选题

1.BDE　2.AB　3.ABC　4.ABCDE　5.ABCD

三、A3/A4 型题

1.A　2.B　3.C

四、名词解释

斜角肌间隙：前、中斜角肌与第一肋之间的空隙，有锁骨下动脉和臂丛神经通过。前斜角肌肥厚或痉挛可压迫这些结构，产生相应症状，称前斜角肌综合征。

白线：位于腹前壁正中线上，左、右腹直肌鞘之间的隔，由两侧三层扁肌腱膜的纤维交织而成，上方起自剑突，下方止于耻骨联合。白线坚韧而少血管，上部较宽，约1 cm，自脐以下变窄成线状。

股三角：由腹股沟韧带、长收肌、缝匠肌围成的三角形区域，内有由外侧向内侧排列的股神经、股动脉、股静脉等结构。

腹股沟管：腹前壁的三层扁肌与其肌腱之间的一条裂隙，位于腹股沟韧带内侧半上方，由外上斜向内下，长4～5 cm，有男性的精索或女性的子宫圆韧带穿行。

肘三角：由肱骨内外上髁连线、肱桡肌、旋前圆肌围成的三角形区域，由外侧向内侧排列有桡神经浅支、肱二头肌肌腱、正中神经、肱动脉及其分支、肱静脉及其属支。活体在肱二头肌肌腱内侧可以触及肱动脉搏动。

五、简答题

1.简述肌的形态分类、结构特点与配布。

形态分类	结构特点	配布
长肌	肌束与肌长轴平行，收缩幅度显著，产生的运动幅度大	四肢
短肌	短小、明显节段性，收缩幅度小，产生的运动幅度小	躯干深层
扁肌	宽扁薄片状，参与形成体腔的壁及保护体腔内的脏器	胸、腹壁
轮匝肌	环形肌纤维，关闭管道、裂口	裂孔的周围

2.试述膈肌的形态和功能，膈上有哪些裂孔？各有哪些结构通过？

膈肌的形态：为向上膨隆呈穹隆形的扁肌，肌纤维起自胸廓下口的周缘和腰椎前面，可分为三部，即胸骨部、肋部和腰部。各部肌纤维向中央移行于中心腱。

膈肌功能：主要的呼吸肌，还能通过收缩增加腹压、协助排便等。

膈的裂孔：主动脉裂孔（主动脉和胸导管通过）、食管裂孔（食管和迷走神经通过）和腔静脉孔（下腔静脉通过）。分别平对第12、第10、第8胸椎。

3.试述肱二头肌、臀大肌的位置、起止和作用。

（1）肱二头肌位于上臂前方，起端有两个头，长头以长腱起自肩胛骨盂上结节，短头起自肩胛骨喙突，两头合并成一个肌腹,向下移行为肌腱,止于桡骨粗隆。肱二头肌可屈肘关节,此外还能协助屈肩关节。

(2)臀大肌位于臀部浅层,覆盖臀中肌下半部及其他小肌,起自髂骨翼外面和骶骨背面,肌束斜向外下,止于髂胫束和股骨的臀肌粗隆,可使髋关节伸和旋外。

4.运动肩关节的肌肉有哪些?

运动肩关节的肌肉:三角肌、冈上肌、冈下肌、小圆肌、大圆肌、肩胛下肌、肱二头肌、喙肱肌和肱三头肌。(不分肌群具体功能,混合答法)

5.运动髋关节的肌肉有哪些?

运动髋关节的肌肉(按肌群的具体功能进行答题):

屈髋关节的肌肉:髂腰肌、股直肌、缝匠肌、阔筋膜张肌。

伸髋关节的肌肉:臀大肌、大腿后群肌(股二头肌、半腱肌、半膜肌)。

外旋髋关节的肌肉:臀大肌、髂腰肌、大腿内收群肌。其他肌肉(闭孔内肌、闭孔外肌、股方肌)。

内收髋关节的肌肉:耻骨肌、长收肌、短收肌、大收肌、股薄肌。

外展髋关节的肌肉:臀中肌、臀小肌、梨状肌。

6.运动肘关节的肌肉有哪些?

屈肘关节的肌肉:臂部前群肌(肱二头肌、肱肌),前臂前群肌(肱桡肌、旋前圆肌、桡侧腕屈肌、指浅屈肌)。

伸肘关节的肌肉:臂部后群肌(肱三头肌),前臂后群肌(无)。

使肘关节旋前(即旋内)的肌肉:前臂前群肌(旋前方肌、旋前圆肌)。

使肘关节旋后(即旋外)的肌肉:前臂后群肌(旋后肌)。

7.运动膝关节的肌肉有哪些?

屈膝关节的肌肉:大腿后群肌(股二头肌、半腱肌、半膜肌),小腿后群肌(腓肠肌)。

伸膝关节的肌肉:大腿前群肌(股四头肌、缝匠肌)。

使膝关节旋内(即旋前)的肌肉:膝关节屈曲90°时,缝匠肌、半腱肌、半膜肌有使膝关节旋内(即旋前)的作用。

使膝关节旋外(即旋后)的肌肉:股二头肌。

六、英汉翻译

肌 肉

在肌细胞内,肌动蛋白丝、肌球蛋白丝以及它们的联合蛋白非常丰富,它们几乎充满了整个细胞内部;而且它们明显地按一个方向排列,以至于在分子水平上的相互作用,可转变成整个细胞的线性收缩。这种特化细胞所具有的变形能力,成为肌细胞最主要的特性。由可收缩的肌细胞"装配"成的肌肉,成为可以将化学能转换为机械能的"机器"。其产生的力量,可以活动肢体,进行呼吸,运送血液,开放关闭管道等。在人类,肌组织占体重的40%～50%。

(附注:这里的肌细胞,包括骨骼肌、平滑肌、心肌三类细胞)

骨骼肌有时被称为随意肌,因为它参与的运动常常在意识控制下发起。然而,这是一个令人误解的术语,骨骼肌涉及许多运动,例如,呼吸、眨眼、吞咽、会阴肌活动、中耳的肌活动等,这些或完全在无意识状态下进行。

(程潭 邵晓云)

第二篇　内　脏　学

第三章　消化系统

【学习目的】

1.掌握消化系统的组成、功能及上、下消化道的概念。

2.口腔:掌握咽峡的构成。熟悉牙的种类和排列及乳牙和恒牙的牙式、牙的形态、牙组织及牙周组织。掌握舌的形态和黏膜乳头作用及特征,颏舌肌的位置和作用。掌握腮腺、下颌下腺和舌下腺的位置、形态和腺管的开口部位。

3.咽:掌握咽的位置、分部、各部的主要结构和交通关系。

4.食管:掌握食管的位置、分部及狭窄部位(包括至切牙的距离)。

5.胃:掌握胃的形态、分部和位置。

6.小肠:掌握小肠的分部,十二指肠的形态、位置、分部及其形态特点。

7.大肠:掌握大肠的分部及结肠和盲肠的三种特征性结构。掌握盲肠和阑尾的位置、形态、结构及阑尾根部的体表投影。掌握结肠分部及各部的位置。掌握直肠和肛管的位置、形态、腔面结构。

8.肝:掌握肝的形态和位置。掌握肝外胆道的组成,胆囊的形态分部、位置、功能及胆囊底的体表投影。掌握胆总管与胰管的汇合和开口部位及胆汁的排出途径。

9.胰:掌握胰的位置和分部。

【思维导图】

一、消化系统思维导图

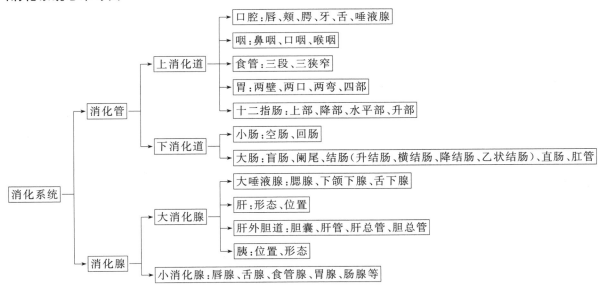

二、口腔思维导图

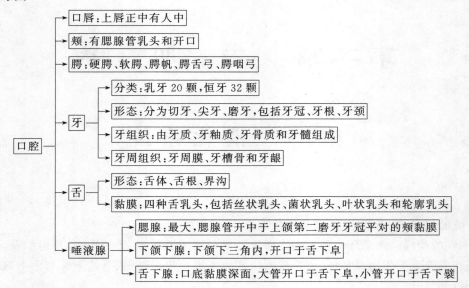

口腔
- 口唇:上唇正中有人中
- 颊:有腮腺管乳头和开口
- 腭:硬腭、软腭、腭帆、腭舌弓、腭咽弓
- 牙
  - 分类:乳牙20颗,恒牙32颗
  - 形态:分为切牙、尖牙、磨牙,包括牙冠、牙根、牙颈
  - 牙组织:由牙质、牙釉质、牙骨质和牙髓组成
  - 牙周组织:牙周膜、牙槽骨和牙龈
- 舌
  - 形态:舌体、舌根、界沟
  - 黏膜:四种舌乳头,包括丝状乳头、菌状乳头、叶状乳头和轮廓乳头
- 唾液腺
  - 腮腺:最大,腮腺管开中于上颌第二磨牙牙冠平对的颊黏膜
  - 下颌下腺:下颌下三角内,开口于舌下阜
  - 舌下腺:口底黏膜深面,大管开口于舌下阜,小管开口于舌下襞

【内脏学的学习规律】

器官分两类:管道性器官、实质性器官。

(一)管道性器官的结构特点

1.有壁:黏膜层、黏膜下层、肌层、浆膜层(外膜)。

2.腔:管道性器官的管腔。

3.输送作用:消化系统输送食物和残渣,呼吸系统输送气体,泌尿系统输送尿液,生殖系统输送精子、卵子和胎儿。

4.自身特有的主要作用:消化系统摄取营养,呼吸系统气体交换,泌尿系统形成尿液,生殖系统妊娠、分娩等。

5.管道均借孔与裂与外界相通,因与外界相通,故而为一些腔镜技术的发展提供解剖学基础。

(二)管道性器官的分段方法

1.将管道性器官的周围结构作为参照标志进行分段:胃、鼻腔、咽、喉、输精管。

2.根据管道性器官所处的部位(或区域)进行分段:气管、食管、输尿管、输精管、尿道。

3.根据管道性器官转折处分段:十二指肠、结肠。

(三)管道性器官各段中,如何确定哪些结构是重要的?

1.确定管道性器官分段的标志。例如,咽:颅底、腭帆后缘、会厌软骨上缘、第6颈椎下缘(或环状软骨下缘)。

2.确定管道性器官的黏膜结构。例如,咽:鼻咽部有咽鼓管圆枕、咽隐窝、咽鼓管咽口。这些结构都与临床疾病的检查、治疗有着密切联系。

(四)实质性器官的结构特点

如肝、肺、肾、3对大唾液腺、睾丸、卵巢。

1.可以分叶,分段。

2.有门户,血管、神经出入这个门户,并且营养这个器官。

【自我检测】

一、A1/A2 型题

1. 关于内脏的描述,正确的是(　　　)
   A. 包括消化、呼吸两大系统　　　　B. 器官都位于胸腹腔内　　　　C. 各系统均借孔、道与外界相通
   D. 胸腔的心也属内脏器官　　　　E. 管道性器官的肌层,一般为内纵外环两层

2. 属于上消化道的器官是(　　　)
   A. 十二指肠　　　　　　　　B. 空肠　　　　　　　　C. 回肠
   D. 结肠　　　　　　　　　　E. 直肠

3. 下消化道的起始处是(　　　)
   A. 十二指肠升部　　　　　　B. 十二指肠空肠曲　　　　C. 十二指肠球部
   D. 空肠末端　　　　　　　　E. 十二指肠下部

4. 下列有关口腔的描述,错误的是(　　　)
   A. 口腔分成口腔前庭和固有口腔　　　　　　B. 口腔向后经咽峡通咽腔
   C. 口腔顶壁前部为硬腭,后部为软腭　　　　D. 上、下牙咬合时口腔前庭与固有口腔不相通
   E. 上、下牙咬合时口腔前庭与固有口腔借第三磨牙后相通

5. 不参与构成咽峡的结构是(　　　)
   A. 腭垂(悬雍垂)　　　　　　B. 腭舌弓　　　　　　　C. 腭帆后缘
   D. 腭咽弓　　　　　　　　　E. 舌根

6. 关于咽峡的描述,正确的是(　　　)
   A. 是咽腔最窄处　　　　　　B. 其上界为硬腭　　　　C. 是消化道和呼吸道的交界处
   D. 下界为舌根　　　　　　　E. 两侧有咽扁桃体

7. 腮腺导管开口于(　　　)
   A. 上颌第二前磨牙牙冠所平对的颊黏膜上　　　　B. 上颌第二磨牙牙冠所平对的颊黏膜上
   C. 下颌第二前磨牙牙冠所平对的颊黏膜上　　　　D. 下颌第二磨牙牙冠所平对的颊黏膜上
   E. 以上都不对

8. 牙式⌐5代表(　　　)
   A. 左下颌第二乳磨牙　　　　B. 右下颌第二乳磨牙　　　C. 右下颌第二前磨牙
   D. 左下颌第二前磨牙　　　　E. 右下颌第二磨牙

9. 牙周组织有(　　　)
   A. 釉质　　　　　　　　　　B. 牙本质　　　　　　　C. 牙髓
   D. 牙龈　　　　　　　　　　E. 牙骨质

10. 不含味蕾的结构是(　　　)
    A. 轮廓乳头　　　　　　　　B. 菌状乳头　　　　　　C. 软腭的黏膜上皮
    D. 丝状乳头　　　　　　　　E. 会厌的黏膜上皮

11. 一侧舌肌瘫痪的患者伸舌时,何肌使舌尖偏向舌肌瘫痪侧(　　　)
    A. 颏舌肌　　　　　　　　　B. 舌骨舌肌　　　　　　C. 茎突舌肌
    D. 腭舌肌　　　　　　　　　E. 以上都不是

12. 关于大唾液腺的描述,正确的是(　　　)
    A. 腮腺管横行于颧弓下一横指处,横过颊肌,穿过咬肌
    B. 腮腺管开口于上颌第二磨牙牙冠

C.舌下阜是舌下腺管的唯一开口

D.下颌下腺大管开口于舌下襞

E.腮腺为唾液腺中最大的一对

13.关于咽的描述,正确的是(　　)

A.是上窄下宽的肌性管道　　　　　　　　B.下平第 7 颈椎下缘,移行于食管

C.在咽峡两侧各有一梨状隐窝　　　　　　D.上鼻甲后方约 1 cm 有咽鼓管咽口

E.咽鼓管圆枕与咽后壁之间有咽隐窝

14.当行胃镜检查时,为避免胃镜进入呼吸道,常需嘱患者做(　　)

A.咳嗽动作　　　　　　B.发"啊"音　　　　　　C.转动头部位置

D.吞咽动作　　　　　　E.深呼吸

15.成人食管的第 2 个狭窄平均距中切牙(　　)

A.15 cm　　　　　　　B.25 cm　　　　　　　C.40 cm

D.45 cm　　　　　　　E.50 cm

16.食管的第 3 个狭窄约平对(　　)

A.第 8 胸椎　　　　　　B.第 9 胸椎　　　　　　C.第 10 胸椎

D.第 11 胸椎　　　　　E.第 12 胸椎

17.关于食管的描述,错误的是(　　)

A.起始处距中切牙 15 cm　　B.食管上段肌层由骨骼肌构成　　C.全长约 25 cm

D.与左主支气管交叉处有狭窄　E.向下续于十二指肠

18.关于胃的描述,正确的是(　　)

A.中等充盈时,位于腹上区　　　　　　　　B.胃可分为胃穹窿、胃体和幽门部

C.贲门切迹是胃小弯最低点　　　　　　　　D.入口称幽门,出口称贲门

E.幽门部可分为右侧的幽门管和左侧的幽门窦

19.胃的分部不包括(　　)

A.贲门部　　　　　　　B.胃底　　　　　　　C.胃体

D.幽门部　　　　　　　E.角切迹

20.有关胃的描述,错误的是(　　)

A.入口为贲门,出口为幽门　　B.胃壁肌是平滑肌,外膜是浆膜　C.胃小弯上端起于贲门切迹

D.幽门前方可见幽门前静脉　　E.胃分四部分

21.不在十二指肠降部的结构是(　　)

A.十二指肠球　　　　　B.十二指肠纵襞　　　　C.十二指肠大乳头

D.十二指肠小乳头　　　E.十二指肠下曲

22.关于十二指肠的描述,正确的是(　　)

A.为腹膜外位器官　　　B.全部由腹腔动脉分支供血　　C.只接受胃液和胆汁注入

D.呈"C"形包绕胰头　　E.以上全错

23.十二指肠大乳头位于(　　)

A.十二指肠上部　　　　B.十二指肠降部　　　　C.十二指肠水平部

D.十二指肠升部　　　　E.十二指肠空肠曲

24.关于小肠的描述,错误的是(　　)

A.上端接幽门　　　　　B.下端续于盲肠　　　　C.分空肠、回肠两部分

D.是最长的一段消化管　E.借小肠系膜将空肠、回肠连于腹后壁

25. 与回肠相比,空肠的特征有(   )
    A. 占小肠远侧的 3/5   B. 管径小   C. 黏膜环状皱襞疏而低
    D. 富有集合淋巴滤泡   E. 血管丰富,颜色较红

26. 结肠带、结肠袋、肠脂垂存在于(   )
    A. 直肠   B. 阑尾   C. 空肠
    D. 结肠   E. 回肠

27. 大肠最短的一段是(   )
    A. 肠管   B. 盲肠   C. 直肠
    D. 横结肠   E. 降结肠

28. 关于阑尾的描述,正确的是(   )
    A. 经阑尾孔开口于盲肠外侧部
    B. 位于右髂窝,是腹膜间位器官
    C. 表面可见到 3 条结肠带
    D. 根部的体表投影在脐与髂前上棘连线中、内 1/3 交界处
    E. 沿结肠向下追踪,可找到阑尾

29. 关于直肠的描述,正确的是(   )
    A. 分为盆部和会阴部   B. 有凸向前的骶曲   C. 有凹向前的会阴曲
    D. 在第 1 骶椎平面与乙状结肠相续   E. 中间的直肠横襞最大且恒定

30. 关于直肠和肛管的描述,错误的是(   )
    A. 直肠和肛管的分界是盆膈   B. 具有结肠的 3 个特征
    C. 骶曲凸向后   D. 直肠横襞由黏膜及环行肌构成
    E. 齿状线是内、外胚层发生的分界线

31. 关于肛管的描述,错误的是(   )
    A. 肛管内面有纵行的黏膜皱襞,称肛柱   B. 肛窦是肛瓣与相邻的两个肛柱之间形成的陷窝
    C. 肛柱下端与肛瓣相连而成环行线,称齿状线   D. 齿状线以上的肛管内表面为皮肤
    E. 白线是肛门内、外括约肌的分界处

32. 肛管腔面黏膜与皮肤的分界标志是(   )
    A. 肛白线   B. 肛梳   C. 痔环
    D. 齿状线   E. 直肠横襞

33. 关于肝的形态描述,正确的是(   )
    A. 肝的膈面由冠状韧带分左、右两叶   B. 肝裸区与胰头相邻
    C. 左侧纵沟前部有镰状韧带   D. 右侧纵沟后部有静脉韧带
    E. 肝的下面横沟后方是尾状叶

34. 关于肝的描述,错误的是(   )
    A. 大部分位于右季肋区和腹上区,小部分位于左季肋区
    B. 上界于右锁骨中线达第 5 肋   C. 腔静脉沟位于右纵沟的后半部
    D. 肝裸区无腹膜覆盖   E. 肝门的前方是尾状叶

35. 关于肝门出入的结构描述,正确的是(   )
    A. 肝左、右管由此穿出   B. 胆总管由此穿出   C. 肝静脉的左、右支由此穿出
    D. 肝固有动脉的左、右支由此穿出   E. 门静脉的左、右支由此穿出

36. 肝外胆道不包括（　　）

    A. 肝左管　　　　　　　　　B. 肝右管　　　　　　　　　C. 胆囊管

    D. 胰管　　　　　　　　　　E. 肝总管

37. 关于胆囊的描述，正确的是（　　）

    A. 胆囊分泌胆汁

    B. 胆囊底的体表投影在左腹直肌外缘与肋弓交界处

    C. 胆囊位于肝左纵沟前部的胆囊窝内

    D. 胆囊分为胆囊底、体、颈、管四部

    E. 胆囊管与胰管汇合开口于十二指肠乳头

38. 以下说法正确的是（　　）

    A. 胆总管开口于十二指肠降部前壁

    B. 胆囊管与胰管合并为胆总管

    C. 右肋弓与右锁骨中线的交点为整个胆囊的体表投影

    D. 肝胰壶腹是胆总管末端的膨大处

    E. 胆囊仅能贮存和浓缩胆汁而不能产生胆汁

39. 关于胰的描述，错误的是（　　）

    A. 是人体第二大的消化腺　　B. 位置平对第1～2腰椎体　　C. 胰头被十二指肠"C"形包绕

    D. 胰尾由右向左，抵达肾门　　E. 胰管与胆总管汇合，开口于十二指肠大乳头

40. 关于胰的描述，正确的是（　　）

    A. 胰管开口于十二指肠　　　B. 胰尾和肝门邻接　　　　　C. 胰头是肿瘤和结核的好发部位

    D. 是腹膜内位器官　　　　　E. 是内分泌腺

二、B 型题

    A. 梨状隐窝　　　　　　　　B. 咽隐窝　　　　　　　　　C. 咽鼓管圆枕

    D. 咽鼓管咽口　　　　　　　E. 咽鼓管鼓室口

1. 临床上鼻咽癌好发部位为（　　）

2. 在鼻咽部，通向中耳鼓室的开口为（　　）

3. 寻找咽鼓管咽口的标志是（　　）

4. 异物在吞咽过程中容易嵌顿停留的部位为（　　）

    A. 十二指肠上部　　　　　　B. 十二指肠球部　　　　　　C. 十二指肠降部

    D. 十二指肠水平部　　　　　E. 十二指肠升部

5. 十二指肠溃疡的好发部位为（　　）

6. 十二指肠大乳头开口于（　　）

7. 十二指肠悬韧带（Treitz 韧带）位于（　　）

三、多选题

1. 参与围成咽峡的结构有（　　）

    A. 腭垂　　　　　　　　　　B. 腭舌弓　　　　　　　　　C. 腭咽弓

    D. 舌根　　　　　　　　　　E. 腭帆游离缘

2. 属于下消化道的是（　　）

    A. 食管　　　　　　　　　　B. 胃　　　　　　　　　　　C. 十二指肠

    D. 降结肠　　　　　　　　　E. 直肠

3. 消化腺包括（　　　）

　　A. 肝　　　　　　　　　　　　B. 胰　　　　　　　　　　　　C. 腮腺

　　D. 唇腺　　　　　　　　　　　E. 舌腺

4. 含味蕾的结构有（　　　）

　　A. 轮廓乳头　　　　　　　　　B. 丝状乳头　　　　　　　　　C. 叶状乳头

　　D. 会厌黏膜　　　　　　　　　E. 软腭黏膜

5. 关于舌肌的描述，正确的是（　　　）

　　A. 完全是骨骼肌　　　　　　　B. 舌内肌收缩改变舌的位置　　C. 舌外肌收缩改变舌的形状

　　D. 舌外肌又叫舌固有肌　　　　E. 颏舌肌是舌外肌

6. 关于腮腺的描述，正确的是（　　　）

　　A. 是最大的消化腺　　　　　　B. 分浅部和深部　　　　　　　C. 由腺体深部前缘发出腮腺管

　　D. 约 60% 人体有副腮腺　　　　E. 腮腺导管开口于上颌第二磨牙牙冠所平对的颊黏膜上

7. 在咽壁上的结构有（　　　）

　　A. 咽鼓管咽口　　　　　　　　B. 咽隐窝　　　　　　　　　　C. 梨状隐窝

　　D. 轮廓乳头　　　　　　　　　E. 咽鼓管圆枕

8. 属于鼻咽部的结构有（　　　）

　　A. 咽鼓管咽口　　　　　　　　B. 咽鼓管圆枕　　　　　　　　C. 咽鼓管扁桃体

　　D. 咽隐窝　　　　　　　　　　E. 咽扁桃体

9. 咽淋巴环结构包括（　　　）

　　A. 腭帆　　　　　　　　　　　B. 舌扁桃体　　　　　　　　　C. 腭扁桃体

　　D. 咽鼓管扁桃体　　　　　　　E. 咽扁桃体

10. 与咽相交通的是（　　　）

　　A. 口腔　　　　　　　　　　　B. 喉腔　　　　　　　　　　　C. 鼻腔

　　D. 中耳鼓室　　　　　　　　　E. 食管

11. 关于食管的描述，正确的是（　　　）

　　A. 可以分为颈、胸段　　　　　　　　　　B. 消化管中各段中最狭窄的部分

　　C. 上端于第 7 颈椎下缘平面与咽相接　　　D. 穿膈肌食管裂孔

　　E. 平第 11 胸椎体高度与贲门相接

12. 对食管的 3 个生理性狭窄的描述，正确的是（　　　）

　　A. 第 1 个狭窄平第 5 颈椎体下缘高度　　　B. 第 2 个狭窄在左主支气管后方

　　C. 第 3 个狭窄在第 8 胸椎体高度　　　　　D. 是食管溃疡的好发部位

　　E. 第 3 个狭窄距中切牙 25 cm

13. 与胃后壁相邻的是（　　　）

　　A. 胰　　　　　　　　　　　　B. 横结肠　　　　　　　　　　C. 左肾

　　D. 右肾　　　　　　　　　　　E. 肝左叶

14. 关于胃的说法，正确的是（　　　）

　　A. 大部分位于腹上区　　　　　B. 胃幽门部包括幽门管和幽门窦　C. 胃窦是溃疡和肿瘤的好发部位

　　D. 胃底内部总是有气体　　　　E. 近幽门的小弯侧有中间沟

15. 关于十二指肠降部的描述，正确的是（　　　）

　　A. 属于腹膜内位器官　　　　　B. 起于十二指肠球部　　　　　C. 降部的黏膜有发达的环状襞

　　D. 其中部后内侧壁上有十二指肠纵襞　　　　E. 纵襞下端有十二指肠大乳头

16.关于十二指肠的描述,正确的是（　　）

    A.全长约 25 cm　　　　　　　　　　　　B.可分为上部、降部、水平部和升部

    C.呈"C"形,包绕胰头　　　　　　　　　　D.降部位于第1～3腰椎体左侧

    E.降部有十二指肠大乳头,距中切牙约 75 cm

17.关于空肠、回肠的描述,正确的是（　　）

    A.又叫系膜小肠　　　　　B.近端 3/5 为空肠　　　　　C.远端 2/5 为回肠

    D.孤立淋巴滤泡存在于空肠的黏膜层

    E.伤寒杆菌多侵犯回肠内的集合淋巴滤泡

18.大肠包括（　　）

    A.回肠　　　　　　　　　B.盲肠　　　　　　　　　C.阑尾

    D.空肠　　　　　　　　　E.直肠

19.关于结肠的描述,正确的是（　　）

    A.分升结肠、横结肠和降结肠三部

    B.升结肠有系膜

    C.横结肠与胃大弯之间的大网膜前两层叫胃结肠韧带

    D.降结肠没有系膜

    E.升结肠终于肝曲

20.关于阑尾的描述,正确的是（　　）

    A.一般长 5～8 cm

    B.无系膜

    C.盲肠表面的 3 条结肠带均集中到阑尾根部

    D.McBurney 点是指右髂前上棘和脐连线的内、中 1/3 交点处

    E.属于大肠

21.结肠的形态特点是（　　）

    A.结肠带　　　　　　　　B.结肠袋　　　　　　　　C.肠脂垂

    D.全部有系膜　　　　　　E.各部均属腹膜内位器官

22.关于乙状结肠的描述,正确的是（　　）

    A.起自降结肠　　　　　　B.在第 2 骶椎平面续于直肠　　　C.是肿瘤的好发部位

    D.有系膜连于盆腔左后壁　　E.是腹膜间位器官

23.关于直肠的描述,正确的是（　　）

    A.全长 10～14 cm　　　　B.在第 2 骶椎前方起于乙状结肠　C.穿过尿生殖膈与肛管相续

    D.在矢状位上形成两个弯曲　　E.直肠骶曲凸向后

24.肛管的结构包括（　　）

    A.肛柱　　　　　　　　　B.肛瓣　　　　　　　　　C.肛窦

    D.齿状线　　　　　　　　E.肛梳

25.关于肝的描述,正确的是（　　）

    A.是人体最大的腺体　　　B.是腹膜间位器官　　　　C.质地硬

    D.左端钝圆　　　　　　　E.右端较薄

26.出入肝门的结构是（　　）

    A.肝左、右管　　　　　　B.肝静脉　　　　　　　　C.肝固有动脉左、右支

    D.肝门静脉左、右支　　　E.肝圆韧带

27.肝膈面的韧带有（　　　）
　　A.镰状韧带　　　　　　　B.静脉韧带　　　　　　C.肝圆韧带
　　D.冠状韧带　　　　　　　E.三角韧带

28.关于肝的描述,正确的是（　　　）
　　A.脏面借"H"形沟分为4叶　B.肝门以前为尾状叶　　C.肝门之后为方叶
　　D.右纵沟的后部内有静脉韧带　E.左纵沟的前部内有肝圆韧带

29.肝外胆道系统包括（　　　）
　　A.胆囊　　　　　　　　　B.肝左、右管　　　　　　C.肝总管
　　D.胆总管　　　　　　　　E.胰管

30.关于胆囊的描述,正确的是（　　　）
　　A.为腹膜间位器官
　　B.胆囊体黏膜皱襞向腔内突出形成螺旋襞
　　C.胆囊三角由肝左管、胆囊管和肝下面共同围成
　　D.胆囊有炎症时,在右锁骨中线和右肋弓交点处有压痛
　　E.分底、体、颈、管四部分

31.参与围成胆囊三角的结构是（　　　）
　　A.肝右管　　　　　　　　B.肝总管　　　　　　　　C.胆总管
　　D.胆囊管　　　　　　　　E.肝下面

32.关于胰的描述,正确的是（　　　）
　　A.是腹膜外位器官　　　　B.位于胃后方　　　　　　C.相当于第1、2腰椎水平
　　D.只有外分泌功能　　　　E.胰尾与脾门邻接

四、A3/A4 型题

（1～3题共用题干）

　　患者,男性,75岁,间断上腹痛10余年,加重2周,呕血、黑便6小时。10年前开始无明显诱因间断上腹胀痛,餐后半小时明显,持续2～3小时,可自行缓解。近2周来,疼痛加重,食欲缺乏,服中药后无效。6小时前,突觉上腹胀痛、恶心、头晕,先后2次解柏油样便,共约700 g,并呕吐咖啡样液1次,约200 ml。此后,心悸、头晕、出冷汗。查体:T 36.7 ℃,P 108 次/min,R 22 次/min,BP 90/70 mmHg,面色稍苍白,四肢湿冷,上腹有中轻度压痛。化验:大便潜血强阳性。诊断:胃溃疡,合并出血。

1.胃溃疡好发于（　　　）
　　A.贲门　　　　　　　　　B.幽门　　　　　　　　　C.胃底
　　D.胃体　　　　　　　　　E.幽门部

2.胃属于（　　　）
　　A.腹膜内位器官　　　　　B.腹膜间位器官　　　　　C.腹膜外位器官
　　D.腹膜后位器官　　　　　E.以上均不是

3.胃在中等充盈状态下,大部分位于（　　　）
　　A.腹上区　　　　　　　　B.左季肋区　　　　　　　C.脐区
　　D.右季肋区　　　　　　　E.左腰区

（4～6题共用题干）

　　患者骑摩托车撞车,右下胸及上腹部被车把直接撞击后,上腹部持续剧痛,向右肩放射,并觉腹痛范围增大,以右侧为著。2小时来有口渴、心悸和轻度烦躁不安。查体:T 38 ℃,P 102 次/min,BP 100/70 mmHg。腹稍胀,右下胸及上腹部可见挫伤痕迹,明显压痛,全腹均有压痛和肌紧张,以右上腹最著,全腹均有反跳

痛,以右侧腹更明显,腹部叩诊鼓音,移动性浊音(＋)。肠鸣音甚弱。腹部平片未见膈下游离气体。

4.可能的诊断是(　　)

 A.胃破裂   B.肝破裂   C.肾破裂

 D.脾破裂   E.肺破裂

5.此器官位于(　　)

 A.右季肋区和腹上区、左季肋区 B.左季肋区和腹上区

 C.右季肋区和右腹外侧区 D.左季肋区和左腹外侧区

 E.右髂区

6.出入此器官的结构是(　　)

 A.脾动脉   B.左、右肝管   C.支气管

 D.肾盂   E.胃网膜左动脉

五、简答题

1.将腹部分为三部九区的标志线有哪些? 如何画线?

2.试述咽的分部、分部界线、主要结构及交通。

3.食管有几个生理性狭窄? 各位于何处? 有何临床意义?

4.简述胃的位置、形态和结构。

5.试述空肠和回肠在位置、形态结构上有什么不同?

6.试述肛管内面的形态结构。

7.试述肝的形态结构和体表投影。

8.试述胆汁在未进食和进食时的排出途径。

六、综合分析题

 5 岁男孩因误喝农药被送至医院洗胃,需要从口腔插胃管,请问胃管从口腔到胃经过哪些结构和狭窄? 思考:插胃管时,如果是清醒患者,为何嘱患者做吞咽的动作? 医生给昏迷患者从鼻孔插入胃管,当胃管到达鼻咽后,应将患者仰头伸颈,下颌抬高时插入,还是应埋头屈颈,让下颌贴近胸骨柄时插入?

七、护理案例讨论

 患者,女性,62 岁,务农。因转移性右下腹痛 1 天入院。查体:神志清楚,急性痛苦面容,强迫弯腰屈膝,心肺未见明显异常,右下腹肌紧张,麦氏点压痛、反跳痛明显,肠鸣音减弱,无消化道症状及尿道刺激症状,无寒战高热,未行腹穿。入院诊断:阑尾穿孔合并局限性腹膜炎。急诊手术,术中见十二指肠溃疡小穿孔,行溃疡穿孔修补术。

1.十二指肠溃疡的好发部位在哪里?

2.什么是麦氏点? 是否麦氏点有压痛就可诊断为阑尾炎? 为什么?

3.患者术后一般情况良好,现担心治疗时间长,耽误农活,假如您是责任护士,如何与患者有效沟通?

八、英汉翻译

Tooth

 There are two incisors, a central and a lateral, in each half jaw or quadrant. In labial view, the crowns are trapezoid, the maxillary incisors (particularly the central) are larger than the mandibular. Behind each lateral incisor is a canine tooth. The maxillary canine is stouter and more pointed than the mandibular canine. Distal to the canines are two premolars. Posterior to the premolars are three molars whose size decreases distally.

【参考答案】

一、A1/A2 型题

1. C　2. A　3. B　4. D　5. D　6. D　7. B　8. C　9. D　10. D　11. A　12. E

13. E　14. D　15. B　16. C　17. E　18. E　19. E　20. C　21. A　22. D　23. B　24. C

25. E　26. D　27. A　28. E　29. E　30. B　31. D　32. D　33. E　34. E　35. A　36. D

37. D　38. E　39. D　40. C

二、B 型题

1. B　2. D　3. C　4. A　5. B　6. C　7. E

三、多选题

1. ABDE　2. DE　3. ABCDE　4. ACDE　5. AE　6. BE　7. ABCE　8. ABCDE

9. BCDE　10. ABCDE　11. BDE　12. BD　13. ABC　14. BC　15. CDE　16. ABCE

17. ADE　18. BCE　19. CDE　20. ACE　21. ABC　22. ACD　23. ADE　24. ABCDE

25. AB　26. ACD　27. ADE　28. AE　29. ABCD　30. ADE　31. BDE　32. ABCE

四、A3/A4 型题

1. E　2. A　3. B　4. B　5. A　6. B

五、简答题

1. 将腹部分为三部九区的标志线有哪些？如何画线？

将腹部分为三部九区的标志线是上、下横线和左、右垂线(或纵线)。上横线是通过两侧肋弓最低点(或两侧第 10 肋最低点)的连线;下横线为通过两侧髂结节的连线;左、右垂线(或纵线)为通过左、右腹股沟中点的垂线。

2. 试述咽的分部、分部界线、主要结构及交通。

(1)鼻咽部:上达颅底,下至腭帆后缘平面,经鼻后孔向前通鼻腔,经咽鼓管咽口借咽鼓管通鼓室,向下与口咽相延续。主要结构有咽鼓管咽口、咽鼓管圆枕、咽隐窝(鼻咽癌好发部位)。

(2)口咽部:上起腭帆后缘平面,下至会厌上缘,经咽峡向前通口腔,向下与喉咽相延续。主要结构有扁桃体窝、腭扁桃体。

(3)喉咽部:上起会厌上缘,下至第 6 颈椎下缘,经喉口向前通喉腔,向下与食管相延续。主要结构有梨状隐窝(异物易滞留于此)。

3. 食管有几个生理性狭窄？各位于何处？有何临床意义？

第 1 狭窄处位于食管起始处,平对第 6 颈椎下缘,与中切牙的距离为 15 cm。第 2 狭窄处位于与左主支气管交叉处,平对第 4、5 胸椎之间,与中切牙的距离为 25 cm。第 3 狭窄处位于穿膈食管裂孔处,平对第 10 胸椎,与中切牙的距离为 40 cm。

临床意义:是食管异物易滞留和食管癌好发的部位。

4. 简述胃的位置、形态和结构。

胃的位置:胃在中等程度充盈时,大部分位于左季肋区,小部分位于腹上区。

胃的形态:囊状,有两壁、两口、两弯,分四部。

两壁:前、后壁。

两口:入口(贲门)、出口(幽门)。

两弯:胃小弯(上缘)——有角切迹;胃大弯(下缘)。

四部:贲门部、幽门部、胃底部、胃体部。

5.试述空肠和回肠在位置、形态结构上有什么不同？

空肠与回肠的比较：

项目	空肠	回肠
长度	占空、回肠近侧 2/5	占远侧 3/5
位置	腹腔的左上部	腹腔的右下部
环状襞	密且高	疏而低
淋巴滤泡	只有孤立淋巴滤泡	有孤立淋巴滤泡、集合淋巴滤泡
管径	粗	细
管壁	厚	薄
颜色	较红	较浅
肠系膜	薄、脂肪少	厚、脂肪多
动脉弓	级数少	级数多

6.试述肛管内面的形态结构。

肛直肠线、肛柱、肛瓣、肛窦、齿状线（肛皮线）、肛梳（痔环）、白线（hilton 线）。

7.试述肝的形态结构和体表投影。

形态结构：楔形，两面，四缘。

(1)膈面：镰状韧带、肝左叶、肝右叶、肝裸区。

(2)脏面：主要结构为"H"沟（左、右纵沟及横沟）。左纵沟有肝圆韧带、静脉韧带；右纵沟有胆囊窝、腔静脉沟。横沟有肝门。脏面分左叶、右叶、方叶和尾叶。

(3)前缘（下缘）锐利，有胆囊切迹、肝圆韧带切迹（脐切迹）。

(4)后缘圆钝。

(5)右缘圆钝，即右叶的右下缘。

(6)左缘锐利，即左叶的左缘两面。

体表投影：

上界：共 3 点之连线。即右锁骨中线与第 5 肋交点；前正中线与剑胸结合线交点；左锁骨中线与第 5 肋间隙交点。下界：右侧与右肋弓一致，在腹上区则居剑突下约 3 cm。

8.试述胆汁在未进食和进食时的排出途径。

肝细胞产生的胆汁→肝内胆管→肝左、右管→肝总管→胆总管起始端→胆总管→十二指肠大乳头

　　　　　　　　　　　　　　　未进食↓ ↑进食　　　　　　　　　　↓ ↑

　　　　　　　　　　　　　　　　　胆　囊　　　　　　　十二指肠肠腔

六、综合分析题

胃管从口腔到胃经过的结构依次为口腔→咽→食管→胃，经过的狭窄处有咽峡、食管的 3 个狭窄（与咽的移行处、与左主支气管相交处、穿膈的食管裂孔处）及贲门。

吞咽时，声带内收，喉腔升高并紧贴会厌，封闭喉口，喉腔前移，食管上口张开，食物或胃管由咽进入食管，从而往下进入胃。

给昏迷患者从鼻孔插胃管，胃管到达鼻咽后，应将患者埋头屈颈，下颌贴近胸骨柄时继续插入为好，因这时舌根后移将喉口遮盖，使胃管沿舌根后面下滑贴咽后壁进入食管。若仰头伸颈，舌根向前提起暴

露喉口,胃管就可能在触及咽后壁之后向前经喉口进入气管。屈颈并不能保证胃管不进入气管,因昏迷的患者不会因触及气管而呛咳。因此估计胃管已达胃以后需回吸看到有胃内容物被吸出时才能确证胃管已入胃。

七、护理案例讨论

1. 十二指肠溃疡的好发部位:十二指肠上部,尤其是球部。

2. 麦氏点:脐与右髂前上棘连线中外 1/3 交点处。①麦氏点位于右髂区,该区有阑尾、盲肠、回肠末段,而且有明显阑尾炎典型症候群,因此本病没有记录血常规检查数据,首先诊断阑尾穿孔合并局限性腹膜炎是可以的。②术中见十二指肠溃疡小穿孔,则提示这些症状体征可能是因为胃内容物、十二指肠内容物从穿孔处流入肝肾隐窝,然后经过右结肠旁沟,到达右髂窝。而这种情况则补充了阑尾炎穿孔诊断的缺陷。③同时,提示医生在临床诊断过程中,尤其要重视某些症候群的出现,要跳出此局限,应考虑还有哪些疾病也可以出现类似的症状或体征——即鉴别诊断过程,这是医生工作中最重要的一环。

3. ①告知整个治疗的过程以及时间,目前的治疗已经进行到哪一环节,后面的治疗对整个治疗效果的影响。中断后面治疗对患者可能产生的不利方面。②动员其家属给予患者支持,让其安心治疗。③在进行伤口护理(防止感染和裂开,及时止痛)时,边操作边晓之以理,动之以情,让患者切实感受到继续治疗的必要。帮助患者进行早期活动(以促进术后恢复,防止粘连性肠梗阻)的过程中,进一步强化其坚持继续治疗的决心。

八、英汉翻译

牙

切牙有两颗,即中切牙和侧切牙,分布在每一个象限。唇面观,切牙冠呈梯形,上颌切牙(特别是中切牙)比下颌的大。在侧切牙之后是尖牙。上颌尖牙比下颌更结实,更突出。尖牙之后是两个前磨牙。前磨牙之后的三颗磨牙向远侧逐渐变小。

(夏春波 张维山)

第四章　呼　吸　系　统

【学习目的】
1. 掌握呼吸系统组成、功能。掌握上、下呼吸道的组成。
2. 了解外鼻的形态结构。掌握鼻腔的分部及各部的形态结构。熟悉鼻旁窦的位置和开口部位。
3. 掌握喉的位置,喉腔的形态结构及分部;熟悉喉的主要体表标志及年龄变化;了解喉的软骨、连结及喉肌的位置和作用。
4. 掌握气管的位置和结构特点,左、右主支气管的形态差别。
5. 掌握肺的位置、形态和分叶;了解胎儿肺与成人肺的区别;了解支气管树的形态结构、支气管肺段的概念、肺的血液供应。
6. 掌握胸膜和胸膜腔的概念,胸膜的分部及肋膈隐窝的位置;熟悉肺与胸膜的体表投影。
7. 了解纵隔的概念,纵隔的分区及其组成。

【思维导图】
一、呼吸系统思维导图

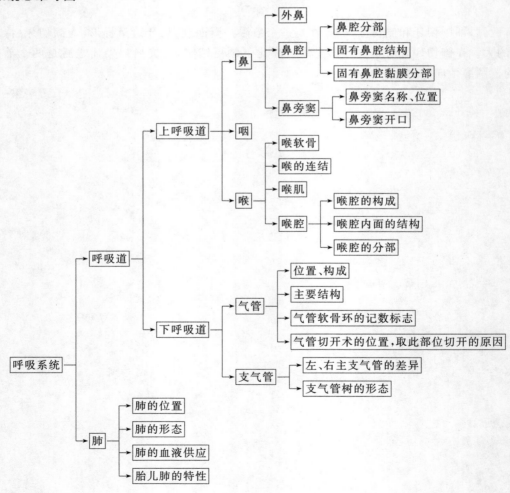

60

二、胸膜思维导图

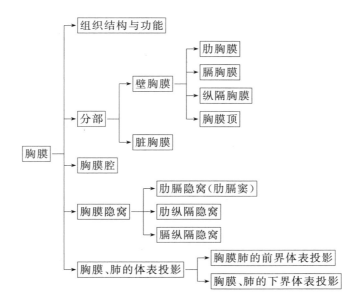

三、纵隔思维导图

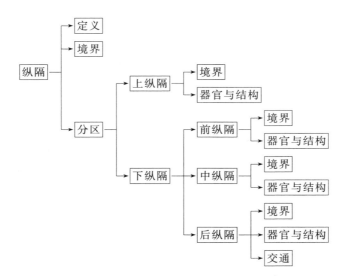

【自我检测】

一、A1/A2 型题

1. 鼻腔嗅区黏膜位于（　　　）

　　A. 中鼻甲表面的黏膜　　　　　B. 上鼻甲表面的黏膜

　　C. 下鼻甲表面的黏膜　　　　　D. 鼻中隔下部分的黏膜

　　E. 上鼻甲内侧面及与其相对的鼻中隔以上部分的黏膜

2. 鼻前庭与固有鼻腔的分界标志是（　　　）

　　A. 上鼻甲　　　　　　　B. 鼻阈　　　　　　　　C. 下鼻甲

　　D. 蝶筛隐窝　　　　　　E. 后鼻孔

3. 关于鼻前庭的描述,不正确的是（　　　）

　　A. 位于鼻腔前下部　　　　B. 可以湿润空气的功能　　　　C. 感染后易形成疖肿

　　D. 过滤空气尘埃　　　　　E. 有鼻毛

4.犁骨、筛骨垂直板参与下面哪一个结构的组成( )
    A.上鼻甲   B.鼻中隔   C.中鼻甲
    D.下鼻甲   E.蝶筛隐窝

5.上呼吸道最狭窄处是( )
    A.喉口   B.鼻后孔   C.前庭裂
    D.声门裂   E.喉中间腔

6.声韧带由以下哪一结构形成( )
    A.甲状舌骨膜   B.方形膜上缘   C.弹性圆锥上缘
    D.方形膜下缘   E.弹性圆锥下缘

7.紧张声带并使声门裂缩小的肌是( )
    A.环甲肌   B.环杓后肌   C.环杓侧肌
    D.甲杓肌   E.杓肌

8.喉软骨中呈盾形的软骨是( )
    A.会厌软骨   B.甲状软骨   C.环状软骨
    D.杓状软骨   E.小角状软骨

9.喉软骨中呈环形如"戒指"的软骨是( )
    A.会厌软骨   B.甲状软骨   C.环状软骨
    D.杓状软骨   E.小角状软骨

10.幼儿喉头水肿,指的是喉腔的哪一部分发生水肿( )
    A.喉前庭   B.喉中间腔   C.声门下腔
    D.喉咽部   E.喉口以下的空腔

11.声门裂位于( )
    A.两侧前庭襞之间   B.两侧声襞之间   C.两侧声韧带之间
    D.两侧喉室之间   E.方形膜的下缘

12.环甲正中韧带位于( )
    A.甲状软骨与舌骨之间   B.甲状软骨与环状软骨之间   C.环状软骨与气管软骨之间
    D.下颌骨与舌骨之间   E.会厌软骨与环状软骨之间

13.喉头水肿可以引起急性喉阻塞,导致患者呼吸困难,危及生命。为了及时抢救患者生命,应及时穿刺
    何结构,才能得以建立暂时性通气道( )
    A.甲状舌骨膜   B.弹性圆锥   C.方形膜
    D.环甲正中韧带   E.前庭韧带

14.吞咽食物时,食物容易滞留的部位在何处,从而导致呼吸困难( )
    A.咽峡   B.梨状隐窝   C.软腭黏膜的深部
    D.腭扁桃体窝   E.咽隐窝

15.喉室属于以下哪一部分( )
    A.喉前庭   B.喉中间腔   C.声门下腔
    D.喉咽部   E.喉口以下的空腔

16.关于左主支气管的描述,正确的是( )
    A.比右主支气管粗   B.长度比右主支气管短
    C.位于食管后面   D.气管隆嵴略偏向左主支气管
    E.嵴下角较右主支气管小

17. 进行支气管镜检时,需要借助何结构才便于判断支气管镜进入的是左主支气管还是右主支气管(　　)

  A. 声门裂   B. 前庭裂   C. 气管隆嵴

  D. 肺门   E. 胸骨角

18. 气管下端分叉处,约处于何平面(　　)

  A. 胸骨角平面   B. 胸骨柄上缘平面   C. 剑突平面

  D. 第 2 胸椎下缘平面   E. 第 3 腰椎下缘平面

19. 关于胸膜腔的描述,正确的是(　　)

  A. 内含大量浆液,起润滑作用   B. 两侧的胸膜腔相通   C. 借膈主动脉裂孔与腹膜腔相通

  D. 胸膜腔呈密闭状态   E. 胸膜腔内呈负压状态,内有两肺

20. 关于肋膈窦的描述,正确的是(　　)

  A. 水平切呈半月形,是胸膜腔最低部分   B. 由脏胸膜和壁胸膜返折形成

  C. 当深吸气时能被肺下缘充满   D. 由胸壁和膈围成

  E. 通常不含浆液

21. 肺韧带由胸膜的哪一部分形成(　　)

  A. 脏胸膜   B. 肋胸膜   C. 膈胸膜

  D. 纵隔胸膜   E. 纵隔胸膜与脏胸膜移行部

22. 关于纵隔的描述,正确的是(　　)

  A. 位于胸膜腔内   B. 容纳心和肺   C. 后界为胸主动脉和食管

  D. 两侧界为纵隔胸膜   E. 下界为壁腹膜

23. 既经过上纵隔,又通过下纵隔的器官或者结构是(　　)

  A. 气管   B. 胸主动脉   C. 肺静脉

  D. 食管   E. 下腔静脉

24. 不属于后纵隔的是(　　)

  A. 食管   B. 支气管   C. 奇静脉

  D. 交感干   E. 胸导管

25. 上纵隔最前方的结构是(　　)

  A. 食管   B. 上腔静脉   C. 气管

  D. 主动脉弓   E. 胸腺

二、B 型题

  A. 上鼻道   B. 中鼻道   C. 下鼻道   D. 蝶筛隐窝

1. 蝶窦开口于鼻腔的(　　)

2. 上颌窦开口于鼻腔的(　　)

3. 额窦开口于鼻腔的(　　)

4. 筛窦前群开口于鼻腔的(　　)

5. 筛窦中群开口于鼻腔的(　　)

6. 筛窦后群开口于鼻腔的(　　)

7. 鼻泪管开口于鼻腔的(　　)

  A. 额窦   B. 上颌窦   C. 筛窦   D. 蝶窦   E. 筛板

8. 颅前窝骨折患者,经鼻腔流出血性脑脊液时,可能伤及脑膜和哪个结构(　　)

9. 颅中窝骨折患者,经鼻腔流出血性脑脊液时,可能伤及脑膜和哪个结构(　　)

10. 上颌第二磨牙牙髓炎时,可以向上蔓延进入哪个结构(　　)

A. 第 6 肋   B. 第 8 肋   C. 第 10 肋   D. 第 11 肋

11. 肺下界在锁骨中线处相交于(　　)

12. 胸膜下界在锁骨中线处相交于(　　)

13. 肺下界在腋中线处相交于(　　)

14. 胸膜下界在腋中线处相交于(　　)

15. 肺下界在肩胛线处相交于(　　)

16. 胸膜下界在肩胛线处相交于(　　)

三、多选题

1. 上呼吸道包括(　　)

    A. 鼻   B. 咽   C. 喉

    D. 气管   E. 支气管

2. 下呼吸道包括(　　)

    A. 口腔   B. 气管   C. 支气管

    D. 咽   E. 食管

3. 开口于中鼻道的鼻旁窦有(　　)

    A. 筛窦前群   B. 筛窦中群   C. 筛窦后群

    D. 上颌窦   E. 额窦

4. 气管由哪些结构共同构成(　　)

    A. 呈"C"形的气管软骨   B. 呈环形的气管软骨   C. 后壁为软组织,构成无软骨

    D. 气管内面覆盖假复层纤毛柱状上皮组织   E. 气管软骨之间有韧带连结

5. 出入肺门的结构包括(　　)

    A. 主支气管   B. 段支气管   C. 支气管动、静脉

    D. 肺动、静脉   E. 肺的淋巴管和神经

6. 不成对喉软骨是(　　)

    A. 甲状软骨   B. 会厌软骨   C. 环状软骨

    D. 杓状软骨   E. 气管软骨

7. 关于喉腔的描述,正确的是(　　)

    A. 前庭襞之间是喉腔最狭窄处   B. 上起自喉口,与咽腔相通

    C. 下连气管,与肺相通   D. 喉腔侧壁上两对黏膜皱襞,称声襞、前庭襞

    E. 喉腔的黏膜与咽和气管的黏膜相延续

8. 喉镜检查时,可见(　　)

    A. 会厌   B. 会厌结节   C. 前庭襞

    D. 声襞   E. 声门裂

9. 关于右主支气管的描述,正确的是(　　)

    A. 粗、短   B. 较垂直   C. 通气量大

    D. 嵴下角大   E. 异物易堕入

10. 关于第 4 胸椎体下缘平面的描述,正确的是(　　)

    A. 为上、下纵隔分界平面   B. 前方正对胸骨角   C. 为食管与主动脉弓交叉处

    D. 为食管与左主支气管交叉处   E. 食管第 2 狭窄处相当于该平面

11. 关于肺的描述,正确的是(　　)

    A. 表面覆盖脏胸膜   B. 肺尖超出锁骨内 1/3 段的上方 2～3 cm

C. 肺底与膈肌相邻   D. 内侧面中部有肺门

E. 成年人肺入水则下沉

12. 关于左肺的描述,正确的是( )

  A. 左肺狭而长   B. 左肺前缘下部有心切迹   C. 左肺门上方有主动脉弓

  D. 左肺有斜裂和水平裂   E. 左肺分为上、中、下三叶

13. 进出肺的血管有( )

  A. 支气管动脉   B. 支气管静脉   C. 肺动脉

  D. 肺静脉   E. 门静脉

14. 壁胸膜包括( )

  A. 肋胸膜   B. 膈胸膜   C. 纵隔胸膜

  D. 肺胸膜   E. 胸膜顶

15. 中纵隔内有( )

  A. 心及心包   B. 膈神经   C. 主动脉弓

  D. 气管   E. 食管

四、A3/A4 型题

(1~2 题共用题干)

一患者因左上颌第二磨牙的牙周炎而致左侧一鼻旁窦的炎症。

1. 这一鼻旁窦指的是( )

  A. 左侧额窦   B. 左侧筛窦   C. 左侧蝶窦

  D. 左侧上颌窦   E. 左侧乳突窦

2. 此鼻旁窦开口于( )

  A. 上鼻道   B. 中鼻道   C. 下鼻道

  D. 蝶筛隐窝   E. 最上鼻道

(3~4 题共用题干)

一位 2 岁的女孩因误吸花生,突然窒息。其母发现后马上为其拍背,略有缓解,但不久又开始咳嗽并有呼吸困难。查体小儿有咳嗽、呼吸困难等呼吸道刺激症状,右胸运动受限。右肺呼吸音减弱,右侧胸中、下部叩诊为浊音。胸部 CT 平扫显示:右肺中、下叶支气管开口处有异物堵塞;右侧支气管未见明确显示,左侧支气管显示良好。麻醉后行支气管镜检查支气管,在 CT 提示的右肺中、下叶支气管处发现异物。经支气管镜将异物钳出,为一粒花生。诊断:右肺中、下叶支气管异物阻塞。

3. 右肺中、下叶支气管异物阻塞,会使得右肺中、下叶塌陷,从而导致( )

  A. 心脏及纵隔向右侧偏移   B. 右侧膈肌降低   C. X 线片右中、下肺叶密度降低

  D. 右肺呼吸音增强   E. 右侧胸中、下部叩诊为清音

4. 气管异物易坠入右侧主支气管,是因为( )

  A. 右侧主支气管细长,走行垂直   B. 右侧主支气管粗短,走行较水平

  C. 右侧主支气管粗短,走行垂直   D. 右侧主支气管细长,走行较水平

  E. 右侧主支气管分为三个肺叶支气管

(5~6 题共用题干)

患者,女性,49 岁,胸部外伤致开放性气胸,出现呼吸困难和发绀。立即给予封闭胸壁伤口,行闭式胸膜腔引流术以排出胸内气体。

5. 出现呼吸困难和发绀的原因是( )

  A. 胸壁外伤致胸膜腔开放,胸膜腔的负压状态消失,空气进入胸膜腔,肺被压迫萎缩,不能进行换气

B. 胸壁外伤致胸膜腔开放,胸膜腔处于密闭状态,空气不能进入胸膜腔,肺被压迫萎缩,不能进行换气

C. 脏胸膜与壁胸膜之间摩擦疼痛,导致患者不进行换气

D. 胸壁外伤,血液淤积在胸膜腔内,肺被压迫萎缩,不能进行换气

E. 胸壁外伤致胸膜腔开放,导致肺膨胀,不能进行换气

6. 行闭式胸膜腔引流术时,导管安放位置应是患侧的(　　　)

A. 锁骨中线与第 2 或第 3 肋间隙相交处　　　　B. 肩胛线与第 6 或第 7 肋间隙相交处

C. 腋前线与第 7 或第 8 肋间隙相交处　　　　　D. 腋中线与第 5 或第 6 肋间隙相交处

E. 腋后线与第 9 或第 10 肋间隙相交处

五、简答题

1. 简述呼吸系统的组成。

2. 简述肺的位置、形态。

3. 简述肺和胸膜下界的体表投影。

4. 胸廓、胸腔和胸膜腔有何不同?

5. 经口腔气管插管经过哪些狭窄? 气管插管的姿势或体位如何?

六、综合分析题

1. 气管切开取何种体位(或姿势)? 与哪些颈部的体表标志有关? 切口如何选择,为什么? 切开哪些气管软骨,为什么? 经过哪些层次?

2. 根据上颌窦的解剖特点,分析为何上颌窦炎发病率高于其他鼻旁窦炎? 上颌窦炎时,其内的液性物为何不易排出?

3. 右侧胸膜腔积液穿刺宜在何处进行? 为什么? 在此部位行胸膜腔穿刺时经过哪些层次?

4. 胸膜的描述为:由薄而光滑的浆膜形成,具有分泌和吸收的功能。请思考以下问题:
胸膜本身结构真的具有分泌和吸收的功能吗? 是由什么结构完成胸膜腔内少量浆液的产生和回流? 当产生和回流不平衡时,哪些疾病可能导致胸膜腔内浆液大量淤积?

5. 胸膜腔的描述为:由薄而光滑的浆膜形成,且呈密闭、负压状态;左、右各一个,且被纵隔分隔开,互不相通;内含少量浆液,无其他脏器和结构。其特点是:正常时,处于"密闭""不含气""负压""有少量浆液起润滑胸膜的作用"等状态。相反"开放""含气"或"等压"状态,就是异常的。(本教材中有许多知识点需要我们使用"反向思考"这种方法)。

请思考以下问题:在什么情况下会发生胸膜腔开放? 向何处开放,经过哪些途径与外界相通? 此时的胸膜腔内会大量含有哪些物质? 此时胸膜腔内的其他特点会发生哪些改变? 所有这些特点的改变,使患者产生什么症状或后果?

七、护理案例讨论

案例一

患者,男性,45 岁,已婚,刺激性咳嗽半年余,给予抗感染及止咳治疗无效,近日咳痰带血丝,继续有少量咯血,自觉胸痛、胸闷、气短、乏力、食欲不振。护理体检:一般状况好,神清语明,查体合作,自动体位。消瘦,心、肺检查正常。全身皮肤及巩膜无黄染,淋巴结无肿大。查体:T 37.8℃,P 84 次/min,R 20 次/min。患者和家属不了解病情而焦虑、恐惧,家庭经济良好。嗜烟史 20 余年,每日 10 支。生活能自理。请问:

1. 患者痰液黏稠,需要吸痰,您怎么办?

2. 针对患者及家属不了解疾病相关知识,您如何向患者及家属解释并宣讲相应的疾病知识?

3. 针对患者营养失调与食欲不振、进食困难,需对患者鼻胃管灌食,插胃管的过程中应注意什么?

案例二

患者,男性,65 岁,吸烟 30 年,最近 2 周常出现刺激性干咳,经抗感染、止咳效果不佳,患者精神紧张,

为明确诊断,需做纤维支气管镜检查。请问:

1. 纤维支气管镜检查会涉及哪些方面的知识?

2. 患者诊断为中央型肺癌,行肺叶切除术,术后因血氧饱和度过低,需使用呼吸机辅助呼吸,针对患者对手术的恐惧和使用呼吸机的不适应,您能提出哪些合理的护理方案,以疏导患者的内心压力、缓解紧张?

3. 术后患者放置胸腔闭式引流管,如患者不小心将引流瓶打破,您该如何处理?

4. 该患者家庭情况如下,患者有公费医疗,老伴去世5年,一儿一女,家境一般。儿子在外地工作,女儿在身边,但工作忙,一周来看望老人2次。患者可能产生哪些情绪、压力?如何疏导?

八、英汉翻译

Lungs

The lungs are the essential organs of respiration. They are situated on either side of the heart and other mediastinal contents. Each lung is free in its pleural cavity, except for its attachment to the heart and trachea at the hilum and pulmonary ligament respectively. When removed from the thorax, a fresh lung is spongy, can float in water, and crepitates when handled, because of the air within its alveoli. It is also highly elastic and so it retracts on removal from the thorax. Its surface is smooth and shiny and is separated by fine, dark lines into numerous small polyhedral domains, each crossed by numerous finer lines, indicating the areas of contact between its most peripheral lobules and the pleural surface.

The adult right lung usually weighs 625 g, and the left 565 g, but they vary greatly. Their weight also depends on the amount of blood or serous fluid contained within them. In proportion to body stature, the lungs are heavier in men than in women.

【参考答案】

一、A1/A2型题

1. E　2. B　3. B　4. B　5. D　6. C　7. A　8. B　9. C　10. C　11. B　12. B　13. D
14. B　15. B　16. D　17. C　18. A　19. D　20. A　21. E　22. D　23. D　24. B　25. E

二、B型题

1. D　2. B　3. B　4. B　5. B　6. A　7. C　8. E　9. D　10. E　11. A　12. B　13. B
14. C　15. C　16. D

三、多选题

1. ABC　2. BC　3. ABDE　4. ACDE　5. ACDE　6. ABC　7. BCDE　8. ABCDE
9. ABCE　10. ABCDE　11. ABCD　12. ABC　13. ABCD　14. ABCE　15. AB

四、A3/A4型题

1. D　2. B　3. A　4. C　5. A　6. A

五、简答题

1. 简述呼吸系统的组成。

见呼吸系统思维导图。

2. 简述肺的位置、形态。

肺的位置:位于胸腔内,膈的上方,纵隔两侧,左、右各一。

肺的形态:整体形态为半圆锥体形;一尖、一底、两面、三缘;有肺裂而分叶。

肺尖:突出胸廓上口入颈根部。

肺底(膈面):与膈相贴,凹向下。

肋面:广阔,与肋和肋间隙相邻。

纵隔面(内侧面):肺门、肺韧带,有纵隔的多种结构压迫形成的压迹。

肺门:肺的纵隔面中央有椭圆形凹陷,其内有支气管、血管(肺动、静脉和支气管动、静脉)、神经、淋巴管出入。

前缘:左肺有心切迹、左肺小舌。

下缘:锐利。

后缘:圆钝。

肺裂:左肺只有斜裂,可分左肺为上、下两叶;右肺有水平裂、斜裂,可分右肺为上、中、下三叶。

3. 简述肺和胸膜下界的体表投影。

类别	锁骨中线	腋中线	肩胛线	脊柱两侧
肺下界	第 6 肋	第 8 肋	第 10 肋	第 11 胸椎棘突外侧 2 cm
胸膜下界	第 8 肋	第 10 肋	第 11 肋	平第 12 胸椎高度

4. 胸廓、胸腔和胸膜腔有何不同?

项目	胸廓	胸腔	胸膜腔
构成	肋、肋间隙	胸廓、膈肌	胸膜
开口或交通方向	有胸廓上口(与胸腔上口相同)、胸廓下口	胸腔上口有颈部结构进出。下为膈肌封闭,但是借膈肌的三个孔与腹腔相通	左、右各一个胸膜腔,被纵隔分开。呈密闭、负压状态。不与颈部、腹腔相通
内容物	无	胸膜、肺、纵隔的各种结构	少量浆液

5. 经口腔气管插管经过哪些狭窄?气管插管的姿势或体位如何?

经口腔气管插管经过的狭窄:咽峡、前庭裂、声门裂。

姿势或体位:将患者头尽可能地后仰,使口腔与喉、气管拉直成一直线。

六、综合分析题

1. 体位:一般都选用仰卧位,头后仰。头部由一助手扶住,使头颈部保持在正中位,肩下用一小枕垫高,头后仰,使气管向前突起,易于暴露、分离和切开,但后仰也不可过分,以免呼吸困难。

体表标志:喉结、甲状腺峡部、颈静脉切迹、胸锁乳突肌前缘等。

如患者因呼吸十分困难不能平卧时,可采用坐位方法,最好患者正坐于有两臂的靠椅中,身靠椅背,一助手站在椅后,扶住患者头部,使头颈部保持正中位,头向上向后仰起,使气管向前突出,以利于手术进行。

切口:有直切口和横切口两种,直切口暴露气管较好,但伤口愈合后瘢痕较明显;颈部皮肤的皮纹呈横行,故横切口术后瘢痕较小,但暴露气管较差,而且切开处易有分泌物潴积,所以一般较多采用直切口——颈前正中切口。自甲状软骨下缘至胸骨上窝处切开皮肤和皮下组织,若做横切口,则可于环状软骨下缘一横指处切开。

切开气管软骨:确定环状软骨(在环状软骨弓前、外侧的表面有环甲肌帮助定位),然后计数第 3、4 气管软骨。

经过的层次:皮肤→皮下组织(浅筋膜)→封套筋膜的颈白线→器官前筋膜。

2. 上颌窦炎发病率高于其他鼻旁窦炎的原因如下:

①牙源性上颌窦炎,上颌窦底部与上颌第 5～8 恒牙牙根毗邻,故这些牙齿炎症突破上颌窦底壁时,导致上颌窦炎;②鼻腔致病菌可以借上颌窦裂孔下行蔓延到上颌窦内,上颌窦底部低于上颌窦裂孔,窦内

的脓液不易排出；③额窦、筛窦、蝶窦窦腔位置高于开口，致使致病菌不易向上逆行感染这些鼻旁窦，这些窦腔的开口部位太高，鼻腔的炎症累及不到这些开口。

上颌窦炎时，其内的液体物不易排出的原因如下：

①上颌窦底部低于上颌窦裂孔；②上颌窦裂孔本身狭小，在炎症刺激下裂孔的黏膜水肿，导致裂孔更加狭窄甚至关闭；③鼻源性上颌窦炎，鼻腔黏膜在炎症刺激下也会水肿，中鼻道因水肿而狭窄。

3. 请查阅《局部解剖学》《外科学》等教材，或上网浏览"胸膜腔积液穿刺术"。

体位或姿势：患者多取坐位。面向椅背，两手交叉抱臂，置于椅背，头枕臂上，使肋间隙增宽。不能坐起者，可采取半卧位，举起患侧上臂。

穿刺部位选择：能坐起者，常常选择腋后线与肩胛线第7或第8肋间隙的中点，选择叩诊实音、呼吸音消失的部位作为穿刺点。不能坐起者，采用超声波检查所定之点。

穿刺部位选择的原因：①避免损伤肋间神经、血管。②正常情况下，肺和胸膜下界在此范围较低，肋膈窦较深和较宽。③确定肺下界的实际位置，避免损伤肺，导致气胸，加重病情甚至死亡。

穿刺经过层次：皮肤→浅筋膜→深筋膜→肌层→肋间隙的肌肉→胸内筋膜→肋胸膜→肋膈窦。

4. (1)胸膜的结构与生理功能：无论是壁层或脏层胸膜均为平滑光亮的半透膜，其表面排列一单层间皮细胞，间皮细胞的大小、形态各异，从扁平到立方形或柱状，这也许取决于间皮下组织的牵拉程度。绝大多数胸膜腔的细胞有各种重要的生理功能。间皮细胞可分泌细胞外基质的大分子化合物和使之成为成熟的基质、巨噬细胞颗粒，产生纤维蛋白溶解物质和分泌中性粒细胞趋化因子，对于胸腔内白细胞的募集具有重要作用。在间皮细胞上可见 $1\sim3\ \mu m$ 长的微绒毛，内含高浓度糖蛋白和透明质酸。微绒毛密度为$(2\sim30)/\mu m^2$，在胸膜表面呈不规则分布，一般说来，脏层胸膜的密度高于壁层胸膜，基底区域高于尖顶区域。微绒毛突出于胸膜表面，能够扩增胸膜的表面积，有利于促进胸膜腔内液体运输与代谢活动。间皮细胞以小带咬合、小带黏附和桥粒来互相连接，间皮细胞之下是基底层，为富含胶原和弹性蛋白的结缔组织。基底层之下即为胸膜外壁层间质或肺间质。

(2)影响浆液回流动力因素：①胸膜毛细血管静水压增高。胸膜毛细血管静水压增高是形成胸腔积液的重要因素。如充血性心力衰竭、缩窄性心包炎等疾病可使体循环和(或)肺循环的静水压增加，胸腔液体渗出增多，形成胸腔积液。单纯体循环静脉压增高，如上腔静脉或奇静脉阻塞时，壁层胸膜液体渗出量超过脏层胸膜回吸收的能力，可产生胸腔积液。此类胸腔积液多属漏出液。②胸膜毛细血管通透性增加。胸膜炎症(结核、肺炎累及胸膜)，结缔组织疾病(系统性红斑狼疮等)，胸膜肿瘤(恶性肿瘤胸膜转移、间皮瘤)，肺栓塞膈下炎症性疾病(膈下脓肿、肝脓肿、急性胰腺炎)等累及胸膜，均可使胸膜毛细血管通透性增加，毛细血管内细胞、蛋白质及液体等大量渗入胸膜腔，蛋白质含量升高，胶体渗透压升高，进一步促进胸腔积液增多。此类胸腔积液为渗出液。③胸膜毛细血管内胶体渗透压降低。肾病综合征、低蛋白血症、肝硬化、急性肾小球肾炎和黏液性水肿等疾病均导致血浆白蛋白减少，血浆胶体渗透压降低，壁层胸膜毛细血管液体渗出增加而脏层胸膜毛细血管液体胶体渗透压下降，因此脏层胸膜回吸收减少。最终引起胸腔积液增多，此类胸腔积液为漏出液。④壁层胸膜淋巴回流障碍。壁层胸膜淋巴回流在胸液再吸出中起重要作用，特别是蛋白质再吸入。癌性淋巴管阻塞、先天性发育异常致淋巴管引流异常，外伤所致淋巴回流受阻等均可引起富含蛋白质的胸腔渗出液。⑤胸廓的运动、呼吸活动也直接参与浆液回流。

5. 请同学们自己推导。

七、护理案例讨论

案例一

1. ①语言交流准备：告知患者吸痰操作的目的、过程、感受，取得患者的理解与配合。②痰液黏稠，需要先超声雾化稀释痰液，执行好超声雾化护理的过程，尤其是拍背时，应边拍背边观察患者表情，口头询问患者的感觉一样重要。③吸痰过程,严格执行各个步骤,尤其是核对医嘱、无菌操作要求、边吸痰边观察患者,这三个环节请谨慎。④请上网浏览:超声雾化、吸痰的知识(文字解释、图片、视频讲解)。

2.床边交流,省时省事。取得信任,配合密切。切中心理,方可动人。满足需求,双赢可期。就事论事,条分缕析。基础过硬,训练扎实,才能解释中肯。综合考虑,分次进行,目的明确。本病案涉及患者不良嗜好、身体不适和痛苦,患者、家属的焦虑。因此疾病基本护理:①知识宣传(呼吸系统疾病的常规保健、营养加强、各种症状体征产生的原因、可能的发展变化等)。②疾病治疗过程中的护理相关知识讲解(药物作用、服药的细节、超声雾化操作、吸痰操作等)。③对患者、家属的焦虑要有足够的重视,因为它常常演变为对医护人员的不满。因此及早对患者或家属进行心理干预是保证后期治疗实施顺利、有效的最佳手段。(请查阅:秦晓燕,外科手术患者焦虑情绪临床护理体会[J].吉林医学,2012,26:584.)

3.问题提示:①插胃管过程中,需经过哪些部位?(参考消化系统案例)②检查胃管在胃内的方法:用针管抽吸观察胃管内为何物。往胃管内边打气,边在上腹部听诊是否有气过水声。③为什么插胃管易误入气管?(参考消化系统案例)

案例二

略。

八、英汉翻译

肺

肺是呼吸作用的主要器官。它们位于纵隔中的心以及其他内容物的两侧。除了在肺韧带和肺门处与心、气管相连之外,每一个肺都独立位于各自的胸膜腔内。把肺从胸腔摘除,这种新鲜的肺呈海绵状,可以浮于水面,用手触及时听到"噼噼啪啪"的声音,这是因为肺泡内有空气。肺也有很好的弹性,当从胸腔摘除后,肺将回缩。肺表面光滑而亮泽,被幽暗而细小的线分隔为许多小多边形区域,而每个小多边形区域内又有许多更细的线穿过,显示的是最外围的小叶与肋胸膜之间存在着接触区。

成年人右肺重约 625 g,左肺重约 565 g,但是左右肺之间差异非常大。它们的质量还取决于肺的含血量,或者包含在肺内的浆液(例如,肺水肿患者的肺泡内含有大量的浆液)。根据身高比例,男性的肺比女性重。

（方方　王俊锋）

第五章 泌尿系统

【学习目的】

1. 掌握泌尿系统的组成及其基本功能。

2. 掌握肾的形态、位置、构造,了解肾区的范围。了解肾的被膜及固定装置、肾段概念。

3. 掌握输尿管的起止、分部、各部的位置及狭窄部位,熟悉女性输尿管与子宫动脉的位置关系。

4. 掌握膀胱的形态、分部、位置和内面结构。了解膀胱位置的年龄变化。

5. 掌握女性尿道的形态特点和开口部位,男、女性尿道的差异(男性尿道见男性生殖系统)。

【思维导图】

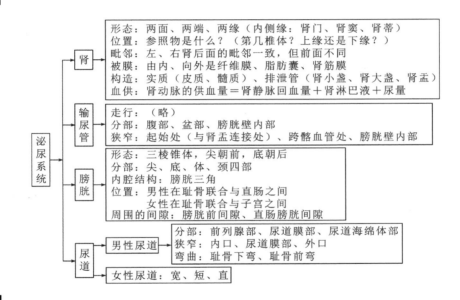

【自我检测】

一、A1/A2 型题

1. 左肾上端平第几椎体下缘（　　　）

    A. 第 11 胸椎　　　　　　　　B. 第 12 胸椎　　　　　　　　C. 第 1 腰椎

    D. 第 2 腰椎　　　　　　　　E. 第 3 腰椎

2. 右肾上端平第几椎体下缘（　　　）

    A. 第 11 胸椎　　　　　　　　B. 第 12 胸椎　　　　　　　　C. 第 1 腰椎

    D. 第 2 腰椎　　　　　　　　E. 第 3 腰椎

3. 紧邻肾上端的结构为（　　　）

    A. 肝　　　　　　　　　　　B. 胰　　　　　　　　　　　C. 肾上腺

    D. 胃　　　　　　　　　　　E. 脾

4. 关于肾窦的描述,正确的是（　　　）

    A. 内有输尿管的上端　　　　B. 由输尿管围成　　　　　　C. 内有肾筋膜

D. 肾门向肾实质内凹陷形成肾窦　　　　　　　　E. 内有男、女性尿道

5. 成人肾门约平（　　）

　　A. 第 11 胸椎　　　　　　B. 第 12 胸椎　　　　　　C. 第 1 腰椎

　　D. 第 2 腰椎　　　　　　E. 第 3 腰椎

6. 关于肾的说法中，何者为错误（　　）

　　A. 是腹膜外位器官　　　　B. 左肾略低于右肾　　　　C. 有三层被膜

　　D. 左侧肾蒂长　　　　　　E. 是产生尿液的器官

7. 肾蒂内主要结构的排列关系，从前向后依次为（　　）

　　A. 肾动脉、肾静脉、肾盂　　　B. 肾静脉、肾动脉、肾盂　　　C. 肾动脉、肾盂、肾静脉

　　D. 肾静脉、肾盂、肾动脉　　　E. 肾盂、肾动脉、肾静脉

8. 关于肾的形态描述，正确的是（　　）

　　A. 上端窄而厚　　　　　　B. 前面较平　　　　　　C. 肾静脉位于肾动脉的上方

　　D. 左肾蒂较短　　　　　　E. 肾门位于肾内侧缘中部

9. 关于肾的位置描述，正确的是（　　）

　　A. 位于腹膜腔内　　　　　B. 上部临小肠　　　　　　C. 下部与肾上腺相邻

　　D. 左肾低于右肾　　　　　E. 位于腹后壁脊柱的两侧

10. 关于肾的构造描述，下列何者为错误（　　）

　　A. 肾实质可分浅层的皮质和深层的髓质两部分　　　B. 肾髓质由许多小的管道组成

　　C. 肾锥体基底朝向皮质，尖朝向肾窦　　　　　　　D. 肾乳头开口于肾盂

　　E. 肾锥体之间的皮质为肾柱

11. 关于输尿管的描述，正确的是（　　）

　　A. 起于肾小盏，终于膀胱　　　B. 起于肾大盏，终于膀胱　　　C. 分为腹段、盆段和壁内段

　　D. 有两个弯曲和狭窄　　　E. 女性中在距子宫颈外侧约 2 cm 处交叉于子宫动脉的后上方

12. 女性输尿管进入膀胱前，从其前上方跨过的结构是（　　）

　　A. 髂内血管　　　　　　　B. 卵巢血管　　　　　　C. 子宫动脉

　　D. 输尿管动脉　　　　　　E. 闭孔血管

13. 关于输尿管的描述，正确的是（　　）

　　A. 开口于膀胱尖　　　　　B. 开口于膀胱体　　　　　C. 开口于膀胱颈

　　D. 开口于膀胱底　　　　　E. 起于肾门

14. 膀胱肿瘤好发部位为（　　）

　　A. 膀胱尖　　　　　　　　B. 膀胱颈　　　　　　　C. 膀胱体

　　D. 膀胱三角　　　　　　　E. 膀胱底

15. 关于膀胱三角的描述，正确的是（　　）

　　A. 位于膀胱尖　　　　　　　　　B. 黏膜与黏膜下层相连

　　C. 两输尿管口之间平滑无皱襞　　　D. 膀胱空虚时，黏膜形成许多皱襞

　　E. 由尿道内口与两输尿管口围成的三角形区域

16. 关于膀胱的描述，正确的是（　　）

　　A. 男性膀胱后邻前列腺　　　B. 出口为输尿管口　　　　C. 空虚时，低于耻骨联合上缘

　　D. 充盈时，低于耻骨联合上缘　　E. 女性膀胱前方有子宫和阴道

17. 关于膀胱的描述，正确的是（　　）

　　A. 属于腹膜内位器官　　　B. 空虚时全部位于盆腔内　　　C. 尖朝向后上方

D. 在男性,底与前列腺相邻　　　E. 在女性,后方与直肠相邻

18. 关于膀胱的描述,错误的是(　　　)

　　A. 内面黏膜在空虚时都形成皱襞　　　　　　B. 颈下接前列腺

　　C. 分尖、体、底、颈四部分　　　　　　　　D. 膀胱三角位于膀胱底的内面

　　E. 腹膜外位器官

19. 子宫手术易损伤输尿管的哪一部位(　　　)

　　A. 小骨盆入口处　　　　　B. 穿膀胱处　　　　　C. 与子宫动脉相交叉处

　　D. 腰大肌处　　　　　　　E. 与髂血管交叉处

20. 女性尿道后方邻(　　　)

　　A. 直肠　　　　　　　　　B. 子宫体　　　　　　C. 膀胱底

　　D. 阴道　　　　　　　　　E. 肛管

21. 关于尿道的描述,正确的是(　　　)

　　A. 男、女性尿道结构不同,但功能完全相同　　B. 女性尿道长 3～5 cm

　　C. 男性尿道全长有 3 个狭窄和 3 个弯曲　　　D. 对于男性尿道耻骨下弯,可人工使之变直

　　E. 女性尿道开口于阴道前庭,位于阴道口的后方

22. 关于男性尿道的描述,正确的是(　　　)

　　A. 前列腺部的尿道最狭窄　　B. 膜部的管腔最宽　　　C. 海绵体部的管腔最狭窄

　　D. 前列腺部最长　　　　　　E. 将阴茎向上提起时可使耻骨前弯消失

23. 关于女性尿道的描述,错误的是(　　　)

　　A. 较男性尿道短、宽、直　　B. 长 3～5 cm　　　　C. 仅有排尿功能

　　D. 开口于阴蒂前上方　　　　E. 穿经尿生殖膈时,有尿道阴道括约肌环绕

二、B 型题

　　A. 第 1 腰椎　　　　　　　B. 第 2 腰椎　　　　　C. 第 3 腰椎

　　D. 第 11 肋　　　　　　　E. 第 12 肋

1. 右肾下端平齐(　　　)

2. 肾门约平(　　　)

3. 肾区是竖脊肌外侧缘与何结构之间的夹角(　　　)

4. 何结构斜过左肾后面的中部和右肾后面的上部(　　　)

　　A. 男性尿道　　　　　　　B. 女性尿道　　　　　C. 输尿管

　　D. 膀胱　　　　　　　　　E. 肾

5. 具有短、直、宽特点的器官是(　　　)

6. 兼有排尿和排精功能的器官是(　　　)

7. 存储尿液的器官是(　　　)

8. 输送尿液的器官是(　　　)

三、多选题

1. 属于泌尿系统的器官有(　　　)

　　A. 肾　　　　　　　　　　B. 输尿管　　　　　　C. 尿道球腺

　　D. 尿道　　　　　　　　　E. 膀胱

2. 出入肾门的结构有(　　　)

　　A. 肾大盏　　　　　　　　B. 肾小盏　　　　　　C. 肾动脉

　　D. 肾静脉　　　　　　　　E. 肾盂

3.关于肾的位置,正确的是(　　　)

    A. 位于腹膜后间隙内　　　　B. 左肾上端平第 11 胸椎下缘　　　C. 右肾下端平第 3 腰椎下缘

    D. 肾门约平第 1 腰椎平面　　　E. 两肾上端较靠近,下端稍远离

4.关于肾盂的描述,正确的是(　　　)

    A. 由 2～3 个肾小盏汇合而成　　　B. 向下移行为输尿管　　　C. 呈扁漏斗状

    D. 全部位于肾窦内　　　E. 位于肾动脉前面

5.关于肾被膜的描述,正确的是(　　　)

    A. 肾纤维囊为最外层　　　B. 肾纤维囊为最内层　　　C. 肾脂肪囊居中

    D. 肾筋膜在最内层　　　E. 肾筋膜在最外层

6.关于肾筋膜的描述,正确的是(　　　)

    A. 肾被膜中的最外层　　　B. 上方前、后层融合　　　C. 下方前、后层分离

    D. 两侧肾筋膜前、后层分离　　　E. 它发出许多小束穿过脂肪囊连于纤维囊

7.输尿管的狭窄位于(　　　)

    A. 肾盂与输尿管移行处　　　B. 肾大盏与输尿管移行处　　　C. 穿膀胱壁内段

    D. 膀胱壁外段　　　E. 越过小骨盆入口处、与髂血管相交叉处

8.关于膀胱三角的描述,正确的是(　　　)

    A. 位于膀胱体　　　B. 两侧角为左、右输尿管口　　　C. 下角续接尿道内口

    D. 该三角区缺乏黏膜下层　　　E. 该区是炎症、肿瘤和结核的好发部位

9.男性后尿道包括(　　　)

    A. 前列腺部　　　B. 尿道海绵体部　　　C. 膜部

    D. 尿道球部　　　E. 以上都不是

10.关于女性尿道的描述,正确的是(　　　)

    A. 短、宽、直　　　　　　　　　　B. 仅有排尿功能

    C. 尿道外口位于阴蒂与阴道口之间　　　D. 尿道长 3～5 cm

    E. 以尿道外口开口于阴道前庭,阴道口的后方

11.男性尿道的狭窄处是(　　　)

    A. 尿道前列腺部　　　B. 尿道膜部　　　C. 尿道海绵体部

    D. 尿道内口　　　E. 尿道外口

四、A3/A4 型题

(1～2 题共用题干)

    导尿术,常用于尿潴留,留尿做细菌培养,准确记录尿量,了解少尿或无尿原因,测定残余尿量、膀胱容量及膀胱测压,注入造影剂,膀胱冲洗,探测尿道有无狭窄及盆腔器官术前准备等。因男性尿道的特点,为男性患者插导尿管时,要熟知其解剖特点才能做到操作合理,大大地减少患者的痛苦。

1.男性尿道有 2 个弯曲,哪一个弯曲可以人为地将其消失(　　　)

    A. 耻骨下弯　　　B. 会阴曲　　　C. 耻骨前弯

    D. 骶曲　　　E. 耻骨上弯

2.插入导尿管时,要依次经过男性尿道的哪些狭窄(　　　)

    A. 尿道外口、尿道膜部、尿道内口　　　　　　B. 尿道外口、尿道海绵体部、尿道内口

    C. 尿道外口、尿道前列腺部、尿道内口　　　　D. 尿道外口、阴茎海绵体部、尿道内口

    E. 尿道外口、射精管部、尿道内口

(3～5 题共用题干)

患者,女性,42 岁。妊娠 39 周,因羊水破了,送来医院,B 超显示胎儿脐带绕颈 3 周。查体:T 36.5 ℃,P 96 次/min,R 22 次/min,BP 165/85 mmHg。考虑到胎儿已足月,产妇年龄较大,胎儿脐带绕颈,予以剖宫产。剖宫产手术前,护士会为产妇备皮和插导尿管。

3. 女性尿道的特点是(　　　)

　　A. 女性尿道短、宽、直　　　　　B. 尿道长 10～14 cm　　　　　C. 尿道外口位于肛门与阴道口之间

　　D. 具有排尿和排精功能　　　　　E. 以尿道外口开口于阴道前庭,阴道口的后方

4. 产生尿液的器官是(　　　)

　　A. 肝　　　　　　　　　　　B. 肾　　　　　　　　　　　C. 肾上腺

　　D. 输尿管　　　　　　　　　E. 膀胱

5. 尿液经肾盂排出体外,依次经过哪些狭窄(　　　)

　　A. 肾盂输尿管移行处→与髂血管相交叉处→子宫动脉相交叉处

　　B. 肾盂输尿管移行处→小骨盆入口与髂血管相交叉处→输尿管穿过膀胱的壁内部

　　C. 肾盂输尿管移行处→与子宫动脉相交叉处→输尿管穿过膀胱的壁内部

　　D. 与卵巢血管相交叉处→与子宫动脉相交叉处→输尿管穿过膀胱的壁内部

　　E. 与卵巢血管相交叉处→与髂血管相交叉处→与子宫动脉相交叉处

(6～9 题共用题干)

膀胱癌是泌尿系统最常见的恶性肿瘤,占我国泌尿生殖系肿瘤发病率的第一位。膀胱癌的病理类型包括膀胱尿路上皮癌、膀胱鳞状细胞癌、膀胱腺癌,其他罕见的还有膀胱透明细胞癌、膀胱小细胞癌、膀胱类癌。其中最常见的是膀胱尿路上皮癌,占膀胱癌患者总数的 90% 以上,通常所说的膀胱癌就是指膀胱尿路上皮癌,既往被称为膀胱移行细胞癌。

6. 下列关于膀胱的形态描述,正确的是(　　　)

　　A. 分尖、体、底三部分　　　　　B. 分尖、体、颈三部分　　　　　C. 分尖、体、底、颈四部分

　　D. 分尖、体、底、尾四部分　　　　E. 分尖、体、底、颈、尾五部分

7. 膀胱肿瘤好发部位为(　　　)

　　A. 输尿管间襞　　　　　　　　B. 膀胱颈　　　　　　　　　C. 膀胱顶

　　D. 膀胱三角　　　　　　　　　E. 膀胱底

8. 关于膀胱三角的描述,正确的是(　　　)

　　A. 在膀胱底的外面　　　　　　　　　　B. 黏膜与黏膜下层相连

　　C. 具有丰富皱襞的三角形区域　　　　　D. 膀胱空虚时,黏膜形成许多皱襞

　　E. 由左、右输尿管口与尿道内口围成的三角形区域

9. 关于膀胱的位置,正确的是(　　　)

　　A. 在成人中空虚的膀胱全部位于骨盆腔内　　　B. 新生儿的膀胱位置比成年人低

　　C. 老年人的膀胱位置更高　　　　　　　　　　D. 在男性中膀胱前邻直肠

　　E. 在女性中膀胱后邻子宫

五、简答题

1. 什么叫肾门? 肾门有哪些结构通过? 肾门、肾窦、肾蒂的相互关系如何?

2. 从内到外肾有哪几层被膜?

3. 试述男性尿道的区分。

4. 试述男性尿道的弯曲。

六、综合分析题

患者,男性,65 岁。2009 年至今患者出现间断血尿,不伴尿痛、尿急、尿频、排尿困难等不适,在桂林某医院 CT(2014-4-21)检查示:膀胱三角处实质性病变,右肾囊肿萎缩,左肾代偿性增大。又经膀胱镜检查及活检,诊断:膀胱癌。

1. 尿液的产生和排出途径是什么?

2. 说明膀胱三角的位置、构成、结构特点及临床意义。

七、护理案例讨论

患者,男性,35 岁,农民。该患者于 2014 年 6 月 10 日左中下腹阵发性疼痛,因逐渐加重并伴有血尿来医院就诊。查体:患者痛苦面容,腹软,无包块,肠鸣音正常,左中下腹疼痛,肾区叩击痛。听诊心肺无异常改变。建议做超声检查。B 超显示:右肾大小为 11.5 cm×5.4 cm,肾窦回声区分开成上、下两团,输尿管无明显扩张。左肾大小为 11.2 cm×5.2 cm,肾实质回声无改变,肾窦回声分离 1.8 cm 呈烟斗型。左输尿管扩张,内径为 0.8 cm,于左输尿管第三狭窄处可见一大小为 0.9 cm×0.7 cm 的强回声,后方有声影。X 线平片检查发现盆腔内左中下部相当于左输尿管第三狭窄处有一黄豆粒大小的密度增高阴影,边缘较清晰。X 线肾盂造影检查可见左肾功能明显减退,仅有部分肾小盏及乳头呈斑点状显影;右肾显示为双肾盂双输尿管。上方的肾盂、肾盏发育较小,形态不规则,下方的肾盂、肾盏充盈良好,大小及形态均正常,杯口清晰可见。右侧两输尿管相距 0.5 cm,并列下行直至膀胱之外。相当于左输尿管入膀胱口处有一黄豆粒大小的密度增高阴影。B 超结合 X 线检查诊断为:右侧双肾盂双输尿管畸形,左侧输尿管阳性结石。患者于 2014 年 6 月 12 日行左输尿管碎石术,随后在尿液中发现碎石排出。术后 7 天 B 超复查,患者无左肾盂积水,左输尿管结石消失。

1. 说明肾、肾区的位置。

2. 在肾的冠状切面上肉眼可见哪些结构?

3. 患者肾盂内有结石随尿液排出体外,应依次经过哪些狭窄处?

八、人文、心理护理案例讨论

患者,男性,40 岁,郊游爬山时不慎跌倒骑跨于树干上,出现会阴部疼痛、肿胀、尿道口滴血、排尿困难,急来医院就诊。诊断:尿道损伤(球部)。

请问:

1. 患者因排尿困难、尿潴留不宜导尿或立即手术,行耻骨上膀胱穿刺,吸出膀胱内尿液。为何膀胱充盈时可在耻骨联合上进行穿刺?

2. 入院后为患者行 X 线检查,显示患者有骨盆骨折,为什么骨盆骨折易损伤尿道膜部,导致排尿困难?

3. 尿道损伤如何护理?

九、英汉翻译

Kidneys

The first step in urine formation is the filtration of blood in the kidneys. In a healthy human the kidney receives between 12%~30% of cardiac output,but it averages about 20% or about 1.25 L/min.

The basic structural and functional unit of the kidney is the nephron. Its chief function is to regulate the concentration of water and soluble substances like sodium salts by filtering the blood,reabsorbing what is needed and excreting the rest as urine.

Average urine production in adult humans is about 1~2 L per day,depending on state of hydration, activity level,environmental factors,weight,and the individual's health. Producing too much or too little urine needs medical attention. Polyuria is a condition of excessive production of urine (>2.5 L/day),oliguria when < 400 ml are produced,and anuria one of <100 ml per day.

Ureter

The ureters are muscular tubes whose peristaltic contractions convey urine from the kidneys to the urinary bladder. Each measures 25～30 cm in length and is thick-walled, narrow, and continuous superiorly with the funnel-shaped renal pelvis. Each descends slightly medially anterior to psoas major, and enters the pelvic cavity where it curves laterally, then medially, as it runs down to open into the base of the urinary bladder. Its diameter is 0.3 mm but is slightly less at its junction with the renal pelvis, at the brim of the lesser pelvis near the medial border of psoas major, and where it runs within the wall of the urinary bladder, which is its narrowest part. These are the commonest sites for renal stone impaction.

【参考答案】

一、A1/A2 型题

1. A　2. B　3. C　4. D　5. C　6. B　7. B　8. E　9. E　10. D　11. C　12. C　13. D　14. D　15. E

16. C　17. B　18. A　19. C　20. D　21. B　22. E　23. D

二、B 型题

1. C　2. A　3. E　4. E　5. B　6. A　7. D　8. C

三、多选题

1. ABDE　2. CDE　3. ABDE　4. BC　5. BCE　6. ABCE　7. ACE　8. BCDE　9. AC　10. ABCD

11. BDE

四、A3/A4 型题

1. C　2. A　3. A　4. B　5. B　6. C　7. D　8. E　9. A

五、简答题

1. 什么叫肾门？肾门有哪些结构通过？肾门、肾窦、肾蒂的相互关系如何？

肾的内侧缘中部凹陷,称为肾门,有出入肾的肾动脉、肾静脉、肾盂和肾的神经和淋巴管道。肾门向肾的实质内凹陷称为肾窦,由肾血管、肾小盏、肾大盏、肾盂和脂肪等占据。出入肾门的结构被结缔组织包裹形成肾蒂,内由肾动脉、肾静脉、肾盂、肾的神经和淋巴管及表面的结缔组织组成。

2. 从内到外肾有哪几层被膜？

肾纤维囊、肾脂肪囊和肾筋膜。

3. 试述男性尿道的分部。

分为三部分。即尿道前列腺部、尿道膜部和尿道海绵体部,其中前列腺部和膜部又称后尿道,海绵体部又称前尿道。

4. 试述男性尿道的弯曲。

男性尿道有两个弯曲,即耻骨前弯和耻骨下弯。其中耻骨前弯可拉直。

六、综合分析题

1. 尿液由肾皮质产生→肾锥体→肾乳头的乳头孔→肾小盏→肾大盏→肾盂→输尿管→输尿管口→膀胱→尿道内口→尿道→尿道外口→体外。

2. 膀胱三角位于膀胱底内面,由双侧输尿管口和尿道内口的连线围成。上界是输尿管间襞,两下界是左、右输尿管口和尿道内口间的连线,下角是尿道内口。结构特点:在双侧输尿管口之间有输尿管间襞,为寻找输尿管口的标志;无黏膜下组织及黏膜皱襞,黏膜表面光滑。临床意义:该三角是结核、肿瘤(膀胱癌等)的好发部位。

七、护理案例讨论

1. 肾位于腹腔后上部,脊柱两旁,紧贴腹后壁,在腹膜的后方,右肾比左肾略低。左肾上端平第 11 胸椎下缘,下端平第2腰椎下缘;右肾上端平第12胸椎,下端平第3腰椎。肾门约平第1腰椎体。临床上将竖脊肌外侧缘与第12肋之间的夹角部分称为肾区。

2.肾皮质、肾柱、肾髓质、肾锥体、肾乳头、乳头孔、肾大盏、肾小盏、肾动脉及其分支、肾静脉及其属支、神经、淋巴管和脂肪等。

3.依次经过输尿管的3个狭窄与男性尿道的3个狭窄,肾盂输尿管移行处→骨盆上口输尿管跨过髂血管处→输尿管穿过膀胱壁的壁内部→尿道内口→尿道膜部→尿道外口。

八、人文、心理护理案例讨论

1.问题提示:①空虚时膀胱的解剖学位置如何?②充盈时膀胱的位置又发生了什么改变?

①正常情况下,在成人,空虚的膀胱位于骨盆腔内,腹膜覆盖于膀胱底,腹膜的转折点低于耻骨联合面。②膀胱充盈时,膀胱由腹膜外位器官变成腹膜间位器官,腹膜的转折点随着膀胱的充盈高于耻骨联合面上缘,故在耻骨联合面上缘穿刺可避免穿刺入路腹膜腔,避免由于穿刺造成腹膜腔的感染。

2.①男性尿道分为前列腺部、膜部和海绵体部三部分,临床上将膜部和前列腺部称为后尿道,海绵体部称为前尿道。②男性前尿道损伤多发生于尿道球部。这是因为该段尿道位于会阴部,当发生骑跨伤时,会阴部遭受外力冲击,跨压于硬物上,将尿道压向耻骨联合下方引起尿道球部损伤。损伤可分为挫伤、裂伤或断裂伤。

3.(1)详细了解患者受伤经过,受伤部位。

(2)受伤后2天内每隔1～2小时评估患者的血压、脉搏、神志、皮肤温度、尿色和尿量等指标,判断有无休克发生。如血压明显降低、脉搏细速、四肢厥冷、出冷汗等症状出现,立即给予静脉快速补液抗休克、吸氧,并配合医生及时进行抢救处理。

(3)询问患者受伤后有无排尿、有无血尿。留置导尿管,动态评估尿量及尿液性状,特别是血尿情况及变化。

(4)观察患者是否出现其他症状,如排尿困难、疼痛、腹膜刺激症状等及其变化。

(5)对于肾损伤患者,由于肾周围血肿和肾外渗使局部肿胀、饱满。护士应密切观察其创伤局部肿块的变化,局部用记号笔做好标记,如腰腹部肿块渐增大,血压波动,提示有活动性出血,立即报告医生,及时处理。

(6)注意各项实验室检查结果,了解患者病情变化。

(7)肾周围血肿和尿外渗可引起腰部疼痛,当输尿管内有凝血块阻塞时可引起伤侧腰部绞痛。膀胱损伤常合并其他脏器损伤,尿外渗可引起下腹部剧痛。应观察患者疼痛的部位、性质、持续时间,不盲目给止痛药,以免造成误诊和漏诊。注意膀胱损伤患者有无压痛、反跳痛、肌紧张等腹膜炎症状和腹胀情况。

(8)加强人性化护理,对患者怀有极强的同情心,进行友善沟通以建立良好的护患关系,了解患者的难言之隐,帮助合并性神经损伤阳痿患者消除心理创伤,恢复自信心。做好其配偶的思想工作,正确指导出院后的家庭治疗,提升服务层次,使护理技术操作更能体现人文关怀,体现个性化的温馨护理。真正提高护理质量,建立和谐的医患关系。

九、英汉翻译

肾

尿液形成的第一步是肾脏过滤血液,正常人肾脏过滤的血液占心输出量的12%～30%,平均约为20%或者是1.25 L/min。

肾脏的基本结构和功能单位是肾单位。其主要功能是过滤并调节血液中的水分和可溶性物质诸如钠盐的浓度,通过重吸收,最后将代谢的废弃物以尿液的形式排出。

成年人平均每天排尿与其水分的代谢状态、活动水平、环境因素、体重和个人的健康况相关,正常人平均为 1～2 L。尿液产生量过多或者过少通常需要就医。成人尿液量＞2.5 L/d 称为多尿,尿量＜400 ml/d 为少尿,尿量＜100 ml/d 为无尿。

输　尿　管

输尿管是肌性管道,借助蠕动收缩将尿液从肾脏传输至膀胱。每个输尿管长 25～30 cm,厚壁、腔窄,向上与漏斗状的肾盂相延续。每个输尿管下行于腰大肌的前内侧,进入盆腔,弯向外侧,继而向内下行,开口于膀胱底。输尿管的直径是 0.3 mm,但在其与肾盂的结合处、小骨盆的边缘、接近腰大肌内侧缘处比较狭窄,其穿行于膀胱壁内处是最窄的部分。这些是肾结石最常见的嵌顿部位。

(宋铁山　李成武)

第六章 生殖系统

第一节 男性生殖系统

【学习目的】

1.掌握男性生殖系统的组成。

2.掌握睾丸及附睾的形态、位置和功能。熟悉睾丸和附睾的结构。

3.掌握输精管的走行和分部。掌握精索的组成及位置,熟悉射精管的组成、走行与开口。

4.了解精囊的形态和位置。

5.掌握前列腺的形态、位置及主要毗邻,了解前列腺的分叶及年龄变化。

6.了解尿道球腺的位置和腺管的开口。

7.了解阴囊的形态、构造。掌握阴茎的分部和构造及阴茎包皮的概念。了解海绵体的构造、阴茎皮肤的特点。

8.掌握男性尿道的分部,3 个狭窄和 2 个弯曲,了解男性尿道各部的形态结构特点。

第二节 女性生殖系统

【学习目的】

1.掌握女性生殖系统的组成及功能。

2.掌握卵巢的形态、位置和功能,了解卵巢固定装置及年龄变化。

3.掌握输卵管的位置、分部及各部的形态特点。

4.掌握子宫的形态、位置和固定装置。

5.掌握阴道的位置、形态以及阴道穹的概念,了解阴道的毗邻。

6.了解外生殖器的形态结构,掌握阴道前庭内的阴道口和尿道口的位置关系。

7.掌握女性乳房的形态和构造特点,并了解其一般位置。

8.了解会阴的定义及狭义会阴的概念。

9.了解肛门三角的肌肉及筋膜。

10.了解尿生殖三角的主要肌肉及筋膜。

11.了解盆膈、尿生殖膈、坐骨肛门窝这三个结构。

【思维导图】

一、男性生殖系统

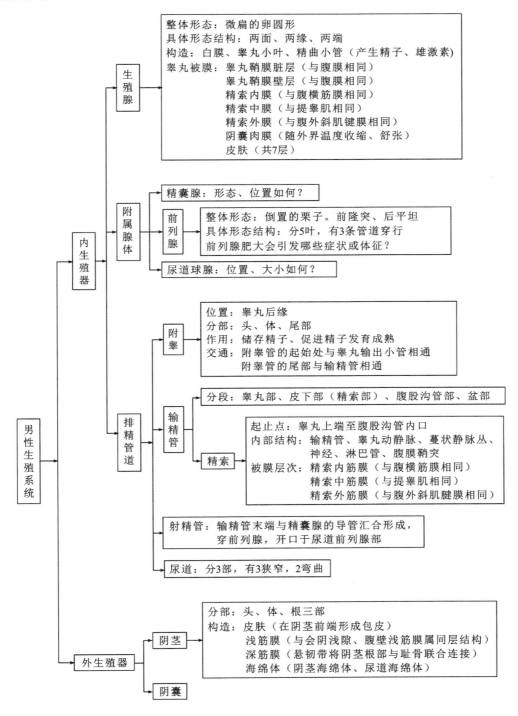

二、女性生殖系统

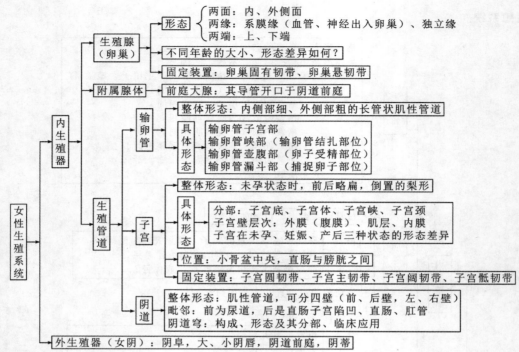

【自我检测】

一、A1/A2 型题

1.关于睾丸的描述，正确的是（　　）

　　A.由睾丸纵隔发出睾丸输出小管　　　　　　B.白膜伸入睾丸实质内形成睾丸网

　　C.睾丸只有产生精子的功能　　　　　　　　D.精直小管由精曲小管汇合而成

　　E.前缘有血管、神经出入

2.关于附睾的描述，正确的是（　　）

　　A.分头、体、颈和尾四部分　　　　B.头由精直小管构成　　　　C.紧贴睾丸的上端和前缘

　　D.附睾能存储精子　　　　E.附睾尾移行为精索

3.男性生殖腺是（　　）

　　A.前列腺　　　　　　　　B.尿道球腺　　　　　　　　C.精囊

　　D.睾丸　　　　　　　　　E.附睾

4.关于附睾的描述，正确的是（　　）

　　A.呈现新月形，紧贴睾丸的上端前缘

　　B.附睾尾向上弯曲移行为射精管

　　C.附睾可分为附睾头和附睾尾两部分

　　D.附睾可分为附睾头、附睾体和附睾尾三部分

　　E.附睾可分为附睾头、附睾体、附睾颈和附睾尾四部分

5.输精管起自（　　）

　　A.睾丸输出小管　　　　　　B.附睾管　　　　　　　　C.精直小管

　　D.睾丸网　　　　　　　　　E.精曲小管

6.关于输精管的描述,错误的是( )
  A.全长可分4段   B.末端扩大成输精管壶腹   C.管腔较大,管壁较薄
  D.起自附睾管   E.结扎部位在精索部

7.关于输精管的描述,正确的是( )
  A.腹股沟管部最短   B.盆部最长   C.全长可分3部
  D.输精管结扎术常在睾丸部进行   E.开口于尿道前列腺部

8.关于精索的描述,错误的是( )
  A.一对圆索状结构   B.其内有输精管   C.内有睾丸动脉
  D.位于睾丸上端至腹股沟管深环之间   E.结扎部位在深环口

9.射精管开口于( )
  A.尿道内口   B.尿道海绵体部   C.尿道膜部
  D.尿道前列腺部   E.尿道球部

10.男性输精管道不包括( )
  A.附睾   B.尿道   C.精囊
  D.射精管   E.输精管

11.不属于男性内生殖器的是( )
  A.前列腺   B.尿道   C.睾丸
  D.尿道球   E.尿道球腺

12.男性绝育结扎手术最常用的部位是( )
  A.输精管睾丸部   B.输精管精索部   C.输精管腹股沟管部
  D.输精管盆部   E.以上都不是

13.前列腺哪叶肥大,可引起明显的排尿困难( )
  A.前叶   B.中叶   C.后叶
  D.两侧叶   E.中叶和侧叶

14.输精管壶腹位于( )
  A.精索部   B.睾丸部   C.盆部
  D.腹股沟管部   E.射精管起始部

15.精索中主要结构是输精管,一般所称的"精索"是指( )
  A.腹环至皮下环一段   B.皮下环至睾丸一段   C.腹环至睾丸一段
  D.腹环至前列腺一段   E.睾丸至前列腺一段

16.在男性,经直肠前壁可触及( )
  A.尿道   B.附睾   C.射精管
  D.前列腺   E.尿道球腺

17.关于阴茎的描述,正确的是( )
  A.位于耻骨联合的前下方 B.由两个尿道海绵体和一个阴茎海绵体构成
  C.阴茎无包皮系带   D.尿道海绵体部后端左、右分开,附着于耻骨弓
  E.可分为头、体、颈、根四部分

18.女性生殖腺是( )
  A.前庭大腺   B.卵巢   C.输卵管
  D.子宫   E.乳腺

19.行直肠子宫陷凹穿刺常选（　　）

    A. 阴道穹前部　　　　　　　　B. 阴道后穹　　　　　　　　　C. 阴道穹左侧部

    D. 阴道穹右侧部　　　　　　　E. 以上均不是

20.关于输卵管的描述,正确的是（　　）

    A. 位于卵巢系膜内　　　　　　B. 与子宫不相通　　　　　　　C. 分四部分

    D. 分峡部、壶腹部、漏斗部　　E. 结扎在壶腹部

21.女性附属腺体是（　　）

    A. 前庭大腺　　　　　　　　　B. 卵巢　　　　　　　　　　　C. 尿道球腺

    D. 子宫颈黏液腺　　　　　　　E. 乳腺

22.关于子宫的说法,何者错误（　　）

    A. 成人子宫为前后稍扁,呈倒置的梨形　　　　　B. 可分为底、体、颈三部

    C. 子宫颈下端突入阴道内　　　　　　　　　　　D. 子宫体部向下通阴道

    E. 未产妇的子宫口为圆形

23.妊娠期间,子宫的哪一部分延长形成子宫下段（　　）

    A. 子宫底　　　　　　　　　　B. 子宫体　　　　　　　　　　C. 子宫峡

    D. 子宫颈阴道上部　　　　　　E. 子宫颈阴道部

24.子宫正常的姿势是轻度的前倾前屈,前倾是指（　　）

    A. 子宫的长轴与阴道的长轴形成向前开放的钝角

    B. 子宫体与子宫颈之间形成一个向前开放的钝角

    C. 子宫底与子宫体之间形成一个向前开放的钝角

    D. 子宫颈阴道上部和子宫颈阴道部之间形成一个向前开放的钝角

    E. 子宫与输卵管之间形成一个向前开放的钝角

25.维持子宫前倾的主要韧带是（　　）

    A. 子宫阔韧带　　　　　　　　B. 子宫主韧带　　　　　　　　C. 子宫圆韧带

    D. 直肠子宫韧带　　　　　　　E. 耻骨子宫韧带

26.维持子宫前屈位的结构是（　　）

    A. 子宫主韧带　　　　　　　　B. 子宫阔韧带　　　　　　　　C. 卵巢悬韧带

    D. 子宫骶韧带　　　　　　　　E. 盆膈

27.防止子宫脱垂的主要结构是（　　）

    A. 子宫主韧带　　　　　　　　B. 子宫阔韧带　　　　　　　　C. 骶子宫韧带

    D. 子宫系膜　　　　　　　　　E. 子宫圆韧带

28.关于输卵管的描述,正确的是（　　）

    A. 输卵管漏斗部最长　　　　　B. 输卵管壶腹部最长

    C. 输卵管峡部最长　　　　　　D. 输卵管可分为三部分

    E. 女性绝育术的常用部位是输卵管壶腹部

29.关于卵巢的描述,正确的是（　　）

    A. 是腹膜间位器官　　　　　　B. 系膜连于盆后壁　　　　　　C. 有内分泌功能

    D. 与输卵管相通　　　　　　　E. 以上全对

30.关于女性乳房的描述,错误的是（　　）

    A. 输乳管以乳头为中心,呈放射状排列　　　B. 乳晕皮肤较薄弱,易于损伤

    C. 女性乳房半球形　　　　　　　　　　　　D. 在乳房表面的手术切口,可做放射状切口

    E. 有神经、血管等分布

31. 肛门三角的前界是（　　　）

    A. 骶结节韧带　　　　　　　　B. 骶棘韧带　　　　　　　　C. 两侧坐骨棘连线

    D. 两侧坐骨结节连线　　　　　E. 两侧髂结节连线

32. 某已婚女性患者，B超查明子宫直肠凹陷中有积液，需进行诊断性阴道穿刺，帮助进一步检查和诊断。

    常选进针部位是（　　　）

    A. 阴道穹左侧部　　　　　　　B. 阴道穹右侧部　　　　　　C. 阴道后穹

    D. 阴道穹前部　　　　　　　　E. 以上均不是

二、B 型题

    A. 输卵管漏斗　　　　　　　　B. 输卵管子宫部　　　　　　C. 输卵管壶腹

    D. 输卵管峡部　　　　　　　　E. 输卵管伞

1. 宫外孕易发生部位为（　　　）

2. 结扎输卵管常选（　　　）

3. 可以协助卵子进入输卵管的结构是（　　　）

4. 受精最常发生在（　　　）

    A. 子宫圆韧带　　　　　　　　B. 子宫阔韧带　　　　　　　C. 卵巢悬韧带

    D. 子宫主韧带　　　　　　　　E. 骶子宫韧带

5. 防止子宫脱垂的是（　　　）

6. 由双层腹膜组成的韧带是（　　　）

7. 寻找卵巢血管的标志是（　　　）

8. 连于子宫底输卵管子宫口下方和阴阜及大阴唇皮下之间的韧带是（　　　）

三、多选题

1. 关于睾丸的描述，正确的是（　　　）

    A. 是产生精子的器官　　　　　B. 扁椭圆形　　　　　　　　C. 位于阴囊内

    D. 能分泌雄激素　　　　　　　E. 后缘及上端有附睾贴附

2. 以下哪些器官分泌的物质参与精液的构成（　　　）

    A. 前列腺　　　　　　　　　　B. 阴茎　　　　　　　　　　C. 膀胱

    D. 尿道球腺　　　　　　　　　E. 精囊

3. 精索内的结构有（　　　）

    A. 输精管　　　　　　　　　　B. 睾丸动脉　　　　　　　　C. 蔓状静脉丛

    D. 提睾肌　　　　　　　　　　E. 淋巴管

4. 直接开口于男性尿道的是（　　　）

    A. 输精管　　　　　　　　　　B. 射精管　　　　　　　　　C. 输尿管

    D. 前列腺排泄管　　　　　　　E. 精囊排泄管

5. 男性生殖系统附属腺有（　　　）

    A. 精囊腺　　　　　　　　　　B. 前列腺　　　　　　　　　C. 尿道球腺

    D. 附睾　　　　　　　　　　　E. 睾丸

6. 前列腺的底与下列哪些结构相邻（　　　）

    A. 肛门　　　　　　　　　　　B. 精囊腺　　　　　　　　　C. 尿道球

    D. 膀胱底　　　　　　　　　　E. 输精管壶腹

7.男性内生殖器包括(　　　)

    A. 附睾   B. 前列腺   C. 阴囊

    D. 尿道球腺   E. 输精管

8.有关子宫形态的描述,正确的是(　　　)

    A. 子宫可分为子宫底、子宫体和子宫颈三部   B. 子宫底为输卵管子宫口水平以上的部分

    C. 子宫峡为子宫体与子宫颈阴道部相接的部分   D. 子宫腔即为整个子宫的内腔

    E. 经产妇的子宫口为横裂状,其前、后缘分别为前唇和后唇

9.有关阴道的描述,正确的是(　　　)

    A. 属于外生殖器   B. 开口于阴道前庭   C. 阴道与子宫相通

    D. 子宫颈阴道部与阴道之间的环状凹陷称为阴道穹   E. 阴道穹前部最深

10.维持子宫前倾前屈位的主要结构有(　　　)

    A. 子宫阔韧带   B. 子宫圆韧带   C. 子宫主韧带

    D. 骶子宫韧带   E. 盆底肌

11.穿过尿生殖膈的结构有(　　　)

    A. 男性尿道   B. 女性尿道   C. 阴道

    D. 直肠   E. 膀胱

12.参与盆膈构成的有(　　　)

    A. 尿生殖膈上、下筋膜   B. 盆膈上、下筋膜   C. 会阴深横肌

    D. 肛提肌和尾骨肌   E. 尿道膜部括约肌

13.参与尿生殖膈构成的有(　　　)

    A. 尿生殖膈上、下筋膜   B. 盆膈上、下筋膜   C. 会阴深横肌

    D. 肛提肌和尾骨肌   E. 尿道膜部括约肌

四、A3/A4 型题

(1～4 题共用题干)

    患者,男性,24 岁,长期手淫无度,一年来出现尿频、尿急痛、尿不尽感,会阴及小腹部疼痛不适,终末尿带白色分泌物。近 1 个月劳累后上述症状加重,患者精神紧张,极为痛苦。

    直肠指诊:前列腺中央沟变浅,质地较硬,有结节感,触痛(＋)。前列腺液常规:白细胞 15～20 个/HP,红细胞 1～3 个/HP,卵磷脂小体减少。

1.患者所患的疾病是(　　　)

    A. 前列腺炎   B. 膀胱炎   C. 尿道炎

    D. 膀胱结核   E. 尿道结石

2.前列腺哪叶增生易压迫尿道(　　　)

    A. 前叶   B. 中叶和侧叶   C. 后叶

    D. 前叶和后叶   E. 以上都对

3.前列腺增生导致尿潴留时可经何处穿刺(　　　)

    A. 耻骨联合上缘   B. 耻骨联合下缘   C. 耻骨结节

    D. 髂前上棘   E. 髂结节

4.关于前列腺位置,正确的是(　　　)

    A. 位于直肠的后方   B. 前邻阴道,后邻膀胱   C. 膀胱颈的下方

    D. 位于腹膜腔内   E. 子宫的下方

(5～8题共用题干)

患者,女性,38岁,患者近2年来同房后出血,没有去就诊。近半个月以来有不明原因的阴道流液,伴有异味。到当地医院就诊,妇科检查发现宫颈有菜花样肿物,并有接触性出血。病理活检提示宫颈中分化鳞癌。

5.成人子宫的正常姿势是( )

    A.前倾后屈位   B.水平位   C.前倾前屈位

    D.后倾前屈位   E.自立位

6.子宫切除术中结扎子宫动脉时注意勿损伤( )

    A.子宫静脉   B.膀胱   C.直肠

    D.输尿管   E.阴道

7.子宫颈可以分为( )

    A.子宫颈阴道部和子宫颈阴道下部   B.子宫颈阴道下部和子宫口

    C.子宫颈阴道上部和子宫颈阴道下部   D.子宫颈和子宫口

    E.子宫颈阴道部和子宫颈阴道上部

8.子宫颈被阴道包绕形成( )

    A.阴道穹   B.子宫口   C.子宫底

    D.子宫阔韧带   E.子宫主韧带

五、简答题

1.输精管可分为哪几部? 通常输精管结扎在哪个部位进行?

2.男性生殖器有哪几种附属腺体?

3.试述精索的构成。

4.阴茎主要由哪些结构构成?

5.子宫腔分为哪几部分?

6.卵巢有哪些韧带?

7.试述输卵管的分部。

六、综合分析题

患者,女性,27岁,育有一子。经检查诊断:子宫后位、宫颈轻度脱垂并伴有盆腔积液。

1.子宫的形态、分部、位置及毗邻如何? 子宫的正常姿势如何?

2.患者为什么会出现子宫后位、宫颈轻度脱垂?

七、护理案例讨论

案例一

患者,男性,35岁,结婚12年,未避孕10年,妻子未孕,从2003年开始在医院多次检查精液,提示少精子症(数量800万～1 100万/ml,活力一般),未行其他检查。2年前经中医中药连续治疗8个月,效果不理想。于2006年底至2007年在桂林某医院行试管婴儿2次失败,前来就诊,自述性欲低下,乏力,4岁左右患过腮腺炎。

门诊检查:精液分析、生殖系统B超、精浆生化全套、内分泌激素、免疫抗体、染色体检查。

诊断:中度少、弱精子症;慢性精囊炎;左侧精索静脉曲张(Ⅲ度);左侧睾丸发育不良;高泌乳素血症。

1.试述睾丸的构造。

2.说明精子的产生及排出途径。

案例二

患者,女性,21岁,未婚,下腹剧痛,伴头晕、恶心2小时,于2013年11月5日急诊入院。平素月经规律,4~5/35天,量多,无痛经,末次月经为2013年9月17日,于10月20日开始阴道出血,量较少,色暗且淋漓不净,4天来常感头晕、乏力及下腹痛,2天前曾到某社区门诊诊治,服药后阴道出血量增多,但仍少于平时月经量。今晨上班和下午2时有2次突感到下腹剧痛、下坠,头晕,并昏倒,遂来急诊。月经14岁初潮,量中等,无痛经。既往体健,否认心、肝、肾等疾患。

查体:T 36 ℃,P 102次/min,BP 80/50 mmHg,急性病容,面色苍白,出冷汗,可平卧。心肺无异常。外阴有血迹,阴道畅,宫颈光滑,有举痛,子宫前位,正常大小,稍软,可活动,轻压痛,子宫左后方可触及8 cm×6 cm×6 cm不规则包块,压痛明显,右侧(一),后陷凹不饱满。

化验:尿妊娠(±),Hb 90 g/L,WBC 10.8×10^9/L,PLT 145×10^9/L。B超:子宫左后7.8 cm×6.6 cm囊性包块,形状欠规则,无包膜反射,后陷凹有液性暗区。

1. 试述卵子的产生和排出体外的途径。卵子与精子常在何处受精？受精卵于何处发育？
2. 何为阴道穹？试述阴道穹后部的临床意义。
3. 对于未婚宫外孕女性的护理应注意哪些方面？

八、英汉翻译

Male urethra

The male urethra is 18~20 cm long and extends from the internal orifice in the urinary bladder to the external opening at the end of the penis. It may be considered in two parts. The relatively long anterior urethra lies within the perineum and the penis and is functionally a conduit. The relatively short posterior urethra (4 cm) lies in the pelvis and is acted upon by the urogenital sphincter mechanisms and also acts as a conduit.

Uterus

The uterus is a hollow, thick-walled and muscular organ. It is normally situated in the lesser pelvis between the urinary bladder and the rectum. The uterus is divided into two main regions. The body of the uterus forms the upper two-thirds, and the cervix forms the lower third. The body of the uterus is pear shaped and contains a lumen that is flat anteroposteriorly. The cervix is narrower and is cylindrical in shape. The uterine tubes are attached to the upper part of the body of the uterus with their ostia opening into the lumen. The lower portion of the cervix continues into the vagina.

【参考答案】

一、A1/A2型题

1. D	2. D	3. D	4. D	5. B	6. C	7. B	8. E	9. D	10. C	11. D	12. B
13. B	14. C	15. C	16. D	17. A	18. B	19. B	20. C	21. A	22. D	23. C	24. A
25. C	26. D	27. A	28. B	29. C	30. E	31. D	32. C				

二、B型题

1. D	2. D	3. E	4. C	5. D	6. B	7. C	8. A

三、多选题

1. ABCDE	2. ADE	3. ABCDE	4. BD	5. ABC	6. BE	7. ABDE
8. ABE	9. BCD	10. BD	11. ABC	12. BD	13. ACE	

四、A3/A4 型题

1.A　2.B　3.A　4.C　5.C　6.D　7.E　8.A

五、简答题

1.输精管可分为哪几部？通常输精管结扎在哪个部位进行？

输精管可分为睾丸部、精索部、腹股沟管部和盆部。通常精索部位置表浅，是结扎的常用部位。

2.男性生殖器有哪几种附属腺体？

前列腺、精囊和尿道球腺。

3.试述精索的构成。

由输精管、睾丸动脉、蔓状静脉丛、腹膜鞘突的残余、神经和淋巴管及表面的三层被膜构成。

4.阴茎主要由哪些结构构成？

由一个尿道海绵体和两个阴茎海绵体构成。

5.子宫腔分为哪几部分？

子宫腔分为两部分，即子宫体内的子宫腔和子宫颈内的子宫颈管。

6.卵巢有哪些韧带？

有卵巢悬韧带（骨盆漏斗韧带）和卵巢固有韧带。

7.试述输卵管的分部。

由外侧向内侧分为输卵管漏斗、输卵管壶腹、输卵管峡和子宫部。

六、综合分析题

1.①子宫形态、分部：呈倒置的梨形。分为子宫底、子宫体、子宫颈三部，宫颈又可分为宫颈阴道部和宫颈阴道上部，宫颈宫体之间的狭窄称为子宫峡。②位置及毗邻：子宫位于盆腔内，在直肠、膀胱之间，下接阴道，两侧有输卵管和卵巢，宫底位于小骨盆入口平面以下，宫颈下部在坐骨棘平面稍上方。膀胱和直肠的充盈程度可在一定程度上影响子宫的位置。③子宫的正常姿势：前倾前屈位。

2.①子宫阔韧带可限制子宫向侧移位。②子宫主韧带可防止子宫下垂。③子宫圆韧带可维持子宫前倾位，当子宫圆韧带松弛时，可以导致子宫后位。④骶子宫韧带和子宫圆韧带一起维持子宫的前屈位。⑤盆底肌和阴道对子宫也有托持作用。⑥周围结缔组织对子宫位置的固定也有很大作用。故此产后及早下床活动，进行腹部肌肉、盆部肌肉、盆腔脏器的功能恢复极其重要。

七、护理案例讨论

案例一

1.表面有白膜；内部有睾丸纵隔、睾丸小隔、睾丸小叶、精直小管、精曲小管、睾丸网和睾丸输出小管等。

2.睾丸的精曲小管产生精子→精直小管→睾丸纵隔内的睾丸网→睾丸输出小管（附睾头）→附睾管→输精管（睾丸部→精索部→腹股沟部→盆部）→射精管（穿过前列腺）→尿道前列腺部→尿道膜部→尿道海绵体部→尿道外口→体外。

案例二

1.卵巢→卵子→腹膜腔→输卵管腹腔口→输卵管→输卵管子宫口→子宫腔（子宫体腔→子宫颈管）→子宫口→阴道→体外。

受精部位：输卵管壶腹。受精卵发育处：子宫。

2.子宫颈阴道段和阴道相接处呈向上的围绕宫颈的环形隐窝称阴道穹，可以分为阴道前穹、阴道后穹和阴道侧穹。阴道穹后部最深，其上方又和直肠子宫陷凹相邻，如果直肠子宫陷凹中有积液，可通过此处进行穿刺或切开。

3.略。

八、英汉翻译

男 性 尿 道

男性尿道长 18～20 cm,从膀胱内的尿道内口延伸到位于阴茎末端的尿道外口。它可被分为两个部分:较长的前尿道,位于会阴部和阴茎内,功能在于导尿;较短的后尿道,位于盆部,除了导尿,尚有括约肌作用。

子 宫

子宫是一个空心,厚壁的肌性器官。它通常位于小骨盆内,膀胱和直肠之间。子宫可分为两个主要部分:上三分之二的子宫体和下三分之一的子宫颈。子宫体呈梨形,内含一前后扁平的腔隙。子宫颈狭窄,圆柱状。输卵管连于子宫体的上部,并开口于子宫腔。子宫颈的下部下行进入阴道。

(刘昉 马军)

第七章 腹 膜

【学习目的】

1. 掌握腹膜和腹膜腔的概念及腹膜的功能。
2. 了解腹膜与脏器的关系。
3. 熟悉大网膜、小网膜的位置和分部,网膜囊和网膜孔的位置,各系膜的名称、位置,十二指肠悬韧带及肝、胃的韧带名称和位置。
4. 掌握直肠膀胱陷凹、直肠子宫陷凹和肝肾隐窝的位置及临床意义。

【腹膜思维导图】

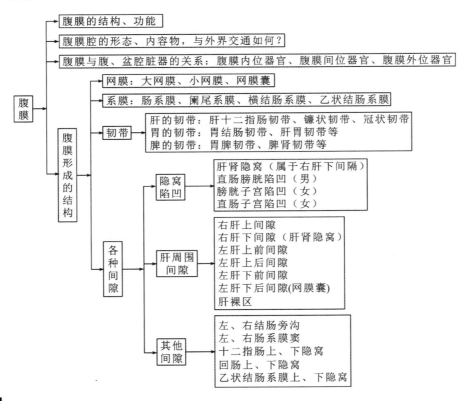

【自我检测】

一、A1/A2 型题

1. 网膜囊位于(　　)

  A. 胃、小网膜、胃结肠韧带的后面

  B. 空肠、回肠、小肠系膜的后面

  C. 横结肠、横结肠系膜的后面

  D. 肝脏面的后面

  E. 乙状结肠、乙状结肠系膜的后面

2.女性患者的右肠系膜窦有炎症时,此处的液体最初流向何处(　　　)

    A.直肠子宫陷凹　　　　　　　　B.右肠系膜窦　　　　　　　　C.右结肠旁沟

    D.左结肠旁沟　　　　　　　　　E.网膜囊

3.没有系膜的器官是(　　　)

    A.阑尾　　　　　　　　　　　　B.空肠、回肠　　　　　　　　C.脾

    D.横结肠　　　　　　　　　　　E.乙状结肠

4.不与网膜相连的器官是(　　　)

    A.肝　　　　　　　　　　　　　B.脾　　　　　　　　　　　　C.胃

    D.升结肠　　　　　　　　　　　E.横结肠

5.腹膜与腹腔脏器的关系中,属于腹膜外位器官的是(　　　)

    A.降结肠　　　　　　　　　　　B.子宫　　　　　　　　　　　C.肾

    D.肝　　　　　　　　　　　　　E.横结肠

6.腹膜与腹腔脏器的关系中,属于腹膜内位器官的是(　　　)

    A.十二指肠　　　　　　　　　　B.升结肠　　　　　　　　　　C.阑尾

    D.肝　　　　　　　　　　　　　E.肾上腺

7.腹膜与腹腔脏器的关系中,属于腹膜间位器官的是(　　　)

    A.输尿管　　　　　　　　　　　B.膀胱　　　　　　　　　　　C.肾

    D.降结肠　　　　　　　　　　　E.横结肠

8.左结肠旁沟位于(　　　)

    A.左结肠外侧　　　　　　　　　B.左结肠内侧　　　　　　　　C.左结肠上端

    D.左结肠下端　　　　　　　　　E.左结肠后方

9.男性患者右结肠旁沟处的脓肿破裂,向下可能流入(　　　)

    A.右肠系膜窦　　　　　　　　　B.直肠膀胱陷凹　　　　　　　C.肝肾隐窝

    D.左肠系膜窦　　　　　　　　　E.左结肠旁沟

10.网膜囊借助以下哪个结构与肝肾隐窝相通(　　　)

    A.左肝下间隙　　　　　　　　　B.小网膜　　　　　　　　　　C.网膜孔

    D.右结肠旁沟　　　　　　　　　E.横结肠

二、多选题

1.腹膜与腹腔脏器的关系中,属于腹膜外位器官的判断依据是(　　　)

    A.器官被腹膜覆盖的面积小于1/2　　　　B.被腹膜覆盖的面只有1面以下

    C.器官被腹膜覆盖的面积大于1/2　　　　D.被腹膜覆盖的面只有2面以上

    E.器官被腹膜覆盖的面积是:几乎被完全覆盖

2.属于脏腹膜的是(　　　)

    A.脏器表面的腹膜　　　　　　　　　　　B.脏器与腹后壁之间联结的系膜

    C.覆盖腹壁内表面的腹膜　　　　　　　　D.脏器与脏器之间联结的韧带

    E.脏器与脏器之间联结的网膜

3.壁腹膜与脏腹膜相互连接处常常折叠形成或大或小的空间(即间隙),那么以下哪些结构属于此类空间(　　　)

    A.网膜囊　　　　　　　　　　　B.肝肾隐窝　　　　　　　　　C.直肠子宫陷凹

    D.左肠系膜窦　　　　　　　　　E.右结肠旁沟

4. 腹膜的功能有（   ）

    A. 吸收   B. 分泌   C. 防御

    D. 联结   E. 包裹病灶

5. 大网膜与哪些器官连接（   ）

    A. 肝   B. 脾   C. 横结肠

    D. 胃   E. 小肠

6. 肝十二指肠韧带内有（   ）

    A. 肝固有动脉   B. 肝门静脉   C. 胆总管

    D. 内脏神经   E. 淋巴管

三、A3/A4 型题

急性穿孔是胃溃疡最常见的严重并发症之一,因溃疡穿孔而住院治疗的病例占溃疡病住院治疗的 20% 左右。有报道,胃溃疡穿孔的病死率为 27%,年龄越大,病死率越高,超过 80 岁则病死率迅速上升。

1. 胃与腹膜的关系是（   ）

    A. 腹膜内位器官   B. 腹膜间位器官   C. 腹膜外位器官

    D. 胃不被腹膜覆盖   E. 以上都不对

2. 胃后壁穿孔时,胃内容物先进入（   ）

    A. 大腹膜腔   B. 网膜囊   C. 网膜孔

    D. 十二指肠降部   E. 以上都不对

3. 胃内容物可经网膜孔进入大腹膜腔,网膜孔的前界是（   ）

    A. 肝尾叶   B. 十二指肠上部   C. 覆盖在下腔静脉上的腹膜

    D. 肝十二指肠韧带   E. 胆囊

四、名词解释

1. 腹膜腔   2. 小网膜   3. 系膜

4. 腹膜间位器官   5. 肝肾隐窝   6. 直肠子宫陷凹

五、简答题

1. 腹膜外位器官主要包括哪些,有何临床意义?

2. 对腹膜外位器官手术时,一般不经过腹膜腔,而是从腰部(即腹后壁)做切口实施手术;对腹膜内位器官或腹膜间位器官手术时,一般都从腹前外侧壁做切口,经过腹膜腔实施手术,为什么?在各种腔镜发明和应用于临床后,对腹膜外位器官进行手术时,可否经过腹膜腔实施,改变手术的切口部位或者手术路径?

3. 简述腹膜形成的结构。

4. 为什么女性比男性易发盆腔炎? 腹腔脏器手术后,为什么常取半坐卧位?

5. 肠扭转、肠套叠最容易发生在何处,为什么?

六、护理案例讨论

患者,女性,50 岁,突发上腹部剧痛,并波及至全腹 2 小时,恶心、呕吐胃内容物 1 次而就诊。查体: T 37.5 ℃,P 118 次/min,BP 14.3/9.33 kPa(1 kPa 约等于 7.5 mmHg),急性病容,表情痛苦。腹平坦,腹式呼吸消失,未见肠形及蠕动波,全腹肌紧张如板状,压痛和反跳痛阳性,以上腹为著,肝脾触诊不满意,肝浊音界消失,移动性浊音可疑,肠鸣音减弱。诊断性腹膜腔穿刺抽出含食物残渣的混浊液体约 1 ml。实验室检查:血白细胞计数 12×10^9/L,中性粒细胞 87%。既往史:十二指肠球部溃疡史 4 年。初步诊断:十二指肠球部溃疡急性穿孔。

1. 腹膜腔穿刺如何定位,穿刺过程中应注意什么?

2. 病程初期,患者禁食,需行胃肠减压。那么胃肠减压会涉及哪方面知识?

3. 手术后回病房的患者,在血压平稳后,为何要取半卧位?

七、英汉翻译

The peritoneal cavity is a single continuous space between the parietal peritoneum lining the abdominal wall and the visceral peritoneum enveloping the abdominal organs. It consists of a main region, termed the greater sac, which is equivalent to the main abdominal cavity surrounding the majority of the abdominal and pelvic viscera. The lesser sac, or omental bursa, is a small diverticulum lined with peritoneum, which is situated behind the stomach and lesser omentum and in front of the pancreas and retroperitoneum. These two areas communicate via the epiploic foramen.

The supramesocolic space lies above the transverse mesocolon between the diaphragm and the transverse colon. It can be arbitrarily divided into right and left supramesocolic spaces. These regions can be further subdivided into a number of subspaces, which are normally in communication, but are frequently subdivided by inflammatory adhesions in disease. The right supramesocolic space can be divided into three subspaces; the right subphrenic space, the right subhepatic space, and the lesser sac. The left supramesocolic space can be divided into two subspaces; the left subphrenic space and the left perihepatic space.

The right subphrenic space lies between the diaphragm and the anterior, superior and right lateral surfaces of the right lobe of the liver. It is bounded on the left side by the falciform ligament and behind by the upper layer of the coronary ligament. It is a relatively common site for collections of fluid after right sided abdominal inflammation.

The right subhepatic space lies between the right lobe of the liver and the right kidney. It is bounded superiorly by the inferior layer of the coronary ligament, laterally by the right lateral abdominal wall, posteriorly by the anterior surface of the upper pole of the right kidney and medially by the second part of the duodenum, hepatic flexure, transverse mesocolon and part of the head of the pancreas. In the supine position the posterior right subhepatic space is more dependent than the right paracolic gutter; postoperative infected fluid collections are common in this location.

【参考答案】

一、A1/A2 型题

1. A 2. A 3. C 4. D 5. C 6. C 7. D 8. A 9. B 10. C

二、多选题

1. AB 2. ABDE 3. ABCDE 4. ABCDE 5. BCD 6. ABCDE

三、A3/A4 型题

1. A 2. B 3. D

四、名词解释

1. 壁、脏腹膜互相延续、转折、移行,共同围成不规则的潜在性腔隙,称腹膜腔,内含少量浆液。男性腹膜腔为一密闭的腔隙,女性腹膜腔经输卵管、子宫、阴道与外界相通。

2. 小网膜是自肝门向下移行至胃小弯和十二指肠上部的双层腹膜结构。其内有胆总管、肝固有动脉、肝门静脉、淋巴管、神经丛。从肝门连于胃小弯的部分称肝胃韧带;从肝门连于十二指肠上部的称肝十二指肠韧带。

3. 壁、脏腹膜相互延续移行,形成许多将器官系连固定于腹、盆壁的双层腹膜结构称为系膜。主要的系膜有肠系膜、阑尾系膜、横结肠系膜和乙状结肠系膜等。

4. 是指大部分被腹膜覆盖,仅小部分未被腹膜覆盖的器官,如肝、胆囊、升结肠、降结肠、直肠上段、子宫、充盈的膀胱等。

5. 肝肾隐窝位于肝右叶下方与右肾之间,为仰卧位时腹膜腔的最低处,是液体易于积聚的部位。在腹膜皱襞和隐窝较发达处多为内疝好发部位。

6. 亦称 Douglas 腔,由覆盖于直肠与子宫、阴道之间的腹膜形成,站立或半卧位时是女性腹膜腔的最低处,与阴道后穹只隔以阴道后壁,是临床上进行直肠和阴道后穹穿刺,以及诊断、治疗的部位。

五、简答题

1. 腹膜外位器官主要包括哪些,有何临床意义?

①腹膜外位器官指仅一面被腹膜覆盖的器官,如肾,肾上腺,输尿管,空虚的膀胱,十二指肠降部、下部和升部,直肠中、下段及胰等。②了解脏器与腹膜的关系,有助于选择手术入路,避免腹膜的感染和术后的粘连。

2. 对腹膜外位器官手术时,一般不经过腹膜腔,而是从腰部(即腹后壁)做切口实施手术;对腹膜内位器官或腹膜间位器官手术时,一般都从腹前外侧壁做切口,经过腹膜腔实施手术,为什么? 在各种腔镜发明和应用于临床后,对腹膜外位器官进行手术时,可否经过腹膜腔实施,改变手术的切口部位或者手术路径?

①腹膜有修复功能,损伤后的腹膜在修复时常常会发生粘连,当粘连的部位关键且重要时,或粘连的范围太大时,被限制的器官将因为粘连而活动受影响,失去功能。因此对腹膜外位器官手术时,一般不经过腹膜腔,而是从腰部(即腹后壁)做切口实施手术,以避免对腹膜的刺激和损伤,减少腹膜的医源性感染和粘连。②腹膜内位器官的表面几乎全部被腹膜包裹,腹膜间位器官有三面被腹膜包裹,目前对这类器官手术时,无法避开对腹膜的损伤。在选择手术路径时,遵从简便、直视、损伤最小的原则,一般都从腹前外侧壁做切口,经过腹膜腔实施手术。③最后这个问题没有参考答案,请同学们思考。例如,肾结石的手术、肾脓肿手术,从最初到现在,它们的手术路径发生了什么改变? 请上网搜索文献。以下参考文献,请同学们自己浏览。

(1)何翔.经皮肾镜取石术发展历史及若干相关问题探讨[J].现代实用医学,2012,6:601-603.

(2)马涛.标准通道辅助微通道经皮肾镜取石术治疗肾铸型结石的评估[D].保定:河北大学,2010.

(3)李逊,曾国华,袁坚.经皮肾穿刺取石术治疗上尿路结石(20 年经验)[J].北京大学学报(医学版),2004,2:124-126.

(4)郑珉.腹腔镜治疗复杂性肾结石安全性及可行性研究[D].杭州:浙江大学,2005.

(5)JOHN J. CRONAN,苏泽轩.肾脓肿经皮肤引流法[J].国际泌尿系统杂志,1985,2:512.

3. 简述腹膜形成的结构。

①网膜:小网膜,可以形成肝十二指肠韧带、网膜孔、肝胃韧带等结构;大网膜,由四层腹膜构成;网膜囊有前后壁,上、下、左、右四个边界。②系膜:肠系膜、阑尾系膜、横结肠系膜、乙状结肠系膜。③韧带:肝的韧带(肝十二指肠韧带、镰状韧带、冠状韧带等);胃的韧带(胃结肠韧带、肝胃韧带等);脾的韧带(胃脾韧带、脾肾韧带等);肾的韧带。④隐窝:肝肾隐窝。⑤陷凹:男性(直肠膀胱陷凹);女性(直肠子宫陷凹、膀胱子宫陷凹)。

4. 为什么女性比男性易发盆腔炎? 腹腔脏器手术后,为什么常取半坐卧位?

女性腹膜腔可以借生殖管道与外界相通,外阴的感染和尿道的感染都可能蔓延到阴道,然后逆行感染子宫、输卵管、腹膜腔的盆部,继而引起盆腔炎;而男性腹膜腔是密闭的,不与外界相通。

鉴于腹膜的吸收能力上部比下部强,故腹腔脏器手术后,常取半坐卧位,以便腹膜腔内的液性物质,以及术后腹膜分泌出的液体、手术创伤部位的渗出物等,可以顺腹膜形成的间隙,最终汇集到腹膜腔盆部的直肠子宫陷凹(女性)或直肠膀胱陷凹(男性)。然后,可用引流条将之排出体外,避免这些液体被腹膜重吸收回血液中去,引起高热。

5.肠扭转、肠套叠最容易发生在何处,为什么?

腹膜可以形成多种结构,而系膜因其长而且宽,为肠管的蠕动提供了方便,增加了肠管自由度。但是也因其长而且宽,使得盘曲的肠管易于发生扭转,导致系膜被扭转,引起系膜内的血管管腔被扭曲而狭窄,甚至关闭,最后致使肠管缺血坏死。

六、护理案例讨论

1.对于女性患者,抽取腹膜腔内的液体进行诊断,有两种方法:阴道后穹穿刺法、腹膜腔穿刺法。

腹膜腔穿刺法的穿刺点定位:脐与左髂前上棘连线的中外 1/3 交界处(诊断或放腹腔积液穿刺点),腹前正中线穿刺点(腹膜腔灌洗)。具体穿刺的步骤和注意事项可上网搜索。

2.略。

3.各种液性残留物(术后创面渗出物、术中清洗腹膜腔注入生理盐水的残留物、感染渗出残留物)顺腹膜腔的间隙汇集到直肠子宫陷凹。取半卧位便于集中引流,避免这些液性残留物被腹膜吸收回血,导致毒血症、菌血症等,引起剧烈免疫反应。

七、英汉翻译

腹膜腔是一个完整的空间,它由内衬于腹壁的腹膜壁层和覆盖腹腔脏器的腹膜脏层围成。腹膜腔包括被称为大囊(即大腹膜腔)的主要区域,此区域相当于大腹腔,它周围有腹盆腔大部分脏器,以及被称为小囊(即网膜囊)的区域,此区域是一个与腹膜结构一致的小空间,它位于胃、小网膜的后面,胰、腹膜后间隙的前面。这两个部分借网膜孔相通。

结肠系膜上间隙(即结肠上区)位于横结肠系膜之上,在膈肌与横结肠之间。此间隙可分为左、右结肠系膜上间隙。这些区域可以进一步分为多个小空间,而它们之间相互交通。但是这些小空间也会因为疾病原因导致的炎症性粘连而被随机再分为更多更小的空间。右结肠系膜上间隙被分为 3 个小空间:右膈下间隙、右肝下间隙、小囊。左结肠系膜上间隙被分为 2 个小空间:左膈下间隙、左肝周间隙。

右膈下间隙位于膈肌与肝右叶的前面、上面、右侧面之间。该间隙左侧到达镰状韧带,向后到达冠状韧带上层(即前层)。在右侧腹部炎症发生之后,炎性液体常常汇集于此。

右肝下间隙位于肝右叶与右肾之间。它的范围是:上达冠状韧带下层(即后层),向外到达右侧腹壁,向后为右肾上端的前面、十二指肠第二段的中部、结肠右曲、横结肠系膜、胰头部的一部分。在仰卧时,常常需要借助右结肠旁沟把术后因感染产生的液体汇集于右肝下间隙。

(王俊锋　欧叶涛)

第三篇 脉 管 学

第八章 心血管系统

【学习目的】

1. 掌握心血管系统的组成；体循环、肺循环的途径及特点；结合活体血流的方向性，熟悉血液循环途径的整体概况和功能。

2. 熟悉同一级动脉、静脉的管壁弹性，管径大小差异，血流方向，血液性质。熟悉毛细血管的组织结构特点（构成、分类）、功能。

3. 掌握心脏的位置、形态。熟悉左、右半心的内腔结构（包含出口、入口、瓣膜和正常血流方向）。掌握左、右冠状动脉的起源、分支、分布，心传导系的构成和功能。了解心包和心包腔的结构。了解心腔各瓣膜的体表投影和心音听诊部位。

4. 掌握主动脉的分段，营养各大局部的动脉主干的名称、延续关系。

5. 熟悉活体全身重要动脉（面动脉、颞浅动脉、颈总动脉和颈外动脉、锁骨下动脉、肱动脉、桡动脉、尺动脉、指掌侧固有动脉、股动脉、腘动脉、胫后动脉、胫前动脉、足背动脉等）搏动点的体表辨认标志、压迫止血部位和范围。

6. 了解静脉的特点，浅、深静脉所在的层次，静脉瓣多出现在何范围，静脉曲张常出现的部位。

7. 掌握上腔静脉系、上腔静脉、头臂静脉（无名静脉）、颈内静脉、锁骨下静脉、腋静脉、奇静脉各自的构成及静脉血回流范围和去向。

8. 掌握下腔静脉系、下腔静脉、肝静脉、肾静脉、髂总静脉、髂内静脉、髂外静脉、股静脉各自的构成及静脉血回流范围和去向。

9. 熟悉肝门静脉系的构成、属支、特点、功能，门脉高压症时主要门-腔间的吻合部位及侧支循环途径。

10. 熟悉临床常用体表浅静脉（颞浅静脉、颈外静脉、手背静脉网、头静脉、贵要静脉和肘正中静脉、前臂正中静脉、足背静脉弓、大隐静脉、小隐静脉）的名称、起源、走行和应用。

【思维导图】

一、心血管系统总论思维导图

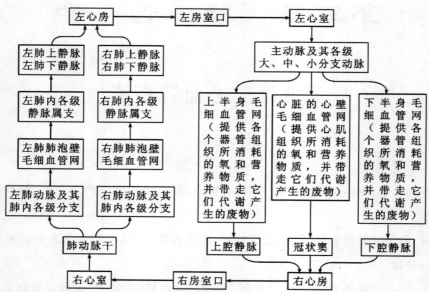

二、心的形态、内腔结构、心的构造、心的血管思维导图

(一)心外形思维导图

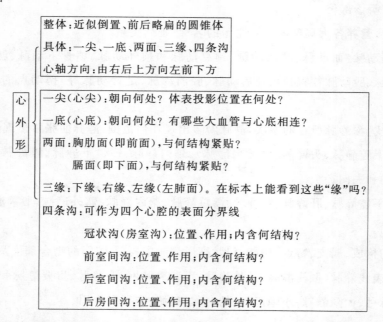

注意:观察猪心标本时,揉捏以感觉心室、心房的厚度差异,4条沟的位置、走行、分界如何?

（二）心腔结构思维导图

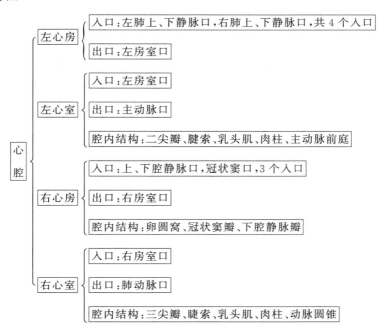

注意：在标本解剖时，对比观察左、右心室的同名结构有什么差异？

（三）心的构造思维导图

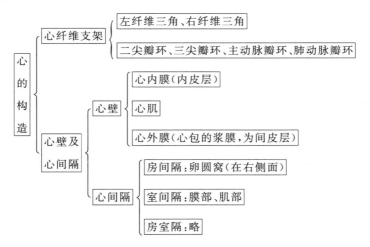

注意：在标本解剖时，对比左、右心室，左、右房的厚度有什么差异？

（四）心的血管思维导图（心脏自身的血液循环，亦称冠状循环）

左心室（动脉血）──→升主动脉──→左、右主动脉窦口──→左、右冠状动脉及其各级分支──→心壁毛细血管网（进行物质交换）──→心小、中、大静脉（静脉血）──→冠状窦──→右心房。

特点：流量大，占心输出量的5%左右，可提供心肌收缩时所需能量。

冠心病可造成冠状动脉所分布区域出现心肌梗死、心绞痛或心律失常。

三、体循环的动脉思维导图

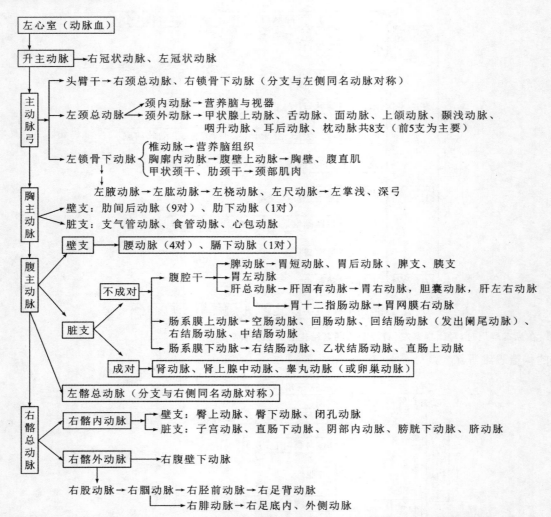

您能在标本上从左心室开始，一直连续追踪到阑尾动脉吗？您还能换个方向追踪吗？

四、体循环、肺循环的静脉思维导图

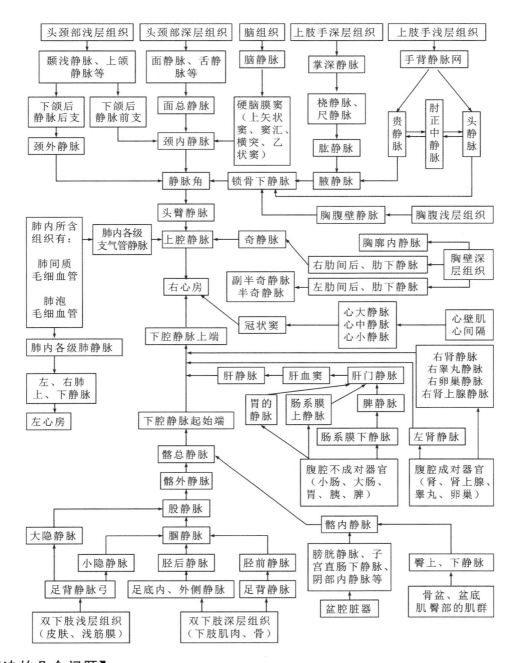

【必须解决的几个问题】

1. 体循环的起点、终点、流动途径、作用,分别是什么? 这个作用在何处发生?

(观察动脉、静脉标本后,把动脉、静脉与其营养的内脏器官联系起来,在标本上理顺整个血液循环的流动顺序,然后在自己身上想象)

2. 肺循环的起点、终点、流动途径、作用,分别是什么? 这个作用在何处发生?

3. 体循环与肺循环两部分是借何结构连通,从而使得它们形成完整的循环系统?

4. 循环系统必须是连续、密闭、单向流动,反过来想一想,如果循环系统的某处间断了会发生什么问题?

生活中您观察到这些问题吗？

如果循环系统的某处开放了会发生什么问题？这种现象叫什么？您有过吗？

如果循环系统的某处反向流动了会发生什么问题，这种现象叫什么？

（这种思考问题的方式您喜欢吗？在前面的哪些章节中也可以用这种思考方式？）

5. 您尝试一下，在上面【心血管系统总论思维导图】【体循环的动脉思维导图】【体循环、肺循环的静脉思维导图】三个导图中的循环途径的任选一处，把药物注入循环系统中，药物可能被血液带到哪里？在哪些环节药物被扩散？在哪些环节药物被汇集？

6. 正常情况下，动脉里的血液可以直接流入静脉，或者静脉血液可以直接流入动脉里吗？这两种情况，在什么情况下可能发生？

【自我检测】

一、A1/A2 型题

1. 脉管学的特点和功能，不正确的是（　　）

　A. 营养全身的组织和器官　　　　B. 可输送激素　　　　C. 心是核心器官

　D. 无密闭连续性，可与体外（外界）或体腔相通　　　　E. 可运送代谢废物

2. 动脉内流着含氧丰富的动脉血，（　　）除外

　A. 颈内动脉　　　　　　　　B. 肺动脉　　　　　　　　C. 肱动脉

　D. 髂外动脉　　　　　　　　E. 左冠状动脉

3. 静脉内流着静脉血，（　　）除外

　A. 头臂静脉　　　　　　　　B. 冠状窦　　　　　　　　C. 肝静脉

　D. 肺静脉　　　　　　　　　E. 大隐静脉

4. 心血管系统的组成，不包括（　　）

　A. 心　　　　　　　　　　　B. 动脉　　　　　　　　　C. 静脉

　D. 毛细淋巴管　　　　　　　E. 毛细血管

5. 关于体循环的描述，哪个不正确（　　）

　A. 起于左心室　　　　　　　B. 其静脉中流的是静脉血，其动脉中流的是动脉血

　C. 又称为大循环　　　　　　D. 止于右心房　　　　　　E. 无毛细血管参与

6. 肺循环起于（　　）

　A. 右心房　　　　　　　　　B. 右心室　　　　　　　　C. 左心房

　D. 左心室　　　　　　　　　E. 肺泡

7. 不参与体循环静脉血回流的血管是（　　）

　A. 肝门静脉　　　　　　　　B. 下腔静脉　　　　　　　C. 上腔静脉

　D. 肺静脉　　　　　　　　　E. 心大静脉

8. 关于肺循环的描述，正确的是（　　）

　A. 只通过肺，主要使动脉血转变成静脉血　　　　B. 血液由右心室搏出

　C. 血液由肺静脉回左心室　　　　　　　　　　　D. 肺动脉干及左、右肺动脉内流着动脉血

　E. 肺静脉引导静脉血回左心房

9. 关于心血管系统的描述，正确的是（　　）

　A. 动脉是导血回心的管道　　　　　　　　　　　B. 静脉在走行中逐渐分支，管径渐细

　C. 毛细血管是血液与组织液进行物质交换的场所　D. 心有 4 个腔，由瓣膜分隔，互不相通

　E. 静脉内均流动着缺氧的静脉血

10. 关于体循环动脉的描述,不正确的是(　　)

　　A. 主干是主动脉,起自左心室　　　　　　　B. 升主动脉在上腔静脉右侧上行

　　C. 主动脉弓在凸侧发出 3 大分支　　　　　　D. 胸主动脉和腹主动脉以膈的主动脉裂孔为界

　　E. 腹主动脉右侧有下腔静脉上行

11. 与肺循环无关的结构是(　　)

　　A. 右心室　　　　　　　　　B. 肺动脉干及其各级分支　　　　　　C. 冠状窦

　　D. 肺泡壁毛细血管　　　　　E. 肺静脉

12. 关于心外形的描述,不正确的是(　　)

　　A. 有纵隔面　　　　　　　　B. 有心尖　　　　　　　　　　　　　C. 有冠状沟

　　D. 有心底　　　　　　　　　E. 有下缘

13. 心右缘由(　　)构成

　　A. 右心房　　　　　　　　　B. 左心室　　　　　　　　　　　　　C. 左心房

　　D. 右心室　　　　　　　　　E. 肺动脉

14. 位置最靠前的心腔是(　　)

　　A. 右心房　　　　　　　　　B. 左心室　　　　　　　　　　　　　C. 左心房

　　D. 右心室　　　　　　　　　E. 心包腔

15. 关于心的描述,正确的是(　　)

　　A. 约 1/3 在身体正中面左侧　　B. 心底朝左后上方　　　　　　　　C. 心尖由左、右心室构成

　　D. 冠状沟为心房和心室在心表面的分界标志

　　E. 心尖平对第 5 肋间隙与右锁骨中线交会处内侧 1～2 cm 处

16. 关于心腔的描述,正确的是(　　)

　　A. 成人左、右心房借卵圆孔相通　B. 右心室有 4 个入口　　　　　　C. 右心房壁厚腔小

　　D. 腱索连于心室壁的肉柱上　　　E. 左心室的出口为主动脉口

17. 关于心的描述,错误的是(　　)

　　A. 斜位于胸腔中纵隔内　　　B. 约 2/3 位于正中面左侧　　　　　　C. 外形呈倒置的圆锥体

　　D. 心尖朝向右后上方　　　　E. 下方邻膈

18. 心位于(　　)

　　A. 胸腔内　　　　　　　　　B. 胸膜腔内　　　　　　　　　　　　C. 心包腔内

　　D. 中纵隔内　　　　　　　　E. 上纵隔内

19. 心尖由(　　)构成

　　A. 右心房　　　　　　　　　B. 左心室　　　　　　　　　　　　　C. 左心房

　　D. 右心室　　　　　　　　　E. 下腔静脉根部

20. 位置最靠后的心腔是(　　)

　　A. 右心房　　　　　　　　　B. 左心室　　　　　　　　　　　　　C. 左心房

　　D. 右心室　　　　　　　　　E. 腔静脉窦

21. 关于心的位置和毗邻的描述,正确的是(　　)

　　A. 位于胸膜腔内

　　B. 约 2/3 位于正中面右侧

　　C. 前方对向胸骨和第 8～10 肋软骨

　　D. 上方连出入心的大血管

　　E. 心尖挤压右肺前缘,形成心切迹

22. 关于心腔的描述,正确的是(　　)
　　A. 成人右心房借卵圆孔与左心房相通　　　　B. 有左、右心房,左、右心室四个腔
　　C. 右心室借动脉导管与左心室相通　　　　　D. 右房室口处有二尖瓣
　　E. 不存在房室间隔

23. 不是左心房入口的是(　　)
　　A. 左肺上静脉口　　　　　B. 左房室口　　　　　C. 左肺下静脉口
　　D. 右肺上静脉口　　　　　E. 右肺下静脉口

24. 右心房的出入口不包括(　　)
　　A. 上腔静脉口　　　　　B. 下腔静脉口　　　　　C. 右房室口
　　D. 肺动脉口　　　　　　E. 冠状窦口

25. 左心室的出口是(　　)
　　A. 左肺上静脉口　　　　　B. 左房室口　　　　　C. 主动脉口
　　D. 右肺上静脉口　　　　　E. 右肺下静脉口

26. 右心室内腔分界标志是(　　)
　　A. 界嵴　　　　　　　　　B. 室上嵴　　　　　　C. 后乳头肌
　　D. 三尖瓣前尖　　　　　　E. 隔缘肉柱

27. 左房室口周围有(　　)
　　A. 肺动脉瓣　　　　　　　B. 主动脉瓣　　　　　C. 三尖瓣
　　D. 二尖瓣　　　　　　　　E. 下腔静脉瓣

28. 左、右心室都没有的结构是(　　)
　　A. 房室瓣　　　　　　　　B. 梳状肌　　　　　　C. 腱索
　　D. 乳头肌　　　　　　　　E. 肉柱

29. 防止心室的血液逆流回心房的结构,不包括(　　)
　　A. 肉柱　　　　　　　　　B. 二、三尖瓣环　　　C. 二、三尖瓣
　　D. 腱索　　　　　　　　　E. 乳头肌

30. 心的正常起搏点是(　　)
　　A. 房室结　　　　　　　　B. 窦房结　　　　　　C. 冠状窦
　　D. 颈动脉窦　　　　　　　E. 主动脉窦

31. 肺动脉干起始于(　　)
　　A. 左心室　　　　　　　　B. 主动脉　　　　　　C. 右心室
　　D. 胸主动脉　　　　　　　E. 左、右肺门

32. 左、右冠状动脉起源于(　　)
　　A. 腹主动脉　　　　　　　B. 头臂干　　　　　　C. 主动脉弓
　　D. 升主动脉　　　　　　　E. 胸主动脉

33. 心的静脉血汇入(　　)
　　A. 上腔静脉　　　　　　　B. 冠状窦　　　　　　C. 奇静脉
　　D. 下腔静脉　　　　　　　E. 颈内静脉

34. 关于左心室的描述,正确的是(　　)
　　A. 壁厚约为右心室壁厚度的1/3　　　　B. 流出道的光滑部为肺动脉圆锥
　　C. 隔缘肉柱连于其前乳头肌基部　　　　D. 入口处有二尖瓣
　　E. 出口有3个袋口向下的主动脉瓣

35. 心室舒张时,防止血液逆向流动的装置有( )
    A. 二尖瓣、三尖瓣   B. 主动脉瓣、二尖瓣   C. 主动脉瓣、三尖瓣
    D. 主动脉瓣、肺动脉瓣   E. 肺动脉瓣、二尖瓣

36. 关于心包和心包腔的描述,正确的是( )
    A. 心包为纤维黏膜囊   B. 纤维心包分脏、壁两层   C. 心包腔内有心脏
    D. 浆膜心包脏层即心外膜   E. 纤维心包和浆膜心包壁层围成密闭的心包腔

37. 右心房不直接收集( )
    A. 上腔静脉   B. 肝静脉   C. 下腔静脉
    D. 冠状窦   E. 心前静脉

38. 属于上肢的动脉是( )
    A. 颈外动脉   B. 肱动脉   C. 肾动脉
    D. 腹主动脉   E. 股动脉

39. 由主动脉弓直接发出的动脉有( )
    A. 左颈总动脉   B. 右锁骨下动脉   C. 右颈总动脉
    D. 髂总动脉   E. 面动脉

40. 不属于下肢的动脉是( )
    A. 股动脉   B. 胫前动脉   C. 胫后动脉
    D. 阴部内动脉   E. 腓动脉

41. 头臂干起源于( )
    A. 腹主动脉   B. 髂总动脉   C. 主动脉弓
    D. 升主动脉   E. 胸主动脉

42. 营养脑的动脉主干是( )
    A. 髂内动脉   B. 颈总动脉   C. 锁骨下动脉
    D. 髂外动脉   E. 颈内动脉

43. 进入肝的动脉血液来源于( )
    A. 右心房   B. 下腔静脉   C. 肝门静脉
    D. 心静脉   E. 腹腔干

44. 临床上测量血压常用的动脉是( )
    A. 腋动脉   B. 肱动脉   C. 桡动脉
    D. 尺动脉   E. 腘动脉

45. 营养肺内支气管树的血管是( )
    A. 肺静脉   B. 肋间后动脉   C. 肺动脉
    D. 支气管动脉   E. 奇静脉

46. 体表易触摸到的搏动的动脉是( )
    A. 腹主动脉   B. 椎动脉   C. 桡动脉
    D. 胸主动脉   E. 颈内动脉

47. 腹主动脉的脏支不包括( )
    A. 腰动脉   B. 肾动脉   C. 腹腔干
    D. 肠系膜上动脉   E. 肠系膜下动脉

48. 子宫动脉起源于( )
    A. 髂外动脉   B. 阴部内动脉   C. 髂内动脉

D. 闭孔动脉　　　　　　　　　　　　E. 臀下动脉

49. 体表不易触摸到的搏动的动脉是（　　　）

A. 颞浅动脉　　　　　　　B. 股动脉　　　　　　　C. 桡动脉

D. 胸主动脉　　　　　　　E. 肱动脉

50. 关于主动脉的描述,正确的是（　　　）

A. 起于右心室　　　　　　B. 其内流动的是静脉血　　　C. 是体循环的动脉主干

D. 不营养心、肺　　　　　E. 末端分叉为左、右髂外动脉

51. 腹主动脉成对的脏支是（　　　）

A. 腹腔干　　　　　　　　B. 肠系膜上动脉　　　　　　C. 肾动脉

D. 肠系膜下动脉　　　　　E. 膈下动脉

52. 颈外动脉的分支中无（　　　）

A. 脑膜中动脉　　　　　　B. 面动脉　　　　　　　　　C. 颞浅动脉

D. 甲状腺上动脉　　　　　E. 上颌动脉

53. 阑尾动脉起于（　　　）

A. 腹腔干　　　　　　　　B. 回结肠动脉　　　　　　　C. 肠系膜上动脉

D. 左结肠动脉　　　　　　E. 中结肠动脉

54. 关于全身各大局部动脉主干的描述,不正确的是（　　　）

A. 头颈部的动脉主干是颈总动脉　　　　　B. 上肢的动脉主干为锁骨下动脉

C. 腹部的动脉主干为腹主动脉　　　　　　D. 盆部的动脉主干为髂内动脉

E. 下肢的动脉主干为股动脉

55. 营养心的动脉是（　　　）

A. 胸主动脉　　　　　　　B. 左、右冠状动脉　　　　　C. 肋间后动脉

D. 胸廓内动脉　　　　　　E. 椎动脉

56. 营养上、下颌牙齿的动脉是（　　　）

A. 舌动脉　　　　　　　　B. 椎动脉　　　　　　　　　C. 上颌动脉

D. 面动脉　　　　　　　　E. 颈内动脉

57. 不进出肝门的结构是（　　　）

A. 肝静脉　　　　　　　　B. 肝左管、肝右管　　　　　C. 肝固有动脉左、右支

D. 神经、淋巴管　　　　　E. 肝门静脉

58. 营养肾的结构是（　　　）

A. 肾盂　　　　　　　　　B. 肾动脉　　　　　　　　　C. 神经

D. 肾静脉　　　　　　　　E. 淋巴管

59. 进入肺门的结构是（　　　）

A. 肺动脉　　　　　　　　B. 支气管静脉　　　　　　　C. 气管

D. 肺静脉　　　　　　　　E. 淋巴管

60. 关于颈动脉窦的描述,不正确的是（　　　）

A. 是颈总动脉末端的膨大部分

B. 窦壁有压力感受器

C. 当血压增高时可反射性地引起心跳减慢、末梢血管扩张,血压下降

D. 是颈内动脉起始处的膨大部分

E. 含有化学感受器

61. 上肢浅静脉不包括（   ）

    A. 贵要静脉　　　　　　　　B. 手背静脉网　　　　　　　C. 尺静脉

    D. 肘正中静脉　　　　　　　E. 头静脉

62. 上腔静脉由（   ）构成

    A. 左、右颈内静脉　　　　　B. 左、右颈前静脉　　　　　C. 左、右锁骨下静脉

    D. 左、右头臂静脉　　　　　E. 左、右颈外静脉

63. 上腔静脉系不收集（   ）的血液

    A. 左上肢　　　　　　　　　B. 右上肢　　　　　　　　　C. 胸壁

    D. 头、颈部　　　　　　　　E. 腹部

64. 关于上腔静脉系的描述，不正确的是（   ）

    A. 由上腔静脉及其属支组成　B. 收集头、颈部静脉血　　　C. 收集上肢静脉血

    D. 收集心、肺静脉血　　　　E. 注入右心房

65. 关于静脉角的描述，正确的是（   ）

    A. 由同侧的颈内静脉和锁骨下静脉汇合而成　　　　　B. 其开口向外

    C. 左静脉角有胸导管注入　　D. 右静脉角有右淋巴导管注入　E. 以上均正确

66. 关于上肢静脉的描述，正确的是（   ）

    A. 深、浅静脉同名伴行　　　　　　　　　　　B. 上肢动脉均有同名浅静脉伴行

    C. 贵要静脉起于手背静脉网的尺侧　　　　　D. 头静脉注入肱静脉

    E. 肘正中静脉为肘窝的深静脉

67. 颈部最大的浅静脉是（   ）

    A. 下颌后静脉　　　　　　　B. 颈前静脉　　　　　　　　C. 耳后静脉

    D. 颈外静脉　　　　　　　　E. 面静脉

68. 上腔静脉系收集的范围不包括（   ）

    A. 右上肢　　　　　　　　　B. 右头、颈部　　　　　　　C. 左头、颈部

    D. 左上肢　　　　　　　　　E. 心

69. 口服药物经肠道吸收入血后，最先到达的器官是（   ）

    A. 心　　　　　　　　　　　B. 脑　　　　　　　　　　　C. 肾

    D. 肝　　　　　　　　　　　E. 肺

70. 经皮下浅静脉注射的药物最先到达的器官是（   ）

    A. 心　　　　　　　　　　　B. 肝　　　　　　　　　　　C. 肾

    D. 脑　　　　　　　　　　　E. 肺

71. 属于下肢的静脉是（   ）

    A. 头臂静　　　　　　　　　B. 下腔静脉　　　　　　　　C. 大隐静脉

    D. 面静脉　　　　　　　　　E. 奇静脉

72. 下腔静脉不直接收集（   ）的血液

    A. 肝　　　　　　　　　　　B. 肾　　　　　　　　　　　C. 脾和肠管

    D. 左下肢　　　　　　　　　E. 右下肢

73. 下肢浅静脉无（   ）

    A. 大隐静脉　　　　　　　　B. 股静脉　　　　　　　　　C. 小隐静脉

    D. 足背静脉弓　　　　　　　E. 以上都是浅静脉

74. 关于肝门静脉系的描述,正确的是(　　)
　　A. 由肝门静脉及其属支组成　　B. 收集腹腔所有器官的静脉血
　　C. 氧含量最丰富　　　　　　　D. 是肝的营养性血管
　　E. 肝门静脉直接注入下腔静脉

75. 肝门静脉系收集的范围无(　　)
　　A. 胆囊　　　　　　　　B. 肾　　　　　　　　C. 脾
　　D. 胃　　　　　　　　　E. 小肠

76. 关于下腔静脉的描述,不正确的是(　　)
　　A. 为人体最大的静脉主干　　B. 属支有左、右肾静脉　　C. 注入左心房
　　D. 由左、右髂总静脉汇合而成　　E. 有肝静脉直接注入

77. 由肝门静脉系收集血液的脏器是(　　)
　　A. 肝脏　　　　　　　　B. 脾和胰　　　　　　C. 肾
　　D. 睾丸　　　　　　　　E. 肾上腺

78. 肝门静脉收集下列脏器的血液,(　　)除外
　　A. 肝　　　　　　　　　B. 胃　　　　　　　　C. 胰
　　D. 小肠　　　　　　　　E. 结肠

79. 关于肝门静脉系的描述,正确的是(　　)
　　A. 由肝静脉及其属支组成　　　　　　　B. 由肠系膜上静脉和脾静脉汇合而成
　　C. 收集腹腔除肝以外所有器官的静脉血　　D. 收集腹腔所有不成对器官的静脉血
　　E. 主干及其属支都有丰富的静脉瓣

80. 关于下肢静脉的描述,正确的是(　　)
　　A. 大、小隐静脉均注入股静脉　　　　　B. 浅、深静脉伴行
　　C. 大隐静脉起于足背静脉弓的外侧缘　　D. 小隐静脉行经外踝前方
　　E. 大隐静脉行经内踝前方,最后注入股静脉

81. 肝门静脉系的主要属支不包括(　　)
　　A. 肠系膜上静脉　　　　B. 胃右静脉　　　　　C. 肠系膜下静脉
　　D. 肝静脉　　　　　　　E. 脾静脉

82. 关于静脉的描述,不正确的是(　　)
　　A. 分浅、深两种　　　　B. 深静脉多与同名动脉伴行　　C. 均有静脉瓣
　　D. 管壁比动脉薄,弹性小　　E. 硬脑膜窦为特殊形式的静脉

83. 下肢常用来穿刺采血的深静脉是(　　)
　　A. 大隐静脉　　　　　　B. 足背静脉弓　　　　C. 股静脉
　　D. 腘静脉　　　　　　　E. 小隐静脉

84. 关于肾静脉的描述,错误的是(　　)
　　A. 右肾静脉比左肾静脉长　　　　　　　B. 左肾上腺静脉注入左肾静脉
　　C. 左肾静脉跨越腹主动脉前面向右行　　D. 左肾静脉接受左睾丸静脉
　　E. 肾静脉注入下腔静脉

85. 哪条不是大隐静脉的属支(　　)
　　A. 股内侧浅静脉　　　　B. 旋髂浅静脉　　　　C. 股外侧浅静脉
　　D. 阴部内静脉　　　　　E. 腹壁浅静脉

86.胎儿出生后,动脉导管逐渐闭锁,所形成的结构是(　　)

  A.卵圆窝　　　　　　　　B.冠状韧带　　　　　　C.静脉韧带

  D.动脉韧带　　　　　　　E.肝圆韧带

87.经右股静脉穿刺,导管进入右心室的路径不包括(　　)

  A.髂外静脉　　　　　　　B.髂总静脉　　　　　　C.下腔静脉

  D.右心房　　　　　　　　E.肺静脉

88.临床上,行心包腔穿刺的常选部位是(　　)

  A.胸骨下角　　　　　　　B.胸骨左缘第 4 肋间隙　　C.右剑肋角

  D.左剑肋角　　　　　　　E.脊肋角

二、B 型题

  A.肺动脉口　　　　　　　B.冠状窦口　　　　　　C.主动脉口

  D.肺静脉口　　　　　　　E.奇静脉

1.左心室出口是(　　)

2.右心房入口是(　　)

3.右心室出口是(　　)

4.左心房入口是(　　)

5.注入上腔静脉的是(　　)

  A.颞浅静脉　　　　　　　B.股静脉　　　　　　　C.肘正中静脉

  D.锁骨下静脉　　　　　　E.颈外静脉

6.新生儿患产后感染性肺炎时,常选(　　)进行静脉给药治疗

7.成人检验肝功能时,常用(　　)进行采血

8.新生儿患有黄疸时,常用(　　)进行采血,做化验检查

9.上腔静脉受压时,体表可见(　　)充盈怒张

10.重症患者行肠道外高营养治疗时,常选用(　　)进行穿刺置管

  A.胸主动脉　　　　　　　B.锁骨下动脉　　　　　C.颈总动脉

  D.腹主动脉　　　　　　　E.髂外动脉

11.营养腹部的动脉主干为(　　)

12.营养胸部的动脉主干为(　　)

13.营养头、颈部的动脉主干是(　　)

14.营养下肢的动脉主干为(　　)

15.营养上肢的动脉主干为(　　)

  A.头臂静脉　　　　　　　B.肾静脉　　　　　　　C.门静脉

  D.心大静脉　　　　　　　E.肺静脉

16.注入冠状窦的静脉是(　　)

17.注入肝的静脉是(　　)

18.注入下腔静脉的是(　　)

19.流有动脉血的静脉是(　　)

20.注入上腔静脉的是(　　)

三、多选题

1. 左、右心室的分界标志和结构有( )
   A. 前室间沟   B. 室间隔   C. 冠状沟
   D. 后室间沟   E. 后房间沟

2. 心的传导系统包括( )
   A. 窦房结   B. 房室结   C. 房室束
   D. 左、右束支   E. 浦肯野纤维

3. 右心房的入口有( )
   A. 上腔静脉口   B. 下腔静脉口   C. 右房室口
   D. 肺静脉口   E. 冠状窦口

4. 关于右心房的描述,正确的是( )
   A. 入口分别是上腔静脉口、肺静脉口、冠状窦口   B. 出口是右房室口
   C. 容纳静脉血   D. 容纳动脉血   E. 参与心右缘构成

5. 四个心腔内的瓣膜有( )
   A. 肺动脉瓣   B. 三尖瓣   C. 主动脉瓣
   D. 二尖瓣   E. 下腔静脉瓣

6. 保证心内血液定向流动的结构装置有( )
   A. 下腔静脉瓣、冠状窦瓣
   B. 三尖瓣复合体(三尖瓣环、三尖瓣、腱索和乳头肌)
   C. 二尖瓣复合体(二尖瓣环、瓣尖、腱索和乳头肌)
   D. 主动脉瓣   E. 肺动脉瓣

7. 关于左心房的描述,正确的是( )
   A. 入口是肺静脉口(左、右各一对)   B. 出口是左房室口
   C. 容纳静脉血   D. 容纳动脉血   E. 参与心底构成

8. 血管内流动的为动脉血的有( )
   A. 肺动脉   B. 肾动脉   C. 头臂干
   D. 肺静脉   E. 子宫动脉

9. 关于浆膜性心包的描述,正确的是( )
   A. 可以形成心包窦
   B. 可以形成心包腔
   C. 有保护和润滑心的作用
   D. 心包浆膜层在心大血管根部相互移行连接
   E. 心位于心包腔外

10. 由主动脉弓发出的动脉有( )
    A. 头臂干   B. 右颈总动脉   C. 左颈总动脉
    D. 左锁骨下动脉   E. 右锁骨下动脉

11. 腹主动脉的主要脏支有( )
    A. 肾动脉   B. 腹腔干   C. 肠系膜上动脉
    D. 肠系膜下动脉   E. 睾丸(卵巢)动脉

12.颈外动脉的主要分支有( )
  A.面动脉   B.上颌动脉   C.甲状腺下动脉
  D.舌动脉   E.颞深动脉

13.右心房直接收集( )
  A.上腔静脉   B.肝静脉   C.下腔静脉
  D.冠状窦   E.奇静脉

14.心室内,与防止血液逆流有关的结构有( )
  A.瓣尖   B.乳头肌   C.腱索
  D.肉柱   E.纤维环

15.上腔静脉的较大属支有( )
  A.左头臂静脉   B.奇静脉   C.肺静脉
  D.右头臂静脉   E.颈内静脉

16.肝门静脉系收集的范围有( )
  A.胆囊   B.肝   C.脾
  D.胃   E.胰

17.关于下腔静脉的描述,正确的是( )
  A.上行于腹主动脉右侧
  B.由左、右髂总静脉汇合而成
  C.穿膈的腔静脉孔,注入左心房
  D.属支中有肝静脉
  E.左、右肾上腺静脉均直接注入下腔静脉

18.关于肝的描述,正确的是( )
  A.为人体内最大的消化腺
  B.大部分位于左季肋区和腹上区,小部分位于右季肋区
  C.肝门静脉为其营养性血管
  D.肝固有动脉为其功能性血管
  E.肝静脉注入下腔静脉

19.下腔静脉直接收集( )的血液
  A.肝   B.肾   C.脾和肠管
  D.左下肢   E.右下肢

20.上腔静脉系收集的范围包括( )
  A.右上肢   B.右头、颈部   C.左头、颈部
  D.左上肢   E.心

21.关于体循环动脉的描述,正确的是( )
  A.主干是主动脉,起自左心室   B.其动脉中流的都是动脉血
  C.主动脉弓在凹侧发出3大分支   D.胸主动脉和腹主动脉以膈的主动脉裂孔为界
  E.腹主动脉末端分为左、右髂内动脉

22.与肺循环有关的结构有( )
  A.右心室   B.肺动脉干及其各级分支   C.左心房
  D.肺泡壁毛细血管   E.肺静脉

四、A3/A4 型题

(1～5 题共用题干)

患者,男性,30 岁,搬运工人,于 1 小时前因左小腿被重物砸伤急诊入院。患者外伤后,左小腿肿胀,疼痛剧烈,不能站立。

查体:左小腿上部皮下淤血,触之可闻及骨擦音,膝关节活动明显受限,足不能背屈和外翻,小腿外侧和足背感觉均丧失,足背动脉搏动消失。

X 线片显示胫骨上 1/3 骨折、腓骨颈骨折。

1. 患者足背动脉搏动消失,是因为哪条动脉受压(　　　)
    A. 腓动脉　　　　　　　　　　B. 胫前动脉　　　　　　　　　C. 腘动脉
    D. 胫后动脉　　　　　　　　　E. 股动脉

2. 受压的动脉起源于(　　　)
    A. 股动脉　　　　　　　　　　B. 腘动脉　　　　　　　　　　C. 髂外动脉
    D. 髂内动脉　　　　　　　　　E. 腓动脉

3. 触摸足背动脉搏动的位置常选在(　　　)
    A. 内踝前方　　　　　　　　　　　　　　　B. 外踝后方
    C. 踝关节前方,内、外踝连线中点处　　　　D. 内踝后方
    E. 外踝前方

4. 如果为开放性外伤造成小腿的动脉血管破裂出血,可压迫什么动脉暂时止血(　　　)
    A. 股动脉　　　　　　　　　　B. 胫前动脉　　　　　　　　　C. 髂外动脉
    D. 腘动脉　　　　　　　　　　E. 腓动脉

5. 足背及小腿浅层的静脉血主要经哪条静脉回流(　　　)
    A. 股静脉　　　　　　　　　　B. 胫前静脉　　　　　　　　　C. 腘静脉
    D. 胫后静脉　　　　　　　　　E. 大隐静脉

(6～13 题共用题干)

患者,女性,56 岁,退休教师。因突然呕血 10 分钟入院。

患者于半小时前进食午餐后出现恶心,呕出鲜红色血液,量约 300 ml,无凝血块,并伴有头晕、心悸、口干。入院后又呕鲜血约 400 ml,次晨共解柏油样便 3 次,每次约 100 g。

查体:T 36.9 ℃,P 89 次/min,R 22 次/min,BP 105/70 mmHg,慢性病容,颈侧见 3 处蜘蛛痣,巩膜清,有肝掌,腹膨软,肝下缘未触及,脾在左肋弓下 8 cm,腹部移动性浊音阳性,腹壁可见脐周静脉曲张。

腹部超声检查显示:少量腹水,门静脉扩张,脾明显肿大。

实验室检查。

肝功能:总蛋白 53.1 g/L,白蛋白 25.6 g/L,球蛋白 27.5 g/L,总胆红素 27.9 μmol/L,直接胆红素 8.5 μmol/L,谷丙转氨酶 120 U/L。

乙肝标志物测定(ELISA 法):HBsAg 阳性、HBeAg 阳性、HBcAb 阳性。

胃镜:食管中下段静脉丛中-重度曲张。

患者有乙肝病史多年。

临床诊断:重症乙肝性肝硬化合并门脉高压症。

6. 肝门静脉由(　　　)构成
    A. 脾静脉和胃左静脉　　　　　　　　　　　　B. 肠系膜上静脉和脾静脉
    C. 肠系膜上静脉和肠系膜下静脉　　　　　　　D. 胆囊静脉和附脐静脉
    E. 肝静脉和脾静脉

7.关于肝门静脉系的特点,正确的是(　　)

  A.由肝静脉及其属支组成　　　　　　　　　　　　B.收集腹腔内所有器官的静脉血

  C.主干及其属支内均无静脉瓣　　　　　　　　　　D.是肝的营养性血管

  E.收集腹腔内所有不成对器官的静脉血

8.肝门静脉系收集的器官静脉血,无(　　)

  A.胆囊　　　　　　　　　　B.肝　　　　　　　　　　C.脾

  D.胃　　　　　　　　　　E.结肠

9.肝硬化合并门脉高压症时,肝门静脉系与上、下腔静脉系间建立侧支循环常见的吻合部位无(　　)

  A.直肠静脉丛　　　　　　　B.食管静脉丛　　　　　　C.脐周静脉网

  D.翼静脉丛　　　　　　　E.椎静脉丛

10.肝门静脉进入肝的部位在(　　)

  A.左纵沟　　　　　　　　B.腔静脉沟　　　　　　　C.横沟

  D.肝裸区　　　　　　　　E.胆囊窝

11.空腹时,胆汁储存在(　　)内

  A.肝　　　　　　　　　　B.胆囊　　　　　　　　　C.十二指肠

  D.胰管　　　　　　　　　E.胃

12.患者便血是因为肝门静脉血通过哪个静脉返流入直肠静脉丛(　　)

  A.胃左静脉　　　　　　　B.直肠下静脉　　　　　　C.肠系膜上静脉

  D.肠系膜下静脉　　　　　E.附脐静脉

13.患者出现脾肿大是因为(　　)

  A.门静脉高压,脾动脉血流增加　　　　　　　　　　B.门静脉高压,脾静脉回流障碍

  C.肝炎引发脾的炎性肿大　　　D.脾功能亢进　　　　　E.下腔静脉受压

(14～20题共用题干)

  患者,男性,46岁,环卫工人。

  入院主诉:反复气促10年余,气促加重伴下肢水肿半年。

  患者于10年前开始出现劳力性气喘,诊断为风湿性心脏病。半年来病情逐渐加重,夜间不能平卧入睡,咳泡沫样血痰,伴有消瘦、心慌气短、食欲缺乏、吐泻、下肢水肿、尿少等症状。

  查体:BP 100/70 mmHg,R 30 次/min,P 140 次/min,消瘦,高枕卧位。颈静脉怒张。两肺呼吸音粗糙,双下肺可闻及中、细湿啰音。心尖冲动弥散,未触及抬举样搏动及心前区震颤,心界向左下方明显扩大。肝在肋下一横指,肝-颈静脉反流征阳性。腹部移动性浊音阴性。双下肢水肿。

14.患者肺部阳性体征,提示存在肺部淤血水肿。可能的原因是(　　)

  A.肺静脉回流入右心房受阻　　B.肺静脉回流入左心房受阻

  C.肺静脉回流入左心室受阻　　D.肺静脉回流入右心室受阻

  E.肺静脉回流入肺动脉受阻

15.患者颈静脉怒张,提示(　　)

  A.下腔静脉回流受阻　　　　B.上腔静脉回流受阻　　　C.肺静脉回流受阻

  D.主动脉高压　　　　　　　E.肺动脉高压

16.患者双下肢水肿、尿少,提示(　　)

  A.肺静脉回流受阻　　　　　B.上腔静脉回流受阻　　　C.下腔静脉回流受阻

  D.主动脉高压　　　　　　　E.门静脉高压

17. 患者心尖冲动弥散,心界向左下扩大,提示(　　)

　　A. 右心房增大　　　　　　B. 左心房增大　　　　　　C. 右心室增大

　　D. 左心室增大　　　　　　E. 主动脉扩张

18. 患者肝大,提示(　　)

　　A. 肝门静脉回流受阻　　　B. 下腔静脉回流受阻　　　C. 肝静脉回流受阻

　　D. 主动脉高压　　　　　　E. 腹腔干高压

19. 胸部 X 线片示双肺重度淤血,未见积液。心影增大,心胸比率 75%,提示全心扩大,升主动脉扩张。心脏超声示主动脉瓣增厚,右冠状窦瓣和左冠状窦瓣明显钙化,瓣膜开放受限。你的诊断是(　　)

　　A. 二尖瓣狭窄　　　　　　B. 三尖瓣狭窄　　　　　　C. 肺动脉瓣狭窄

　　D. 主动脉瓣狭窄　　　　　E. 冠状窦瓣狭窄

20. 对患者给予利尿治疗,可消除水肿。请问尿液来源于(　　)

　　A. 肾动脉　　　　　　　　B. 肾静脉　　　　　　　　C. 肾皮质

　　D. 肾髓质　　　　　　　　E. 肾被膜

五、简答题

1. 简述肺循环、体循环的循环途径和特点。

2. 试述心的位置、外形和心的血管(冠状循环)。

3. 试述主动脉的起始、走行、分段及各段有哪些主要分支?

4. 上腔静脉如何构成? 主要收纳哪些部位的静脉血?

5. 试述下腔静脉的构成、走行和主要属支及其收集范围。

6. 肝门静脉系有哪些属支? 有哪些特点? 主要收集哪些器官的血液?

六、综合分析题

1. 药物通过左侧头静脉滴注,如何到达病变阑尾?

2. 从右侧大隐静脉注入药物,可经哪些途径到达肺,治疗急性支气管肺炎?

3. 心绞痛患者发作时,立刻舌下含服药物,请问该药物要经哪些途径才能到达病变心肌部位,从而缓解疼痛?

4. 经左侧臀部肌注给药,治疗胆囊炎,请问药物要经哪些途径才能到达病变胆囊?

5. 女性患者口服药物,治疗慢性肾盂肾炎,请问药物要经哪些途径才能到达病变部位?

六、护理案例讨论

　　患者,女性,55 岁,患风湿性心瓣膜病 20 年,近 3 个月来,每当稍步行或梳洗时即感心悸、气急,坐下休息片刻后可缓解,阅读、进餐无不适,夜间阵发性呼吸困难伴关节疼痛 1 周而入院。查体:T 36.8 ℃,P 92 次/min,R 28 次/min,BP 155/95 mmHg,二尖瓣面容,因呼吸困难而不能平卧。心脏听诊第一心音亢进,心尖部可闻及隆隆样舒张期杂音,有开瓣音,心律强弱不等。触诊:心尖部可触及舒张期震颤。叩诊:中度以上狭窄,心浊音界呈"梨形心"。

1. 接待该患者时如何准备病床单元及取何体位?

2. 该患者目前心功能属于几级? 如何安排休息?

3. 该患者夜间出现阵发性呼吸困难的主要原因是什么?

4. 住院期间对该患者应如何做好病情观察?

　　经住院检查后发现患者主动脉瓣及二尖瓣狭窄及关闭不全,医生建议患者接受人工心脏瓣膜置换手术。患者没有答应做手术,整日少言寡言,情绪低落。

5. 心脏主要有哪些瓣膜? 风湿性心脏病最常累及的瓣膜有哪些?

6. 讨论该患者不接受手术的可能原因有哪些?

7.人工心脏瓣膜置换手术前要做哪些准备？术后如何护理？

8.如果你是该患者的责任护士,你如何帮助她？

七、英汉翻译

Heart chambers

Internally,the heart is divided into four hollow chambers,two on the left and two on the right. The upper chambers called atria,have relatively thin walls and receive blood returning to the heart. Small ear-like projections,called auricles,extend anteriorly from the atria. The lower chambers,the ventricles, force the blood out of the heart into arteries. A structure called the interatrial septum separates the right from the left atrium. An interventricular septum separates the two ventricles.

The atrium on each side communicates with its corresponding ventricle through an opening called the atrioventricular orifice,guarded by atrioventricular valve.

【参考答案】

一、A1/A2型题

1.D　2.B　3.D　4.D　5.E　6.B　7.D　8.B　9.C　10.B　11.C　12.A

13.A　14.D　15.D　16.E　17.D　18.D　19.B　20.C　21.D　22.B　23.B　24.D

25.C　26.B　27.D　28.B　29.A　30.B　31.C　32.D　33.B　34.D　35.D　36.D

37.B　38.B　39.A　40.D　41.C　42.E　43.E　44.B　45.D　46.C　47.A　48.C

49.D　50.C　51.C　52.A　53.B　54.E　55.B　56.C　57.A　58.B　59.A　60.E

61.C　62.D　63.E　64.D　65.E　66.C　67.D　68.E　69.D　70.A　71.C　72.C

73.B　74.A　75.B　76.C　77.B　78.A　79.B　80.E　81.D　82.C　83.C　84.A

85.D　86.D　87.E　88.D

二、B型题

1.C　2.B　3.A　4.D　5.E　6.A　7.C　8.B　9.E　10.D　11.D　12.A

13.C　14.E　15.B　16.D　17.C　18.B　19.E　20.A

三、多选题

1.ABD　2.ABCDE　3.ABE　4.ABCE　5.ABCDE　6.ABCDE　7.ABDE　8.BCDE

9.ABCDE　10.ACD　11.ABCDE　12.ABD　13.ACD　14.ABCE　15.ABDE　16.ACDE

17.ABD　18.ABCDE　19.ABDE　20.ABCD　21.ABD　22.ABCDE

四、A3/A4型题

1.B　2.B　3.C　4.D　5.E　6.B　7.C　8.B　9.D　10.C　11.B　12.D

13.B　14.B　15.B　16.C　17.D　18.C　19.D　20.A

五、简答题

1.简述肺循环、体循环的循环途径和特点。

(1)体循环途径:动脉血由左心室→主动脉及其各级大、中、小动脉分支→全身毛细血管(进行物质交换和气体交换)→小、中、大各级静脉属支→上、下腔静脉和冠状窦→右心房。

主要特点是路程长、流经范围广,以动脉血滋养全身各部组织和器官,并将其代谢产物和二氧化碳运回心,又称大循环。

(2)肺循环途径:静脉血由右心室→肺动脉干及其各级分支→肺泡壁毛细血管(气体交换)→肺内各级肺静脉属支→左、右肺静脉→左心房。

肺循环路程较短,只通过肺,主要使静脉血转变成氧饱和的动脉血,又称小循环。

2.试述心的位置、外形和心的血管(冠状循环)。

(1)心斜位于胸腔中纵隔内,约 1/3 在身体正中矢状面右侧,2/3 在正中矢状面左侧。

(2)心的外形近似倒置的、前后稍扁的圆锥体,可分为一尖、一底、两面、三缘,表面尚有四条沟。

心尖圆钝、游离,由左心室构成,朝向左前下方,与左胸前壁接近,体表投影在左侧第 5 肋间隙锁骨中线内侧 1～2 cm 处。

心底大部分由左心房,小部分由右心房组成,朝向右后上方。

胸肋面,朝向前上方,大部分由右心室和右心房,小部分由左心耳和左心室构成。该面大部分隔心包被胸膜和肺遮盖,小部分隔心包与胸骨体下部和左侧第 4～6 肋软骨邻近,故在左侧第 4 肋间隙靠胸骨左侧缘处进行心内注射,一般不会伤及胸膜和肺。

膈面几乎呈水平位,朝向下方并略斜向后,隔心包与膈毗邻,该面大部分由左心室,小部分由右心室构成。

心的下缘锐利,接近水平位,由右心室和心尖构成;右缘由右心房构成;左缘绝大部分由左心室构成,仅上方一小部分由左心耳构成。

心表面有四条沟可作为四个心腔的分界。

冠状沟,几乎呈额状位,近似环形,前方被肺动脉干中断,该沟将右上方的心房与左下方的心室分开。

在心室的胸肋面和膈面分别有前室间沟和后室间沟,从冠状沟走向心尖的右侧,是左、右心室在心表面的分界。前、后室间沟在心尖右侧的会合处稍凹陷,称心尖切迹。

在心底,右上、下肺静脉与右心房交界处的浅沟称后房间沟,是左、右心房在心表面的分界。

(3)心的血管及冠状循环如下:

心的动脉血供来源于左、右冠状动脉。

右冠状动脉:起于主动脉的右冠状动脉窦,在右心耳与肺动脉干根部之间进入冠状沟,绕心右缘至房室交点处分为后室间支和右旋支。右冠状动脉一般分布于右心房、右心室前壁大部分、右心室侧壁和后壁、室间隔后 1/3 部、左心室后壁一部分以及窦房结、房室结。

左冠状动脉:起于主动脉左窦,在肺动脉干和左心耳之间左行,随即分为前室支和左旋支。主要分布于右心室前壁小部分、室间隔前 2/3、左心室前壁、左心房、左心室侧壁、左心室后壁一部分。

心的静脉血回流主要经心小、中、大静脉汇入冠状窦,注入右心房。

整个流程见【心的血管思维导图】。

3.试述主动脉的起始、走行、分段及各段有哪些主要分支?

(1)主动脉由左心室发出,斜向右上至右侧第 2 胸肋关节高度,弯向左后,沿脊柱左前方下行,穿膈的主动脉裂孔入腹腔,至第 4 腰椎下缘处分为左、右髂总动脉。

(2)依其走行分为升主动脉、主动脉弓和降主动脉。降主动脉又以膈的主动脉裂孔为界,分为胸主动脉和腹主动脉。

(3)升主动脉发出左、右冠状动脉。

(4)主动脉弓的三大分支,从右向左依次为头臂干、左颈总动脉和左锁骨下动脉。

(5)胸主动脉的分支包括壁支和脏支,壁支有肋间后动脉(9 对)、肋下动脉和膈上动脉(各 1 对);脏支包括支气管支、食管支和心包支。

(6)腹主动脉分支亦有壁支和脏支之分,壁支主要有腰动脉(4 对)、膈下动脉(1 对)、骶正中动脉(1 支)。脏支分成对的和不成对的两种,成对的脏支有 3 对,肾上腺中动脉、肾动脉、睾丸动脉或卵巢动脉(女性);不成对的脏支有腹腔干、肠系膜上动脉和肠系膜下动脉。

4.上腔静脉如何构成? 主要收纳哪些部位的静脉血?

上腔静脉在右侧第 1 胸肋结合处后方由左、右两侧的头臂静脉汇合而成,沿升主动脉右侧垂直下行,至第 3 胸肋关节下缘处注入右心房,奇静脉自后方弓形向前跨过右肺根注入上腔静脉。上腔静脉借各级属支主要收集头颈部、上肢和胸部(心、肺除外)等上半身的静脉血。

5.试述下腔静脉的构成、走行和主要属支及其收集范围。

下腔静脉是人体最粗大的静脉干,于第 4~5 腰椎体右前方由左、右髂总静脉汇合而成,沿脊柱右前方、腹主动脉右侧上行,经肝后面的腔静脉窝,穿过膈的腔静脉孔进入胸腔,再穿心包注入右心房。下腔静脉属支除左、右髂总静脉外,还有诸多腹腔、盆腔的壁支和脏支直接注入下腔静脉。下腔静脉主要收集膈以下的下肢、腹部、盆部的静脉血。

6.肝门静脉系有哪些属支? 有哪些特点? 主要收集哪些器官的血液?

(1)肝门静脉系的属支包括肠系膜上静脉、肠系膜下静脉、脾静脉、胃左静脉、胃右静脉、胆囊静脉和附脐静脉。

(2)肝门静脉系与一般静脉不同,其起始端和末端均与毛细血管相连;属支内缺少静脉瓣,如果肝门静脉系回流受阻(如肝硬化等),压力过高,血液易发生倒流;肝门静脉系收集胃肠道的静脉血,富含营养物质。

(3)肝门静脉系收集食管下段、胃、小肠、大肠(直肠下部除外)、胆囊、胰和脾等腹腔不成对器官的静脉血。

六、综合分析题

1.药物→左头静脉→左腋静脉→左锁骨下静脉→左头臂静脉→上腔静脉→右心房→右心室→肺动脉→肺动脉各级分支→左、右肺泡壁毛细血管→肺静脉各级属支→左、右肺静脉→左心房→左心室→升主动脉→主动脉弓→胸主动脉→腹主动脉→肠系膜上动脉→回结肠动脉→阑尾动脉→阑尾(治疗阑尾炎)。

2.药物→右大隐静脉→右股静脉→右髂外静脉→右髂总静脉→下腔静脉→右心房→右心室→肺动脉→肺动脉各级分支→左、右肺毛细血管网→肺静脉各级属支→左、右肺静脉→左心房→左心室→升主动脉→主动脉弓→胸主动脉→支气管动脉(支气管、肺组织,治疗支气管肺炎)。

3.舌下含服药物→由舌下及口底毛细血管吸收→左、右舌静脉→左、右颈内静脉→左、右头臂静脉→上腔静脉→右心房→右心室→肺动脉→肺动脉各级分支→左、右肺泡壁毛细血管→肺静脉各级属支→左、右肺静脉→左心房→左心室→升主动脉→左、右冠状动脉及其各级分支(扩张血管,改善心肌缺血、缺氧症状)。

4.药物→左侧臀部毛细血管→左臀上、下静脉→左髂内静脉→左髂总静脉→下腔静脉→右心房→右心室→肺动脉→肺动脉各级分支→左、右肺毛细血管网→肺静脉各级属支→左、右肺静脉→左心房→左心室→升主动脉→主动脉弓→胸主动脉→腹主动脉→腹腔干→肝总动脉→肝固有动脉→胆囊动脉→胆囊(治疗胆囊炎)。

5.药物→口腔→咽→食管→胃→小肠肠壁毛细血管(吸收)→空、回肠静脉→肠系膜上静脉→肝门静脉→肝门静脉肝内各级分支→肝血窦→肝静脉各级属支→肝静脉→下腔静脉→右心房→右心室→肺动脉→肺动脉各级分支→左、右肺部毛细血管→肺静脉各级属支→左、右肺静脉→左心房→左心室→升主动脉→主动脉弓→胸主动脉→腹主动脉→肾动脉→肾动脉各级分支→肾小球(经滤过进入尿液)→肾小管→集合管→肾小盏→肾大盏→肾盂。

七、护理案例讨论

1.属于危重患者,安排在 ICU 监护室治疗观察。半坐卧位。

2.心功能属于Ⅲ级,卧床休息。

3.患者夜间阵发性呼吸困难的主要原因是:左心衰竭患者在夜间睡眠时突然发作的呼吸困难,除由于坐位转变为睡眠时平卧位的不利影响外,呼吸困难发生在夜间且程度较重是由于夜间入睡后迷走神经紧张性增高,小支气管收缩,气道阻力增大;同时熟睡后中枢对传入刺激的敏感性降低,只有当肺淤血严重时患者才会感到气促而惊醒。

4. 略。

5. 心瓣膜:参见【心内腔结构思维导图】。最易累及二尖瓣。

6. 经济能力,术后保持心功能正常的时间长短,亲属照顾关心程度的影响,亲属对此病的经济支持力度,由此产生的心理焦虑等。

7. 略。

8. 略。

八、英汉翻译

心　腔

心的内部被分为四个空间,两个在左边,两个在右边。上部的腔隙称心房,心房壁相对较薄,收集回心的血液,有耳状突出部分称心耳,从心房向前延伸。下部的腔隙称心室,能够有力地把血液从心泵入动脉。房间隔把左、右心房分隔开。室间隔把左、右心室分隔开。两侧的心房分别借助各自的房室口与心室相通,房室口有房室瓣守护。

(彭云滔　周思)

第九章　淋巴系统

【学习目的】

1. 熟悉淋巴系统的组成和结构特点。了解影响淋巴回流的因素。

2. 掌握胸导管的起始、走行、注入及其收集范围和右淋巴导管的构成、注入及收集范围。

3. 熟悉腋窝淋巴结分群、各群的分布和收集范围；熟悉女性乳房的淋巴引流常见途径。

4. 熟悉左、右颈干，左、右锁骨下干，左、右支气管纵隔干，左、右腰干和单一肠干的构成和收集范围。

5. 熟悉脾的形态、位置和触诊，胸腺的形态、位置。

6. 熟悉查体时体表重要淋巴结（如下颌下淋巴结、腮腺淋巴结、乳突淋巴结、枕淋巴结、颈外侧浅及深淋巴结、腋窝淋巴结、肘淋巴结、腹股沟浅及深淋巴结、腘淋巴结等）的触及部位。

7. 了解其他局部淋巴结的名称、部位及引流范围。

【思维导图】

一、淋巴系统总论思维导图

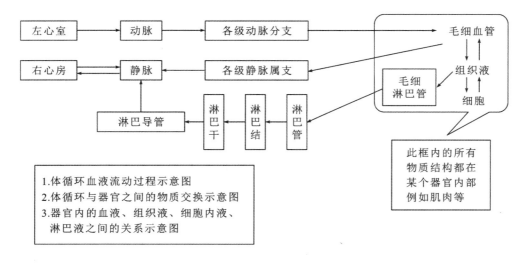

119

二、全身淋巴液回流及九干、两导管回流简图

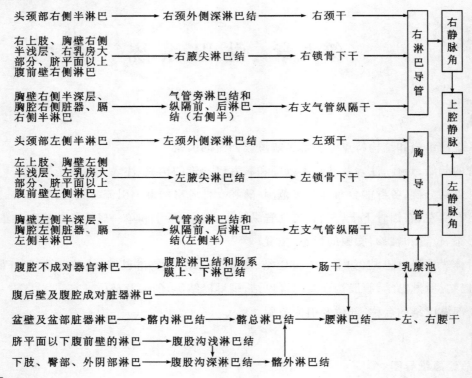

【自我检测】

一、A1/A2 型题

1. 关于淋巴系统的描述,正确的是( )
   A. 由淋巴管道、淋巴器官和淋巴组织组成　　　　B. 乳糜池是淋巴器官
   C. 淋巴最后进入淋巴结　　　　　　　　　　　　D. 胸导管注入右静脉角
   E. 腮腺是淋巴器官

2. 人体最粗大的淋巴管是( )
   A. 左颈干　　　　　　　　　B. 胸导管　　　　　　　　　C. 肠干
   D. 右支气管纵隔干　　　　　E. 右腰干

3. 淋巴系统的构成不包括( )
   A. 淋巴器官　　　　　　　　B. 毛细血管　　　　　　　　C. 淋巴组织
   D. 毛细淋巴管　　　　　　　E. 淋巴干

4. 人体最大的淋巴器官是( )
   A. 淋巴结　　　　　　　　　B. 胸腺　　　　　　　　　　C. 脾
   D. 腭扁桃体　　　　　　　　E. 集合淋巴滤泡

5. 收集腹腔不成对器官淋巴液的淋巴干是( )
   A. 右腰干　　　　　　　　　B. 肠干　　　　　　　　　　C. 右支气管纵隔干
   D. 左腰干　　　　　　　　　E. 右颈干

6. 乳房外侧上部的乳腺癌最先转移到( )
   A. 腋尖淋巴结　　　　　　　B. 胸肌淋巴结　　　　　　　C. 膈上淋巴结
   D. 纵隔前淋巴结　　　　　　E. 胸骨旁淋巴结

7. 关于脾的描述,错误的是（　　）

　　A. 脏面有脾门　　　　　　　B. 位于左季肋区　　　　　C. 是人体最大的淋巴器官

　　D. 上缘前部有 2～3 个脾切迹　　E. 其长轴与第 9 肋走向一致

8. 淋巴器官不包括（　　）

　　A. 淋巴结　　　　　　　　　B. 胸腺　　　　　　　　　C. 脾

　　D. 扁桃体　　　　　　　　　E. 甲状腺

9. 不成对的淋巴干是（　　）

　　A. 肠干　　　　　　　　　　B. 颈干　　　　　　　　　C. 支气管纵隔干

　　D. 腰干　　　　　　　　　　E. 锁骨下干

10. 关于胸导管的描述,正确的是（　　）

　　A. 起于乳糜池,注入右静脉角　　B. 共收纳 3 条淋巴干的淋巴　　C. 穿经膈的主动脉裂孔

　　D. 收纳上半身的淋巴　　　　E. 为全身第 2 大的淋巴管道

11. 关于腋窝淋巴结的描述,正确的是（　　）

　　A. 按位置可分 3 群

　　B. 外侧淋巴结收纳上肢大部分淋巴管和肘淋巴结输出管

　　C. 胸肌淋巴结收纳胸、腹外侧壁和乳房内侧的淋巴管

　　D. 腋尖淋巴结沿腋血管远侧段排列

　　E. 它们的输出管汇成支气管纵隔干

12. 食管腹段癌和胃癌转移时,在左侧颈根部触及的肿大淋巴结是（　　）

　　A. 气管旁淋巴结　　　　　　B. 角淋巴结　　　　　　　C. 腋尖淋巴结

　　D. Virchow 淋巴结　　　　　E. 颈内静脉肩胛舌骨肌淋巴结

二、B 型题

　　A. 颈干　　　　　　　　　　B. 腰干　　　　　　　　　C. 肠干

　　D. 支气管纵隔干　　　　　　E. 锁骨下干

1. 腹腔淋巴结和肠系膜上、下淋巴结的输出管汇合成（　　）

2. 颈外侧深淋巴结的输出管汇合成（　　）

3. 气管旁淋巴结和纵隔前、后淋巴结的输出管汇合成（　　）

4. 腰淋巴结的输出管汇合成（　　）

5. 腋尖淋巴结的输出管汇合成（　　）

　　A. 胸肌淋巴结　　　　　　　B. 腋尖淋巴结　　　　　　C. 胸骨旁淋巴结

　　D. 肝门淋巴结　　　　　　　E. 肺门淋巴结

6. 乳房内下部的淋巴液可经膈下淋巴结到达（　　）

7. 乳房内侧部的淋巴液可到达（　　）

8. 乳房外上部的淋巴液可到达（　　）

9. 乳房上部的淋巴液可到达（　　）

10. 乳房深部的淋巴液可经膈上淋巴结到达（　　）

三、多选题

1. 下列哪些属于淋巴干（　　）

　　A. 肠干　　　　　　　　　　B. 头臂干　　　　　　　　C. 锁骨下干

　　D. 腰干　　　　　　　　　　E. 腹腔干

2. 注入右淋巴导管的淋巴干有（　　　）

    A. 右颈干   B. 肠干   C. 右支气管纵隔干

    D. 右锁骨下干   E. 右腰干

3. 注入胸导管的淋巴干有（　　　）

    A. 左颈干   B. 肠干   C. 右腰干

    D. 右锁骨下干   E. 左支气管纵隔干

4. 淋巴管道包括（　　　）

    A. 淋巴管   B. 淋巴干   C. 毛细淋巴管

    D. 淋巴导管   E. 肝总管

5. 腋窝淋巴结分群包括（　　　）

    A. 中央淋巴结   B. 肩胛下淋巴结   C. 外侧淋巴结

    D. 腋尖淋巴结   E. 胸肌淋巴结

6. 淋巴经胸导管回流的局部有（　　　）

    A. 双下肢   B. 腹部   C. 胸部

    D. 盆部   E. 左上肢及头颈部左侧半

四、A3/A4 型题

（1～4 题共用题干）

    患者,女性,43 岁。因右腋下包块 10 个月余入院。

    查体:右侧乳房外上象限可扪及 8 cm×6 cm 大小包块,边界不清,固定,无压痛,乳头内陷,乳房皮肤呈"橘皮样"变。右侧腋窝可扪及多个黄豆大小的包块,质硬,无压痛。左侧乳房无异常。

    颈部及上胸部 CT 示:右侧腋窝及锁骨下多个淋巴结肿大。

    临床诊断:右侧乳腺癌。

1. 乳房皮肤呈"橘皮样"变,乳头内陷,原因除癌变部位淋巴回流障碍外,还与什么有关（　　　）

    A. 乳房癌变部位静脉淤血   B. 癌细胞侵及乳房悬韧带,使之缩短

    C. 乳房癌变部位胸大肌痉挛收缩   D. 乳房癌变部位输乳管增长

    E. 乳房癌变部位乳房皮肤变薄

2. 患者右侧腋窝多个淋巴结肿大。腋窝淋巴结的分群不包括（　　　）

    A. 胸肌淋巴结   B. 肩胛下淋巴结   C. 中央淋巴结

    D. 腋尖淋巴结   E. 胸肌间淋巴结

3. 患者癌变部位在乳房外上象限,此处的癌细胞首先转移至（　　　）

    A. 外侧淋巴结   B. 肩胛下淋巴结   C. 中央淋巴结

    D. 胸骨旁淋巴结   E. 胸肌淋巴结

4. 如果癌变部位在乳房内侧部,癌细胞首先转移至（　　　）

    A. 胸肌淋巴结   B. 胸骨旁淋巴结   C. 中央淋巴结

    D. 腋尖淋巴结   E. 肝门淋巴结

（5～9 题共用题干）

    一青年男性,因喜嗜生马蹄,患血吸虫性肝硬化。

    查体:腹部膨隆,腹部浅表静脉曲张,肝、脾边界不清,巨脾下界可达左腹股沟区,双下肢无水肿。

    B 超发现肝、脾肿大,门静脉及脾静脉管径增粗。血吸虫酶标实验阳性。

    血常规:WBC $0.95×10^9$/L,RBC $2.0×10^9$/L,Hb 60 g/L,PLT $25×10^9$/L(各项指标均低于正常值)。

5.患者脾肿大明显。正常情况下,脾的位置是(　　)

    A.位于左季肋区　　　　　　　　B.前端可达锁骨中线　　　　　　C.在第8～11肋的深面

    D.右肋弓下可触到脾　　　　　　E.后端可达后正中线

6.哪个结构不参与脾正常位置的固定(　　)

    A.胃脾韧带　　　　　　　　　　B.脾肾韧带　　　　　　　　　　C.膈脾韧带

    D.脾结肠韧带　　　　　　　　　E.胰尾

7.临床触诊时,可用作识别脾的标志是(　　)

    A.胃游离区　　　　　　　　　　B.脾动脉　　　　　　　　　　　C.胃脾韧带

    D.脾切迹　　　　　　　　　　　E.脾静脉

8.血常规显示患者红细胞、白细胞、血小板均减少,是因为(　　)

    A.脾的储血功能下降　　　　　　B.脾的造血功能下降　　　　　　C.脾过滤血液的功能下降

    D.脾功能亢进　　　　　　　　　E.脾的免疫功能下降

9.肝硬化造成门脉高压症,导致脾肿大,是因为脾静脉回流入(　　)受阻

    A.肠系膜上静脉　　　　　　　　B.肠系膜下静脉　　　　　　　　C.中结肠静脉

    D.胃网膜左静脉　　　　　　　　E.肝门静脉

五、简答题

1.试述脾的位置、形态和固定装置(韧带)。

2.试述胸导管的起止、走行及收集范围。

3.简述乳房的淋巴回流。

六、英汉翻译

Lymphatic system

    The lymphatic system filters fluid from around cells. It is an important part of the immune system. When people refer to swollen glands in the neck, they are usually referring to swollen lymph nodes. Common areas where lymph nodes can be easily felt, especially if they are enlarged, are: the groin, armpits (axilla), above the clavicle (supraclavicular), in the neck (cervical), and the back of the head just above hairline (occipital).

【参考答案】

一、A1/A2 型题

1.A　2.B　3.B　4.C　5.B　6.B　7.E　8.E　9.A　10.C　11.B　12.D

二、B 型题

1.C　2.A　3.D　4.B　5.E　6.D　7.C　8.A　9.B　10.E

三、多选题

1.ACD　2.ACD　3.ABCE　4.ABCD　5.ABCDE　6.ABDE

四、A3/A4 型题

1.B　2.E　3.E　4.B　5.A　6.E　7.D　8.D　9.E

五、简答题

1.试述脾的位置、形态和固定装置(韧带)。

    脾位于左季肋区,胃左侧与膈之间,相当于左侧第9～11肋的深面,其长轴与第10肋方向基本一致。正常人在左肋弓下不能触到脾。

    脾可分为前、后两端,上、下两缘,脏面和膈面。

脾前端较宽,朝向前外方;后端圆钝,朝向后内方。

脾下缘较钝,向后下方;上缘锐利,朝前上方并有2～3个深陷的脾切迹,是触诊时辨认脾的标志。

脾的膈面平滑隆凸,贴于膈穹隆下面;脏面凹陷,其中央有脾门,是神经、血管等出、入脾之处。

脏面前上方与胃底相贴,后下方与左肾和左肾上腺邻靠。

脾为腹膜内位器官,各面均被脏腹膜覆盖,并借腹膜构成的胃脾韧带、脾肾韧带、膈脾韧带及脾结肠韧带等支持固定。

2. 试述胸导管的起止、走行及收集范围。

胸导管是全身最大的淋巴管,于第12胸椎体下缘高度起自乳糜池(由左、右腰干和单一的肠干汇合而成),上行于脊柱前方,穿经膈主动脉裂孔入胸腔,在食管后、脊柱前方继续上行,至第5胸椎高度向左侧斜行,然后沿脊柱左前方上行,出胸廓上口达颈根部后,向前弓状弯曲注入左静脉角,也可注入颈内静脉。

胸导管在注入静脉角处接收左支气管纵隔干、左颈干和左锁骨下干。

胸导管通过上述6条淋巴干和某些散在的淋巴管收集两下肢、盆部、腹部、左肺、左半心、左半胸壁、左上肢和头颈左半部,约占全身3/4部位的淋巴。

3. 简述乳房的淋巴回流。

(1)乳房外侧部、中央部淋巴管→胸肌淋巴结。

(2)乳房上部淋巴管→腋尖淋巴结、锁骨上淋巴结。

(3)乳房内侧部淋巴管→胸骨旁淋巴结。

(4)乳房内侧部浅淋巴管→对侧乳房浅淋巴管。

(5)乳房内下部淋巴管→腹壁、膈下淋巴管→肝的淋巴管。

六、英汉翻译

淋 巴 系 统

淋巴系统过滤来自细胞周围的液体,是免疫系统的重要部分。人们所说的颈部肿大的腺体,通常指的是肿大的淋巴结。淋巴结很容易被触及(尤其在它们增大时)的常见位置在腹股沟、腋窝、锁骨上方、颈部,以及头部后面的枕部发际以上处。

(范晓明　黄毅)

第四篇 感觉器官

第十章 视器(眼)

【学习目的】

1.掌握眼球壁分层、分部及其形态、结构和功能。

2.掌握眼球内容物的构成、各自形态、位置及房水循环途径。

3.掌握结膜的形态、分部。掌握泪器的组成及泪道的组成和开口。

4.熟悉运动眼球和眼睑的肌肉名称、位置和作用。

5.熟悉视器的神经分布概况。

6.了解眼睑的层次。

7.了解眼动脉来源及分支。

【思维导图】

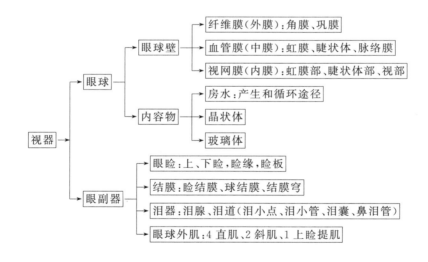

【自我检测】

一、A1/A2 型题

1.关于角膜的描述,错误的是(　　　)

　　A.有屈光作用　　　　　　B.无色透明　　　　　　　　C.无弹性

　　D.无血管　　　　　　　　E.神经末梢丰富

2.下列说法中,正确的是(　　　)

　　A.巩膜为乳白色透明的纤维膜　　　　　　B.瞳孔在弱光下或视远物时缩小

　　C.睫状体呈三角形,内有骨骼肌　　　　　　D.视网膜内、外两层间有潜在间隙

　　E.中央凹无血管,无感光细胞

3. 关于视神经乳头的描述,正确的是(　　)

　　A. 是视锥细胞和视杆细胞集中处

　　B. 是感光最敏锐的部位

　　C. 在非病理情况下不突起

　　D. 无血管

　　E. 以上均不对

4. 使瞳孔扩大的结构是(　　)

　　A. 瞳孔括约肌　　　　　　　B. 瞳孔开大肌　　　　　　C. 睫状肌

　　D. 眼轮匝肌　　　　　　　　E. 上睑提肌

5. 哪一结构病变后,可导致白内障(　　)

　　A. 角膜　　　　　　　　　　B. 晶状体　　　　　　　　C. 房水

　　D. 视网膜　　　　　　　　　E. 玻璃体

二、B 型题

　　A. 角膜　　　　　　　　　　B. 虹膜　　　　　　　　　C. 睫状体

　　D. 视网膜　　　　　　　　　E. 巩膜

1. 呈冠状位,因人种不同,呈现不同色素的是(　　)

2. 无色透明,神经末梢丰富的是(　　)

3. 有调节晶状体功能的是(　　)

4. 白色,为眼球外膜的是(　　)

5. 有感光细胞的是(　　)

　　A. 玻璃体　　　　B. 房水　　　　C. 晶状体　　　　D. 结膜

6. 沙眼发生在(　　)

7. 白内障发生的部位是(　　)

8. 循环障碍引发青光眼的是(　　)

9. 飞蚊症发生的部位是(　　)

　　A. 虹膜角膜角　　　　　　　B. 黄斑　　　　　　　　　C. 视神经盘

　　D. 巩膜静脉窦　　　　　　　E. 泪膜囊

10. 视觉敏锐处在(　　)

11. 生理性盲点在(　　)

12. 房水最终由何结构汇入眼静脉(　　)

13. 泪液流经(　　)

14. 何处狭窄可引起青光眼(　　)

三、多选题

1. 眼球血管膜包括(　　)

　　A. 巩膜　　　　　　　　　　B. 睫状体　　　　　　　　C. 虹膜

　　D. 脉络膜　　　　　　　　　E. 视网膜

2. 眼球内容物包括(　　)

　　A. 角膜　　　　　　　　　　B. 房水　　　　　　　　　C. 晶状体

　　D. 玻璃体　　　　　　　　　E. 睫状体

3.哪些结构病变后,可以导致视觉障碍(　　)

　　A.角膜穿孔　　　　　　　　　　B.房水浑浊　　　　　　　　　C.晶状体病变

　　D.翼状胬肉　　　　　　　　　　E.长时间眼压过高

4.关于睑板腺的描述,正确的是(　　)

　　A.位于睑板内,呈麦穗状　　　　　　　　　　B.腺体长轴与眼缘垂直

　　C.腺体开口于睑缘的后缘　　　　　　　　　　D.腺体开口于睑缘的前缘

　　E.腺体开口部位被堵,易形成睑腺炎,触之疼痛

四、A3/A4 型题

(1～2题共用题干)

　　患者,女性,62岁,退休教师,因视力逐渐下降而整天闷闷不乐。近2年右眼逐渐视物模糊不清,眼前有黑影,加重3个月。眼部检查:右眼视力眼前手动10 cm,左眼视力0.4;右眼晶状体完全混浊,呈乳白色,眼后段无法窥见,虹膜投影消失,但光定位准确。初步诊断:右眼年龄相关性白内障。

1.白内障的主要病变部位为(　　)

　　A.角膜　　　　　　　　　　　　B.房水　　　　　　　　　　　C.晶状体

　　D.玻璃体　　　　　　　　　　　E.视网膜

2.患者左眼视力0.4说明物像投影于(　　)

　　A.中央凹　　　　　　　　　　　B.视神经盘　　　　　　　　　C.视网膜前方

　　D.视网膜后方　　　　　　　　　E.以上均不正确

(3～6题共用题干)

　　患者,女性,65岁,左眼红、视力下降3个月。右眼无充血,角膜透明,前房轴深4C.T.(角膜厚度),晶状体轻度混浊,视力0.8,眼压17 mmHg,眼底杯盘比值(cup/disc ratio,C/D)0.3。左眼轻度前突,结膜及浅层巩膜血管扩张迂曲,角膜透明,前房轴深4C.T.,晶状体轻度混浊,视力0.3,眼压32 mmHg,眼底杯盘比值(C/D)0.4。眼眶CT检查显示左眼眼上静脉曲张。患者有高血压和糖尿病病史。初步诊断:上巩膜静脉压升高继发青光眼。

3.房水产生的部位为(　　)

　　A.虹膜　　　　　　　　　　　　B.睫状体　　　　　　　　　　C.巩膜

　　D.脉络膜　　　　　　　　　　　E.玻璃体

4.房水最终注入(　　)

　　A.前房　　　　　　　　　　　　B.后房　　　　　　　　　　　C.瞳孔

　　D.巩膜静脉窦　　　　　　　　　E.虹膜

5.下列有关房水的描述,错误的是(　　)

　　A.房水充滞眼房可使视力受损,临床上称为青光眼　　　　　　　　B.经常循环更新

　　C.具有维持眼内压、营养角膜和晶状体的作用　　　　　　　　　　D.无屈光作用

　　E.无感光细胞

6.患者眼底杯盘比值(C/D)中的"杯"指(　　)

　　A.视神经盘　　　　　　　　　B.视神经盘无感光细胞,称生理盲点

　　C.视神经盘的生理凹陷　　　　D.黄斑　　　　　　　　　　　E.中央凹

五、简答题

1.试述眼球壁的分层及各层的分部名称。

2.试述外界光线进入眼内转化为视觉冲动所经过的途径(可用箭头表示)。

3.房水产生于何处?其循环途径及生理功能、临床意义如何?

4.泪液产生于何处?经哪些结构流到下鼻道?

5.眼球外肌有哪几块?各块肌的作用如何?受何神经支配?

六、护理案例讨论

患者,女性,32岁,在市委工作,最近3年,频繁出现失眠、习惯性便秘、眼部干涩、疲劳不适、胀痛、视物模糊或视力下降、头昏头痛,偶尔血压升高,休息后可缓解,但未出现失明。去医院就诊发现眼压偏高(正常值1.33~2.79 kPa),最近一周因开会加班,于昨晚半夜突然感觉剧烈眼胀、头痛,视力锐减,结膜充血,恶心呕吐,去医院就诊,眼压值为3.26 kPa。诊断:青光眼。请问:

1.房水的循环在哪些环节出现中断时,可以导致眼内压增高?

2.从解剖学角度解释,为什么眼内压增高会引起失明?

3.针对本案例,您如何提供合理护理服务?

七、英汉翻译

Eye

The eyeball, the peripheral organ of vision, is situated in a skeletal cavity, the orbit, the walls of which help to protect it from injury. The orbit also has a more fundamental role in the visual process itself, in providing a rigid support and direction to the eye and in forming the sites of attachment for its external muscles. This setting permits the accurate positioning of the visual axis under neuromuscular control, and determines the spatial relationship between the two eyes — essential for binocular vision and conjugate eye movements.

【参考答案】

一、A1/A2 型题

1.C 2.D 3.C 4.B 5.B

二、B 型题

1.B 2.A 3.C 4.E 5.D 6.D 7.C 8.B 9.A 10.B 11.C 12.D 13.E 14.A

三、多选题

1.BCD 2.BCD 3.ABCD 4.ABC

四、A3/A4 型题

1.C 2.C 3.B 4.D 5.D 6.C

五、简答题

1.试述眼球壁的分层及各层的分部名称。

纤维膜(外膜)分为角膜和巩膜;血管膜(中膜)分为虹膜、睫状体和脉络膜;视网膜(内膜)分为虹膜部、睫状体部和脉络膜部。虹膜部和睫状体部无感光作用,称为视网膜盲部,脉络膜部又称为视部。

2.试述外界光线进入眼内转化为视觉冲动所经过的途径(可用箭头表示)。

光线→角膜→眼前房→瞳孔→眼后房→晶状体→玻璃体→视网膜感光细胞(视锥细胞和视杆细胞)→视觉冲动。

3.房水产生于何处?其循环途径及生理功能、临床意义如何?

房水由睫状体产生,进入眼后房,经瞳孔至眼前房,经虹膜角膜角进入巩膜静脉窦,借睫前静脉汇入眼上、下静脉。房水的生理功能是为角膜和晶状体提供营养并维持正常眼内压。某些病理情况下,房水代谢紊乱,造成眼房内房水增加,导致眼内压增高,临床上称之为继发性青光眼。

4.泪液产生于何处?经哪些结构流到下鼻道?

泪液由泪腺分泌,经泪点、泪小管进入泪囊,再经鼻泪管至下鼻道。

5.眼球外肌有哪几块？各块肌的作用如何？受何神经支配？

眼球外肌包括 4 块直肌、2 块斜肌和 1 块上睑提肌。上直肌收缩使瞳孔转向上内方，下直肌收缩使瞳孔转向下内方，内直肌收缩使瞳孔转向内侧，外直肌收缩使瞳孔转向外侧，上斜肌收缩使瞳孔转向下外方，下斜肌收缩使瞳孔转向上外方，上睑提肌收缩可上提上睑，开大眼裂。上直肌、下直肌、内直肌、下斜肌和上睑提肌由动眼神经支配，外直肌由展神经支配，上斜肌由滑车神经支配。

六、护理案例讨论

1.虹膜与晶状体相邻处、瞳孔、虹膜角膜角（即眼房角）。眼房角处的堵塞引起青光眼最常见。

2.眼内压增高，压力借玻璃体向后压迫视神经盘，导致穿过视神经盘的血管受压，视网膜血供中断，视神经纤维受压，神经冲动传递受阻，这两个因素都可以引起失明。

3.针对目前症状体征，做如下处理：疾病的常识宣传，缓解患者目前心理压力，引起患者对该疾病的重视。①知晓发病机制。正常眼压及影响眼压的因素：眼球内容物对眼球壁所施加的压力称为眼内压（简称"眼压"），维持正常视功能的眼压称正常眼压。在正常情况下，房水生成率、房水排出率及眼内容物的体积处于动态平衡，这是保持正常眼压的重要因素，如果三者动态平衡失调，将出现病理性眼压。②知晓病因，明白恶果与工作生活的关系。青光眼是一种常见的致盲眼病，发病诱因常常与情绪、工作节奏、生活节奏长时间紊乱有关。③知道如何做才能远离此病。平时让眼睛多休息，饮食宜清淡，不吃辛辣食物，勿服对眼压有影响的药物，一旦出现青光眼症状，必须去医院请眼科医生诊治，尽力保住视力。生活起居要有规律，避免情绪波动，保持心理平衡，合理用眼。

七、英汉翻译

眼

眼球，视觉的外围器官，位于骨性的腔——眼眶内，眶壁有助于保护眼球免受伤害。眼眶有一个更根本的作用，即为眼提供一个刚性的支持和方向；并为眼球外肌提供附着点。它允许神经、肌肉调控下视轴的精确定位，并确定两眼之间的空间关系，这对双目视觉和共轭眼球运动是必不可少的。

（张涛　赵克勇）

第十一章　前庭蜗器(耳)

【学习目的】

1. 熟悉前庭蜗器的组成和各部的作用。
2. 掌握外耳道的形态、分部和幼儿外耳道的特点。
3. 熟悉鼓膜的形态、分部和位置。
4. 熟悉鼓室的形态(6个壁上的主要结构)、位置与交通。
5. 掌握咽鼓管的形态特征、开口位置、作用及幼儿咽鼓管的特点。
6. 了解听小骨及其联结和运动听小骨肌的位置、作用。
7. 掌握骨迷路与膜迷路的组成。
8. 掌握听觉感受器、位觉感受器的位置。
9. 熟悉乳突窦和乳突小房的位置,以及椭圆囊、球囊、膜半规管和蜗管的形态。

【思维导图】

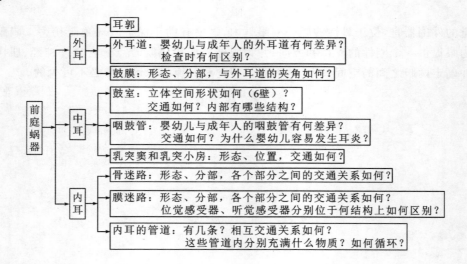

【自我检测】

一、A1/A2型题

1. 下列属于鼓室内侧壁结构的是(　　)

　　A. 锤骨柄　　　　　　　　　　B. 前庭窗　　　　　　　　　　C. 咽鼓管鼓室口

　　D. 光锥　　　　　　　　　　　E. 乳突窦口

2. 鼓室内的空气经何结构而来(　　)

　　A. 外耳道　　　　　　　　　　B. 内耳道　　　　　　　　　　C. 乳突小房

　　D. 咽鼓管　　　　　　　　　　E. 以上都不对

3. 关于内耳的描述,错误的是(　　)

 A. 由骨迷路和膜迷路组成   B. 骨迷路可分为前庭、骨半规管和耳蜗

 C. 骨半规管分前、后、外侧三个   D. 内、外淋巴借蜗孔相交通

 E. 前庭窗位于前庭的外侧壁

二、B 型题

 A. 外耳道   B. 鼓膜   C. 内耳

 D. Corti 器   E. 蜗窗

1. 听觉感受器是(　　)

2. 耵聍腺所在的部位是(　　)

3. 完好时可见光锥的是(　　)

4. 第二鼓膜封闭(　　)

5. 迷路是指(　　)

 A. "S"形   B. 2/3   C. 45°

 D. 垂直   E. 3

6. 外耳道呈(　　)

7. 成人鼓膜与外耳道底夹角约为(度)(　　)

8. 咽鼓管软骨部占全长(　　)

9. 听小骨有几对(　　)

10. 3 个半规管互相(　　)

三、多选题

1. 关于外耳道的描述,正确的是(　　)

 A. 是外耳门至鼓膜的一段管道   B. 成人长 2.0~2.5 cm

 C. 检查婴儿鼓膜时,应将耳郭向后下方牵拉 D. 皮肤内含有耵聍腺

 E. 内侧 2/3 段以骨质为基础

2. 位觉感受器包括(　　)

 A. 壶腹嵴   B. 螺旋器   C. 椭圆囊斑

 D. 球囊斑   E. 鼓膜

四、A3/A4 型题

(1~7 题共用题干)

 患者,男性,63 岁,自幼右耳间断流脓伴听力减退。半个月前右耳疼痛、流脓增多,伴同侧剧烈头痛、发热,在某医院诊断为慢性化脓性中耳炎急性发作。予氯霉素甘油滴耳液及静脉使用大剂量青霉素、甲硝唑治疗,疼痛逐渐减轻但未消失。有高血压病史。查体:T 37.8 ℃,P 84 次/min,R 16 次/min,BP 150/90 mmHg。精神萎靡,表情淡漠。颈无抵抗。生理反射存在,病理反射未引出。右侧外耳道积脓,后上壁深部塌陷,骨部皮肤充血,鼓膜松弛部未见,紧张部穿孔,可见白色豆渣样物和脓液搏动,脓液清除后见鼓室黏膜充血、水肿。急诊行头颅 CT 检查提示:右侧颞叶小面积轻度水肿性改变,未见局灶性低密度阴影。白细胞计数 12.5×10⁹/L,中性粒细胞 0.86。纯音测听示右耳混合性听力损失,左耳听力正常。初步诊断:慢性化脓性中耳炎急性发作(胆脂瘤型)、耳源性颅内感染(脑脓肿早期)、高血压病。

1. 听觉感受器位于（　　）

 A. 前庭膜   B. 基底膜   C. 盖膜

 D. 骨螺旋板   E. 以上均不对

2. 关于鼓膜的描述,错误的是（　　）

 A. 位于鼓室和外耳道之间   B. 锤骨柄末端附着处称鼓膜脐

 C. 为半透明薄膜   D. 紧张部坚实而紧张,固定于鼓膜沟内

 E. 松弛部有光锥

3. 中耳炎通常不侵犯（　　）

 A. 鼓室   B. 咽鼓管   C. 乳突窦

 D. 乳突小房   E. 耳蜗

4. 患者出现颅内感染时,炎症可能通过鼓室的哪一结构侵入颅内（　　）

 A. 前壁(颈动脉壁)   B. 后壁(乳突壁)   C. 上壁(盖壁)

 D. 下壁(颈静脉壁)   E. 内侧壁(迷路壁)

5. 患者入院进行鼓膜检查时,牵拉耳郭应向（　　）

 A. 后上方   B. 后下方   C. 前上方

 D. 前下方   E. 外侧方

6. 患者出现右耳混合性听力损失与下列哪一结构无关（　　）

 A. 鼓膜   B. 听小骨   C. 外淋巴

 D. Corti 器   E. 壶腹嵴

7. 患者右侧外耳道积脓,可见白色豆渣样物,提示可能有胆脂瘤形成,胆脂瘤好发于（　　）

 A. 上鼓室   B. 中鼓室   C. 下鼓室

 D. 咽鼓管   E. 以上均不对

五、简答题

1. 试述鼓膜的位置、形态、分部。

2. 试述鼓室的各壁结构、毗邻和临床意义。

3. 声波通过哪些结构传至内耳听觉感受器?

六、英汉翻译

External Ear

 The external ear consists of the auricle, or pinna, the external acoustic meatus and tympanic membrane. The auricle projects from the side of the head to collect sound waves, and the meatus leads inwards from the auricle to conduct vibrations to the tympanic membrane. These structures do not act merely as a simple ear-trumpet: they are the first of a series of stimulus modifiers in the auditory apparatus.

【参考答案】

一、A1/A2 型题

1. B   2. D   3. D

二、B 型题

1. D   2. A   3. B   4. E   5. C   6. D   7. A   8. B   9. E   10. C

三、多选题

1. ABCDE　2. ACD

四、A3/A4 型题

1. B　2. E　3. E　4. C　5. A　6. E　7. A

五、简答题

1. 试述鼓膜的位置、形态、分部。

鼓膜位于外耳道与鼓室之间,周缘大部分附着于颞骨鼓部和鳞部的鼓膜沟,与外耳道底成 $45°\sim50°$ 的倾斜角。小儿鼓膜更为倾斜,几乎呈水平位。鼓膜呈椭圆的漏斗形半透明薄膜,周缘较厚,中心向内凹陷,凸向鼓室,与锤骨柄末端相对,形成鼓膜脐。鼓膜分为上、下两部,上 $1/8\sim1/6$ 的三角形区为松弛部,薄而松弛,活体上呈淡红色;下 $5/6\sim7/8$ 为紧张部,坚实而紧张,固定于鼓膜沟内,活体上呈灰白色。紧张部前下方三角形的反光区,称光锥。

2. 试述鼓室的各壁结构、毗邻和临床意义。

上壁为鼓室盖,为一薄骨板,分隔鼓室与颅中窝。下壁为颈静脉壁,分隔鼓室和颈静脉窝。前壁为颈动脉壁,即颈动脉管的后壁。后壁为乳突壁。内侧壁为内耳之外侧壁,亦称迷路壁。中部有圆形隆起,向外侧突起,称岬,由耳蜗第一圈起始部隆起形成。岬的后上方有卵圆形孔,称前庭窗,此孔为镫骨底封闭。岬的后下方有圆形小孔,称蜗窗,在活体上有膜封闭,称为第二鼓膜。在前庭窗的后上方有一条弓形隆起,称为面神经管凸,内有面神经通过。外侧壁大部分是鼓膜,小部分为骨性部。鼓膜呈漏斗形,凸向鼓室,与锤骨柄末端相对,形成鼓膜脐。鼓膜分为上、下两部,上 $1/8\sim1/6$ 为松弛部;下 $5/6\sim7/8$ 为紧张部。紧张部前下方三角形的反光区,称光锥。

3. 声波通过哪些结构传至内耳听觉感受器?

声波→耳郭→外耳道→鼓膜→听小骨链→前庭窗→前庭阶的外淋巴→蜗管内淋巴→基底膜上的螺旋器。

六、英汉翻译

外　耳

外耳包括耳郭、外耳道和鼓膜。耳郭从头的侧面伸出,用来收集声波;外耳道将震动从耳郭传向鼓膜。这些结构不仅仅是一个简单的助听器,它们还是听觉器官一系列声波刺激编辑器的起始部分。

（宋铁山　李成武）

第五篇 神经系统

第十二章 中枢神经系统

【学习目的】

1. 掌握神经系统的组成和区分、神经系统常用术语。
2. 掌握脊髓的位置和外形,脊髓白质内主要的上行纤维束(薄束、楔束、脊髓丘脑束)和下行纤维束(皮质脊髓束)的位置、起止。
3. 掌握脑干的组成、外形,脑神经核的排列及其功能,上行纤维束(内侧丘系、脊髓丘系和三叉丘系)和下行纤维束(锥体束)的组成及功能。
4. 掌握小脑的形态、分叶、功能,了解其核团。
5. 掌握间脑的分部,背侧丘脑腹后核、后丘脑接受的纤维,下丘脑主要核团(视上核和室旁核)及下丘脑的主要功能。
6. 掌握端脑的形态、分叶,大脑皮质主要中枢的位置、功能,内囊的组成、分部,基底核。

【思维导表】

中枢	位置	分部	外形、结构		内部结构	
脑	颅腔内	端脑	3面:上外侧面、内侧面和下面 3沟:外侧沟、中央沟、顶枕沟 5叶:额叶、顶叶、枕叶、颞叶、岛叶 9大皮质功能定位		侧脑室 基底核(4对)	联络纤维 连合纤维 投射纤维 (内囊)
		间脑	5部:背侧丘脑、后丘脑、上丘脑、下丘脑、底丘脑		腹后内侧核 腹后外侧核 视上核、室旁核	内侧膝状体 外侧膝状体
		小脑	3叶:绒球小结叶、前叶、后叶		顶核、球状核、栓状核、齿状核	出入纤维
		中脑	隆起、沟	2对脑神经根:Ⅲ、Ⅳ	脑神经核(18对)	4丘系: 内侧丘系 脊髓丘系 外侧丘系 三叉丘系 锥体束: 皮质核束 皮质脊髓束
		脑桥		4对脑神经根:Ⅴ、Ⅵ、Ⅶ、Ⅷ		
		延髓		4对脑神经根:Ⅸ、Ⅹ、Ⅺ、Ⅻ	非脑神经核	

续表

中枢	位置	分部	外形、结构		内部结构	
脊髓	椎管内	颈髓 胸髓 腰髓 骶髓 尾髓	2 膨 大	颈膨大（$C_4 \sim T_1$） 腰骶膨大（$L_2 \sim S_3$）	前角运动细胞 侧角（$T_1 \sim L_3$） 后角感觉细胞	楔束 薄束 脊髓小脑束 脊髓丘脑束 皮质脊髓束 红核脊髓束 前庭脊髓束
			6 沟 裂	前正中裂,1条 前外侧沟,2条 后正中沟,1条 后外侧沟,2条		

第一节　脊　髓

【自我检测】

一、A1/A2 型题

1.在人体起主导调控作用的是（　　　）
　　A.内分泌系统　　　　　　　B.脉管系统　　　　　　　C.运动系统
　　D.神经系统　　　　　　　　E.泌尿系统

2.不属于中枢神经系统的结构是（　　　）
　　A.神经核　　　　　　　　　B.纤维束　　　　　　　　C.灰质
　　D.神经节　　　　　　　　　E.髓质

3.关于运动神经元的描述,正确的是（　　　）
　　A.是假单极神经元　　　　　B.是双极神经元　　　　　C.是多极神经元
　　D.其轴突又称传入神经　　　E.以上都不对

4.成人脊髓下端平齐（　　　）
　　A.第10胸椎体上缘　　　　　B.第12胸椎体下缘　　　　C.第1腰椎体下缘
　　D.第2腰椎体下缘　　　　　　E.第3腰椎体下缘

5.关于脊髓的描述,正确的是（　　　）
　　A.各脊髓节段均与同序数椎骨等高　　　　B.自上而下逐渐变细,末端称脊髓圆锥
　　C.表面有7条沟、裂　　　　　　　　　　　D.占据椎管全长的上 2/3
　　E.在前、后外侧沟有脊神经的前、后支相连

6.脊髓灰质中,含有交感神经元的脊髓节段是（　　　）
　　A.31 个脊髓节段前角　　　　B.$C_1 \sim C_7$ 节段后角　　　C.$C_8 \sim L_2$ 节段的背核
　　D.$T_1 \sim L_3$ 节段侧角　　　E.$S_2 \sim S_4$ 节段中间内侧核

7.脊髓灰质中,含有副交感神经元的脊髓节段是（　　　）
　　A.全部颈髓节段　　　　　　B.第 2～4 骶髓节段　　　C.第 1～3 腰髓节段
　　D.31 个脊髓节段　　　　　　E.$T_1 \sim L_3$ 髓节段

8.男性患者背部外伤导致第7胸椎骨折,可能损伤的脊髓节段是（　　　）
　　A.第9胸髓　　　　　　　　　B.第10胸髓　　　　　　　C.第11胸髓
　　D.第6胸髓　　　　　　　　　E.第7胸髓

9. 男性患者躯干部乳头平面以下右侧半及右下肢痛、温觉消失,且左下肢痉挛性瘫痪,有可能损伤的脊髓部位或椎骨是( )

    A. 第 4 胸髓左侧半　　　　　　　B. 第 4 胸髓右侧半　　　　　　C. 第 4 胸椎

    D. 第 2 胸椎　　　　　　　　　　E. 第 5 胸椎

10. 在颈髓和胸髓上部,分界薄束和楔束的表面标志是( )

    A. 前外侧沟　　　　　　　　　　B. 后正中沟　　　　　　　　　C. 前正中裂

    D. 界沟　　　　　　　　　　　　E. 后中间沟

11. 临床上常用腰穿部位是( )

    A. 第 3~4 或 4~5 腰椎棘突间隙　　　　　　B. 第 1~2 腰椎棘突间隙

    C. 第 2~3 腰椎棘突间隙　　　　　　　　　D. 第 12 胸椎与第 1 腰椎棘突间隙

    E. 第 5 腰椎与第 1 骶椎棘突间隙

12. 在脊髓前索内上行的纤维束是( )

    A. 脊髓丘脑前束　　　　　　　　B. 脊髓丘脑侧束　　　　　　　C. 皮质脊髓侧束

    D. 脊髓小脑前束　　　　　　　　E. 薄束和楔束

13. 关于楔束的描述,正确的是( )

    A. 在脊髓前索内下行

    B. 将上半身同侧的本体感觉和精细触觉冲动传入延髓

    C. 将下半身对侧的浅感觉冲动传入脑

    D. 将上半身同侧的痛、温觉和粗触觉冲动传入脑

    E. 将躯干和下肢同侧的本体感觉冲动传入脑

14. 脊髓内,传导皮肤痛、温觉的传导束是( )

    A. 脊髓小脑后束　　　　　　　　B. 楔束　　　　　　　　　　　C. 脊髓丘脑侧束

    D. 脊髓丘脑前束　　　　　　　　E. 薄束

15. 关于脊髓丘脑前束的描述,正确的是( )

    A. 位于脊髓外侧索的前半部　　　　　　　B. 由对侧后角固有核的轴突组成

    C. 传导身体同侧的粗触觉、压觉　　　　　D. 传导身体同侧的精细触觉

    E. 此束一侧损伤,损伤平面以下对侧痛、温觉丧失

16. 皮质脊髓侧束的功能是( )

    A. 支配对侧上、下肢肌　　　　　B. 兴奋伸肌　　　　　　　　　C. 支配双侧躯干肌

    D. 支配同侧上、下肢肌　　　　　E. 兴奋屈肌

17. 病变同侧水平以下痉挛性瘫痪,本体感觉及精细触觉消失,而且对侧痛、温觉消失,应考虑( )

    A. 脊髓白质前连合损伤　　　　　B. 脊髓后索损伤　　　　　　　C. 脊髓侧索损伤

    D. 脊髓前索损伤　　　　　　　　E. 脊髓半侧损伤

18. 脊髓的颈膨大位于( )

    A. C_4~T_1　　　　　　　　　　B. C_5~T_2　　　　　　　　　C. C_4~T_2

    D. C_4~C_8　　　　　　　　　　E. C_3~T_2

19. 脊髓内含有副交感神经元的是( )

    A. 胸核　　　　　　　　　　　　B. 后角固有核

    C. 中间内侧核　　　　　　　　　D. S_2~S_4 中间带外侧部内侧核

    E. 侧角

20.在脊髓断面内经白质前连合交叉到对侧的有(　　)

    A.皮质脊髓侧束　　　　　　　　B.楔束　　　　　　　　C.脊髓丘脑束

    D.红核脊髓束　　　　　　　　　E.薄束

二、B 型题

    A.第 1 腰椎　　　　　　　　　　B.第 2 腰椎　　　　　　　C.第 3 腰椎

    D.第 9 胸椎　　　　　　　　　　E.第 10 胸椎

1.成人脊髓下端平齐(　　)

2.儿童脊髓下端平齐(　　)

3.何处损伤可伤及脊髓骶段(　　)

4.脊髓第 12 胸髓平对(　　)

    A.楔束　　　　　　　　　　　　B.薄束　　　　　　　　　C.脊髓丘脑侧束

    D.皮质脊髓侧束　　　　　　　　E.前庭脊髓束

5.传导下肢本体感觉和精细触觉信息的是(　　)

6.患者闭眼时,难以确定手的位置和运动状况,因为损伤了(　　)

7.传导痛、温觉的是(　　)

8.控制肢体随意运动的是(　　)

三、多选题

1.周围神经系统内的神经元胞体位于(　　)

    A.交感神经节　　　　　　　　　B.副交感神经节　　　　　C.三叉神经节

    D.脊神经节　　　　　　　　　　E.前角运动核

2.位于中枢神经系统内的结构有(　　)

    A.白质　　　　　　　　　　　　B.神经　　　　　　　　　C.灰质

    D.纤维束　　　　　　　　　　　E.神经节

3.各部脊髓的节段数,正确的是(　　)

    A.颈髓 8 节　　　　　　　　　　B.胸髓 12 节　　　　　　　C.腰髓 5 节

    D.骶髓 5 节　　　　　　　　　　E.尾髓 2 节

4.脊髓表面的沟、裂有(　　)

    A.前外侧沟　　　　　　　　　　B.后正中沟　　　　　　　C.前正中裂

    D.后外侧沟　　　　　　　　　　E.界沟

5.关于脊髓的描述,正确的是(　　)

    A.为高级反射中枢　　　　　　　B.有传导功能　　　　　　C.参与躯体反射

    D.参与内脏反射　　　　　　　　E.脊髓反射在正常情况下受脑的调控

6.参与马尾构成的脊神经根有(　　)

    A.胸神经根　　　　　　　　　　B.腰神经根　　　　　　　C.尾神经根

    D.骶神经根　　　　　　　　　　E.终丝

7."H"形脊髓灰质可分为(　　)

    A.中间带　　　　　　　　　　　B.后角　　　　　　　　　C.前角

    D.侧角　　　　　　　　　　　　E.灰质前、后连合

8.脊髓白质可分为(　　)

    A.外侧索　　　　　　　　　　　B.网状结构　　　　　　　C.后索

    D.前索　　　　　　　　　　　　E.白质前连合

9.第 1 腰椎对应的脊髓节段有（　　）

A.下胸节　　　　　　　　　B.全部腰节　　　　　　　　　C.全部骶节

D.尾节　　　　　　　　　　E.下胸节和全部腰节

10.脊髓半横断时,可出现（　　）

A.损伤平面以下同侧本体感觉丧失　　　　　B.损伤平面以下对侧痛、温觉丧失

C.损伤平面以下同侧精细触觉丧失　　　　　D.损伤平面以下对侧肢体出现弛缓性瘫痪

E.损伤平面以下同侧肢体出现痉挛性瘫痪

11.脊髓前角运动神经元损伤,可出现（　　）

A.肌张力增高　　　　　　　B.呈弛缓性瘫痪　　　　　　　C.浅感觉正常

D.骨骼肌瘫痪并萎缩　　　　E.腱反射消失

12.反射弧的构成包括（　　）

A.感受器　　　　　　　　　B.传入神经　　　　　　　　　C.中枢

D.传出神经　　　　　　　　E.效应器

13.脊髓外侧索内的纤维束有（　　）

A.脊髓丘脑侧束　　　　　　B.皮质脊髓侧束　　　　　　　C.红核脊髓束

D.前庭脊髓束　　　　　　　E.脊髓小脑后束

14.薄束、楔束损伤,可引起的障碍是（　　）

A.痛觉障碍　　　　　　　　B.温觉障碍　　　　　　　　　C.精细触觉障碍

D.痒觉障碍　　　　　　　　E.本体感觉障碍

四、A3/A4 型题

（1~2 题共用题干）

患儿,女性,3 岁,2 个月前突然高热 39.5 ℃,持续高热 3 天后,发现右下肢不能活动,经治疗后体温虽降至正常,但右下肢的运动并未恢复,且肢体逐渐变细,需持杖行走。查体:头、颈、两上肢及左下肢无运动障碍;右下肢完全瘫痪,肌张力减退,腱反射消失,足肌、小腿肌及股后群肌松弛,肌肉明显萎缩,无病理反射。全身感觉正常。

1.病变发生的部位在（　　）

A.脊髓前角　　　　　　　　B.脊髓后角　　　　　　　　　C.脊髓中央灰质

D.皮质脊髓侧束　　　　　　E.皮质脊髓前束

2.与下运动神经元损伤无关的是（　　）

A.肌张力减弱　　　　　　　B.腱反射亢进　　　　　　　　C.肌肉松弛

D.无病理反射　　　　　　　E.出现早期肌萎缩

（3~5 题共用题干）

患者,男性,30 岁,1 年前因与他人打架斗殴,背部被人捅了一刀,导致脊髓损伤后出现左下肢完全瘫痪。今日再次入院复查,查体:左下肢随意运动消失,肌张力增高,腱反射亢进,肌无明显萎缩,Babinski 征阳性。躯干右侧肋弓以下和右下肢的痛、温觉丧失,但本体感觉和触觉基本正常;躯干左侧剑突平面以下和左下肢的意识性本体感觉消失。

3.患者可能的损伤是（　　）

A.第 5 胸髓节段右侧半横断损伤　　　　　B.第 7 胸髓节段右侧半横断损伤

C.第 6 胸髓节段右侧半横断损伤　　　　　D.第 8 胸髓节段左侧半横断损伤

E.第 8 胸髓节段右侧半横断损伤

4.关于脊髓内皮质脊髓侧束的描述,正确的是( )

    A.支配躯干肌的随意运动   B.传导内脏运动冲动   C.起于同侧中央后回

    D.起于同侧中央前回   E.支配同侧上、下肢肌

5.关于胸神经前支在胸、腹壁前外侧区域皮肤分布的描述,错误的是( )

    A.胸骨角平面为第3胸神经前支   B.乳头平面为第4胸神经前支

    C.剑突平面为第6胸神经前支   D.肋弓平面为第8胸神经前支

    E.脐平面为第10胸神经前支

(6~8题共用题干)

    患者,男性,60岁,主诉近一年来行走困难,走路不知深浅,在黑暗处更严重,甚至不敢行走。查体:患者步态不稳,两足过度叉开才能站立。令其双足并拢直立,睁眼时尚可,如闭眼则立即摇晃倾倒(Romberg征阳性)。两下肢的肌力正常,膝跳反射和跟腱反射消失。脐平面以下双侧深感觉和两点辨别觉均消失,但触觉仅减弱。

6.患者病变部位在( )

    A.脊髓后索   B.脊髓前索   C.脊髓前角

    D.脊髓外侧索   E.脊髓后角

7.下肢深感觉传导经( )

    A.脊髓丘脑前束   B.脊髓丘脑侧束   C.薄束

    D.楔束   E.皮质脊髓前束

8.脊髓内传导痛、温觉的纤维束是( )

    A.脊髓小脑前束   B.脊髓丘脑侧束   C.皮质脊髓侧束

    D.楔束   E.皮质脊髓前束

五、简答题

1.简述神经系统的组成和区分。

2.简述脊髓的位置和外形。

3.比较脊髓节段与椎骨序数的对应关系。

六、综合分析题

    患儿,女性,4岁,3个月前突然高热39.5 ℃,4天后发现左下肢不能活动,经治疗后体温虽降至正常,但左下肢的运动并未恢复,且肢体逐渐变细,需持杖行走。查体:头、颈、两上肢及右腿无运动障碍;左下肢完全瘫痪,肌张力减退,膝跳反射消失,大腿后面肌、小腿肌及足肌松弛,肌肉明显萎缩,无病理反射和其他任何感觉障碍。请您分析病变发生的部位。

七、护理案例讨论

    患者,男性,48岁,腰椎骨折、脊髓横断性损伤。经过16天治疗后脊髓功能不能恢复,由于经济原因便带导尿管出院休息。出院时护士再三向家属交代如何护理导尿管及2周后如何拔管等注意事项。但家属在拔管过程中仍将导尿管拔断,急打120求救。

1.护理计划重点在住院期间还是出院后?

2.住院期间护士应多注意患者的哪些潜在问题?

3.责任护士应该担负哪些角色的工作?

八、人文、心理护理案例讨论

    患者,女性,37岁,因头痛、恶心、呕吐、嗜睡1天,以"头痛原因待查"入院治疗。在常规操作下行腰椎穿刺术,术中测得脑压190 mmH₂O,脑脊液清亮,放出脑脊液5 ml,进行生化检查,术程顺利,术后嘱患者去枕平卧6小时。3天后患者头痛、恶心、呕吐症状减轻,但站立时头痛剧烈,综合分析考虑"直立性头痛"。

1.腰椎穿刺术的临床应用如何？

2.腰椎穿刺术后平卧的护理如何？

3.为避免腰椎穿刺术后头痛,如何护理？

4.腰椎穿刺术后相关的并发症如何？

九、英汉翻译

Causes of Spinal Cord Injury

The most common causes of spinal cord injury is a broken neck or back neck (causing damage to the bones of the spine that surround the spinal cord). This often results in damage to the nerves of the spinal cord inside the spinal column. This is known as 'traumatic' injury. Traumatic spinal cord injury may be caused by：

Road traffic accidents,work-related accidents,sports injuries,self-harm,assault or complications following surgery e. g. ,corrective surgery for spinal deformity e. g. scoliosis.

SCI can also be caused by so-called 'non-traumatic' cord injury. Examples include：

Infection of the spinal nerve cells (bacterial and viral),cysts or tumours pressing on the spinal cord, interruption of the blood supply to the spinal cord (causing cord damage),congenital medical conditions (i. e. present since birth) that affect the structure of the spinal column e. g. ,spina bifida.

【参考答案】

一、A1/A2 型题

1. D　　2. D　　3. C　　4. C　　5. D　　6. D　　7. B　　8. B　　9. A　　10. E

11. A　　12. A　　13. B　　14. C　　15. B　　16. D　　17. E　　18. A　　19. D　　20. C

二、B 型题

1. A　　2. C　　3. A　　4. D　　5. B　　6. A　　7. C　　8. D

三、多选题

1. ABCD　　2. ACD　　3. ABCD　　4. ABCD　　5. BCDE　　6. BCD　　7. ABCDE

8. ACDE　　9. CD　　10. ABCE　　11. BCDE　　12. ABCDE　13. ABCE　14. CE

四、A3/A4 型题

1. A　2. B　3. D　4. E　5. A　6. A　7. C　8. B

五、简答题

1.简述神经系统的组成和区分。

(1)组成:神经系统的基本组织是神经组织,神经组织由神经元和神经胶质组成。

神经元(神经细胞)是神经系统的基本结构和功能单位,具有感受刺激和传导神经冲动的功能。

神经胶质细胞(胶质细胞)一般没有传导神经冲动的功能,其数量是神经元的 10～50 倍,对神经元起着支持、绝缘、营养和保护等作用。

(2)区分:分为中枢部和周围部两部分。

中枢部(中枢神经系统):包括脑和脊髓,分别位于颅腔和椎管内,含有绝大多数神经元的胞体。

周围部(周围神经系统):分为脑神经、脊神经两部分,主要由感觉神经元和运动神经元的突起组成。脑神经与脑相连,脊神经与脊髓相连。

2.简述脊髓的位置和外形。

(1)位置:脊髓位于椎管内,全长 42～45 cm,占椎管全长的上 2/3。上端平枕骨大孔处与延髓相连;下端变细,成人平第 1 腰椎体下缘(新生儿平第 3 腰椎体下缘)。

(2)外形:脊髓呈前、后略扁的圆柱形,全长粗细不等,有 2 个膨大、6 条沟裂、31 个节段,其末端变细,称脊髓圆锥,借终丝连于尾骨背面。

2 个膨大:颈膨大和腰骶膨大。

6 条纵行沟裂:前正中裂(1 条)、后正中沟(1 条)、前外侧沟(1 对)、后外侧沟(1 对)。

3.比较脊髓节段与椎骨序数的对应关系。

脊髓节段	差值	对应椎骨序数
上颈节 $C_1 \sim C_4$	−0	平对第 1～4 颈椎(同高)
下颈节 $C_5 \sim C_8$	−1	平对第 4～7 颈椎(高 1)
上胸节 $T_1 \sim T_4$	−1	平对第 7 颈椎～第 3 胸椎(高 1)
中胸节 $T_5 \sim T_8$	−2	平对第 3～6 胸椎(高 2)
下胸节 $T_9 \sim T_{12}$	−3	平对第 6～9 胸椎(高 3)
全部腰节 $L_1 \sim L_5$		平对第 10～12 胸椎
全部骶节 $S_1 \sim S_5$、尾节 Co		平对第 1 腰椎

六、综合分析题

(1)从患者左下肢有明显运动障碍、肌张力减退、膝跳反射消失、肌萎缩等瘫痪特点看,说明不是中枢性(痉挛性)瘫痪而是周围性瘫痪,即为下神经元损伤的弛缓性瘫痪。

(2)患者无感觉障碍,说明不是周围神经受损(周围神经损伤一般兼有运动和感觉障碍),故病变在脊髓前角(左侧)。

(3)左下肢完全瘫痪,大腿后群肌、小腿肌及足肌松弛,肌肉明显萎缩,脊髓受损伤的主要节段在腰骶膨大的下段($L_1 \sim S_4$)灰质前角。

(4)根据患者起病急、有高热等急性炎症的症状,诊断为急性脊髓前角灰质炎(小儿麻痹症)后遗症。

七、护理案例讨论

1.过去绝大多数护理计划的重点都放在了患者的住院期间,而在出院后的连续护理上却缺少经验,这使得患者从医院顺利过渡到其他场所时出现了脱节,护士应该承担"桥梁架设者"的责任。为使患者出院后的需求获得满足,患者在住院期间护士就应着手进行某些工作。如果护士提前对患者出院后将面临的问题进行指导,将对出院后的家庭护理发挥很大作用。

2.护士应该充分注意患者的生理、心理、环境、经济和身体功能等问题。这些对患者出院后都有着潜在性的影响。患者刚出院回到家后会担心自己无法自我护理,又怕给别人带来负担,担心疾病的转归等。护士需要教会患者在最初的 24～48 小时应该掌握的护理技能,如倒引流袋、正确服药、何种情况应通知医生等。健康教育不求面面俱到,但求切中重点,确保让患者掌握,会做、会用、会识别。

3.为了确保患者从入院到出院后一直都能获得连续的服务,护士应主动承担起教育者、咨询者、执行者及联络者等多种角色,尽量避免由于护理的脱节给患者带来身体、精神、经济上的损失。

八、人文、心理护理案例讨论

1.腰椎穿刺术是用腰椎穿刺针通过腰椎间隙穿刺蛛网膜下隙引流脑脊液或注入药物的一项诊疗技术。主要用于测脑压、抽取脑脊液送检或行脑及脊髓造影检查,以协助中枢神经系统疾病的病因诊断;通过腰椎穿刺术做鞘内药物注射,治疗中枢神经系统感染、恶性肿瘤等疾病;放出脑脊液,降低颅内压,减轻颅内高压症状;供脊髓蛛网膜下腔阻滞麻醉。正常侧卧位脑压为 80～180 mmH_2O。

2. 腰椎穿刺术后去枕平卧 4～6 小时,以预防颅内压降低引起的头痛。但通过大量的临床病例观察发现:平卧 4～6 小时,清醒患者因头颈部悬空,舒适度降低。昏迷患者则因皮肤受压过久易出现压疮。最新研究发现:采取低枕平卧 2 小时,再左、右交替侧卧 2 小时,既能减轻或防止发生直立性头痛,又能防止压疮,值得临床推广应用。

3. 腰椎穿刺术后头痛,多数人认为是脑脊液流出使颅内压降低所致。如果脑脊液的再生能代偿其外漏,颅内压自然不会下降。研究证实,每天有 500 ml 的脑脊液生成,即大约每小时产生 20 ml。临床上用于诊断性抽液每次只需要 2 ml,不到 10 分钟就会补充,即使用于治疗性放液抽出 30 ml,也只需 1～2 小时即可补充,且脑脊液循环最终汇入静脉窦,需通过蛛网膜下腔的细管道,其内有活瓣。当蛛网膜下腔的压力小于静脉窦的压力时,管道关闭,从而调节蛛网膜下腔内压力。患者侧卧位时,椎管几乎呈水平位。所以,无论低枕平卧还是侧卧位,对颅内压的影响均比较小,腰椎穿刺术后出现的头痛与卧位关系不大。精神因素是决定性因素。因此,腰椎穿刺术前,一定要做好患者的解释疏导工作,加强心理护理,消除患者的紧张、恐惧心理是预防腰椎穿刺术后直立性头痛的关键。

4. 行腰椎穿刺术的患者 38.2% 合并颅内高压,如果术后去枕平卧,使头位过低,而使脑部血流加速,会使颅内压进一步升高,加重病情。且长时间固定于同一卧位,全身肌肉和韧带过度紧张,容易导致患者疲劳不适。尤其昏迷患者,多数处于负氮平衡状态,营养不良,皮肤受压时间过长,阻碍血液循环,更容易导致压疮的发生。

九、英汉翻译

脊髓损伤的原因

脊髓损伤最常见的原因是:颈部或项部损伤(导致脊髓周围的脊柱骨损伤)。这往往损伤脊柱内的脊神经。这就是所谓的创伤性脊髓损伤。创伤性脊髓损伤可能是由于:

道路交通事故、与工作相关的事故、运动伤害、自残、攻击或手术后并发症如脊柱畸形(如脊柱侧凸)矫正手术后并发症。

脊髓损伤也可以由所谓的非创伤性脊髓损伤引起。

例子包括:脊髓神经细胞感染(细菌和病毒)、囊肿或肿瘤压迫脊髓、脊髓血液供应中断(脊髓损伤引起)、影响脊柱结构的先天性疾病(即出生后表现出来)如脊柱裂。

第二节　脑

【自我检测】

一、A1/A2 型题

1. 自脚间窝穿出的脑神经是（　　　）

    A. 视神经　　　　　　　　B. 动眼神经　　　　　　　　C. 滑车神经

    D. 三叉神经　　　　　　　　E. 面神经

2. 从脑干背侧出脑的神经是（　　　）

    A. 嗅神经　　　　　　　　B. 视神经　　　　　　　　C. 动眼神经

    D. 滑车神经　　　　　　　　E. 三叉神经

3. 与延髓相连的脑神经是（　　　）

    A. Ⅳ滑车神经　　　　　　　　B. Ⅴ三叉神经　　　　　　　　C. Ⅵ展神经

    D. Ⅷ前庭蜗神经　　　　　　　　E. Ⅸ舌咽神经

4. 位于延髓脑桥沟的脑神经,由外侧向内侧依次是（　　　）

  A. Ⅴ、Ⅵ、Ⅶ　　　　　　　B. Ⅷ、Ⅶ、Ⅵ　　　　　　　C. Ⅵ、Ⅷ、Ⅶ

  D. Ⅶ、Ⅷ、Ⅸ　　　　　　　E. Ⅷ、Ⅸ、Ⅹ

5. 属于副交感神经核的是（　　　）

  A. 面神经核　　　　　　　B. 动眼神经副核　　　　　　　C. 疑核

  D. 滑车神经核　　　　　　E. 舌下神经核

6. 属于内脏感觉核的是（　　　）

  A. 动眼神经副核　　　　　B. 孤束核　　　　　　　　　　C. 疑核

  D. 迷走神经背核　　　　　E. 面神经核

7. 属于躯体运动核的是（　　　）

  A. 面神经核　　　　　　　B. 疑核　　　　　　　　　　　C. 展神经核

  D. 副神经核　　　　　　　E. 三叉神经运动核

8. 属于内脏运动核的是（　　　）

  A. 动眼神经核　　　　　　B. 副神经核　　　　　　　　　C. 舌下神经核

  D. 滑车神经核　　　　　　E. 展神经核

9. 属于非脑神经核的是（　　　）

  A. 楔束核　　　　　　　　B. 疑核　　　　　　　　　　　C. 孤束核

  D. 下泌涎核　　　　　　　E. 前庭神经核

10. 传至孤束核的脑神经是（　　　）

  A. 动眼神经、三叉神经、面神经　B. 面神经、舌咽神经、迷走神经　C. 三叉神经、面神经、迷走神经

  D. 三叉神经、舌咽神经、迷走神经　　　　　　E. 三叉神经、面神经、舌咽神经

11. 从橄榄后沟出入脑的神经从上向下依次为（　　　）

  A. 舌下神经、迷走神经　　　　　　　　B. 舌下神经、副神经、迷走神经

  C. 面神经、前庭蜗神经、舌咽神经、副神经　　　　D. 展神经、面神经、前庭蜗神经

  E. 舌咽神经、迷走神经、副神经

12. 大脑脚底内走行的纤维有（　　　）

  A. 内侧丘系　　　　　　　B. 锥体系　　　　　　　　　　C. 外侧丘系

  D. 丘脑脊髓系　　　　　　E. 三叉丘系

13. 面神经丘内含有（　　　）

  A. 展神经核　　　　　　　B. 面神经核　　　　　　　　　C. 滑车神经核

  D. 三叉神经运动核　　　　E. 前庭神经核

14. 舌下神经核位于（　　　）

  A. 延髓　　　　　　　　　B. 中脑　　　　　　　　　　　C. 脑桥

  D. 间脑　　　　　　　　　E. 小脑

15. 延髓内左侧的内侧丘系受损将导致（　　　）

  A. 左侧上、下肢精细触觉丧失　　　　　B. 左侧上、下肢本体感觉丧失

  C. 右侧上、下肢本体感觉丧失　　　　　D. 左侧上、下肢本体感觉及精细触觉丧失

  E. 右侧上、下肢本体感觉及精细触觉丧失

16. 在孤束核发生突触联系的反射是（　　　）

  A. 颈动脉窦反射　　　　　B. 颈动脉小球反射　　　　　　C. 呕吐反射

  D. 咳嗽反射　　　　　　　E. 以上均是

17. 在延髓与动眼神经副核属于同一类功能的核团是（　　）
　　A. 疑核　　　　　　　　　B. 滑车神经核　　　　　　C. 迷走神经背核
　　D. 副神经核　　　　　　　E. 舌下神经核

18. 左侧大脑脚处皮质脊髓束受损，可导致（　　）
　　A. 右侧下肢瘫痪　　　　　B. 左侧上、下肢瘫痪　　　C. 左侧上肢瘫痪
　　D. 左侧下肢瘫痪　　　　　E. 右侧上、下肢瘫痪

19. 属于脑神经核的是（　　）
　　A. 薄束核　　　　　　　　B. 下橄榄核　　　　　　　C. 黑质
　　D. 楔束核　　　　　　　　E. 疑核

20. 属于脑干背侧面的结构是（　　）
　　A. 锥体　　　　　　　　　B. 脚间窝　　　　　　　　C. 乳头体
　　D. 基底沟　　　　　　　　E. 上丘

21. 关于第四脑室的描述，正确的是（　　）
　　A. 底为菱形窝　　　　　　B. 顶朝向中脑　　　　　　C. 下通中脑水管
　　D. 无脉络丛　　　　　　　E. 有成对的正中孔

22. 属于脑神经核的是（　　）
　　A. 红核　　　　　　　　　B. 薄束核　　　　　　　　C. 楔束核
　　D. 三叉神经脑桥核　　　　E. 上丘核

23. 属于躯体感觉的脑神经核是（　　）
　　A. 舌下神经核　　　　　　B. 楔束核　　　　　　　　C. 孤束核
　　D. 脑桥核　　　　　　　　E. 蜗神经核

24. 属于内脏运动的脑神经核是（　　）
　　A. 副神经核　　　　　　　B. 动眼神经核　　　　　　C. 蜗神经核
　　D. 脑桥核　　　　　　　　E. 三叉神经脑桥核

25. 位于延髓内的脑神经核是（　　）
　　A. 面神经核　　　　　　　B. 豆状核　　　　　　　　C. 上泌涎核
　　D. 迷走神经背核　　　　　E. 展神经核

26. 不属于脑干的内脏运动核是（　　）
　　A. 动眼神经副核　　　　　B. 迷走神经背核　　　　　C. 上泌涎核
　　D. 下泌涎核　　　　　　　E. 骶副交感核

27. The nerve which dose not connect with the medulla oblongata is(　　)
　　A. accessory nerve　　　　B. vagus nerve　　　　　C. glossopharyngeal nerve
　　D. hypoglossal nerve　　　E. trigeminal nerve

28. Nucleus ambiguus is(　　)
　　A. visceral sensory nucleus　　　　　　　　　　　B. visceral motor nucleus
　　C. somatic motor nucleus　　　　　　　　　　　　D. somatic sensory nucleus
　　E. none of the above

29. The facial colliculus contains(　　)
　　A. facial nucleus　　　　　　　　　　　　　　　　B. trochlear nucleus
　　C. abducent nucleus　　　　　　　　　　　　　　　D. motor trigeminal nucleus
　　E. dorsal vagal nucleus

30. The inferior salivatory nucleus gives off fiber to(　　)
    A. facial nerve　　　　　　B. trigeminal nerve　　　　　C. vagus nerve
    D. hypoglossal nerve　　　E. glossopharyngeal nerve

31. 关于小脑的描述,错误的是(　　)
    A. 位于颅后窝
    B. 小脑扁桃体位于小脑半球下面前内侧部
    C. 借后外侧裂和原裂分为绒球小结叶、前叶、后叶
    D. 小脑的传出纤维主要由小脑核发出
    E. 内部有齿状核、下橄榄核等四对脑神经核

32. 关于背侧丘脑的描述,错误的是(　　)
    A. 由一对卵圆形灰质团块组成
    B. 下丘脑沟是背侧丘脑与下丘脑的分界线
    C. 重要的皮质下感觉中枢
    D. 腹后内侧核接受内侧丘系、脊髓丘系的纤维
    E. 被"Y"字形的内髓板分为前核群、内侧核群、外侧核群

33. 关于内侧膝状体的描述,正确的是(　　)
    A. 与视觉冲动传导有关　　B. 与听觉冲动传导有关　　C. 与角膜反射有关
    D. 与瞳孔对光反射有关　　E. 以上都不是

34. 以下哪一个不是下丘脑的核团(　　)
    A. 视上核　　　　　　　　B. 室旁核　　　　　　　　C. 漏斗核
    D. 乳头体核　　　　　　　E. 腹后核

35. 不属于下丘脑的结构是(　　)
    A. 乳头体　　　　　　　　B. 灰结节　　　　　　　　C. 外侧膝状体
    D. 视交叉　　　　　　　　E. 漏斗

36. 属于后丘脑的结构是(　　)
    A. 视交叉　　　　　　　　B. 灰结节　　　　　　　　C. 外侧膝状体
    D. 松果体　　　　　　　　E. 乳头体

37. 丘脑腹后内侧核接受(　　)
    A. 外侧丘系　　　　　　　B. 内侧丘系　　　　　　　C. 三叉丘系
    D. 脊髓丘系　　　　　　　E. 以上都不是

38. 丘脑腹后外侧核接受(　　)
    A. 三叉丘系纤维　　　　　B. 味觉纤维　　　　　　　C. 嗅觉纤维
    D. 内侧丘系、脊髓丘系　　E. 内脏感觉纤维

39. 右侧背侧丘脑损伤会出现(　　)
    A. 左侧半身的深感觉冲动不能上传　　　　B. 右侧半身的深感觉冲动不能上传
    C. 左侧半身的浅感觉冲动不能上传　　　　D. 右侧半身的浅感觉冲动不能上传
    E. 左侧半身的深感觉和痛温触压感觉冲动不能上传

40. 关于丘脑腹后外侧核的描述,正确的是(　　)
    A. 腹后外侧核接受来自上肢通过楔束核的纤维　　B. 腹后外侧核接受来自下肢通过薄束核的纤维
    C. 腹后外侧核对触觉辨别很重要　　　　　　　　D. 腹后外侧核发出丘脑皮质束纤维至中央后回
    E. 以上均正确

41. 接受躯体、四肢感觉的核为（　　　）
    A. 腹前核　　　　　　　　B. 腹后内侧核　　　　　　C. 腹后外侧核
    D. 腹外侧核　　　　　　　E. 丘脑内侧核

42. 不属于间脑的是（　　　）
    A. 丘脑　　　　　　　　　B. 松果体　　　　　　　　C. 下丘脑
    D. 外侧膝状体　　　　　　E. 上丘

43. 关于下丘脑的描述，错误的是（　　　）
    A. 在背侧丘脑前下方，与丘脑以下丘脑沟为界
    B. 从脑底面观，可见视交叉、灰结节、漏斗和乳头体
    C. 视上核分泌抗利尿激素
    D. 下丘脑主要调节意识性活动
    E. 视上核、室旁核是神经内分泌核团

44. 属背侧丘脑的结构为（　　　）
    A. 丘脑髓纹　　　　　　　B. 松果体　　　　　　　　C. 乳头体
    D. 内侧膝状体　　　　　　E. 丘脑枕

45. 关于大脑半球的描述，正确的是（　　　）
    A. 大脑、小脑之间为大脑纵裂　　　　B. 大脑半球借 3 条恒定的沟分为 5 个叶
    C. 岛叶被额、顶、枕及颞叶所掩盖　　　D. 顶枕沟位于半球外侧面后部
    E. 每个半球分为上外侧面、内侧面

46. 属于额叶的脑回是（　　　）
    A. 额上回　　　　　　　　B. 角回　　　　　　　　　C. 中央后回
    D. 楔回　　　　　　　　　E. 舌回

47. 关于侧脑室的描述，正确的是（　　　）
    A. 侧脑室分四部，位于大脑各叶内　　　B. 室腔内有脉络丛
    C. 侧脑室下角伸入枕叶内　　　　　　　D. 侧脑室前角伸入颞叶内
    E. 侧脑室借室间孔与第四脑室相通

48. 基底核不包括（　　　）
    A. 豆状核　　　　　　　　B. 尾状核　　　　　　　　C. 杏仁体
    D. 屏状核　　　　　　　　E. 齿状核

49. 新纹状体是（　　　）
    A. 尾状核和豆状核　　　　B. 尾状核和苍白球　　　　C. 壳和尾状核
    D. 豆状核　　　　　　　　E. 尾状核

50. 胼胝体分部中，没有（　　　）
    A. 嘴部　　　　　　　　　B. 压部　　　　　　　　　C. 膝部
    D. 干部　　　　　　　　　E. 头部

51. 关于内囊的描述，错误的是（　　　）
    A. 位于丘脑、尾状核和豆状核之间
    B. 由连合左、右半球皮质的纤维组成
    C. 在脑水平切面上，内囊是一"V"形的白质板
    D. 分为前肢、膝和后肢三部
    E. 广泛损伤时，患者可出现"三偏"症状

52. 不通过内囊后肢的纤维束是（　　　）
    A. 丘脑中央辐射　　　　　　　　B. 听辐射　　　　　　　　　　　　C. 皮质脊髓束
    D. 额桥束　　　　　　　　　　　　E. 视辐射

53. 与下肢运动有关的局部定位是（　　　）
    A. 中央前回上部和中央旁小叶后部　　　　　　B. 中央前回上部和中央旁小叶前部
    C. 中央前回下部和中央旁小叶后部　　　　　　D. 中央前回下部和中央旁小叶前部
    E. 中央前回中部和中央旁小叶后部

54. 听觉中枢位于（　　　）
    A. 角回　　　　　　　　　　　　B. 颞横回　　　　　　　　　　　　C. 缘上回
    D. 颞下回后部　　　　　　　　　E. 颞上回后部

55. 关于视觉中枢的描述,错误的是（　　　）
    A. 在距状沟上、下的枕叶皮质　　　　　　　　B. 接受来自外侧膝状体的纤维
    C. 在距状沟上方的楔叶和下方的舌回上　　　　D. 视皮质接受同侧眼视网膜传来的冲动
    E. 一侧视皮质受损,可引起双眼同侧视野偏盲

56. 书写中枢位于优势半球的（　　　）
    A. 中央前回上部　　　　　　　　B. 中央前回中部　　　　　　　　　C. 额下回后部
    D. 额中回后部　　　　　　　　　E. 颞上回后部

57. 穿经内囊膝的纤维束是（　　　）
    A. 皮质脊髓束　　　　　　　　　B. 皮质核束　　　　　　　　　　　C. 内侧丘系
    D. 丘脑中央辐射　　　　　　　　E. 听辐射

58. 关于大脑髓质的描述,错误的是（　　　）
    A. 由大量的神经纤维组成　　　　　　　　　　B. 是大脑内部的白质
    C. 大脑髓质纤维分联络、连合和投射纤维　　　D. 投射纤维大部分不经过内囊
    E. 大脑髓质内包埋的灰质核团为基底核

59. 关于胼胝体的描述,错误的是（　　　）
    A. 属于连合纤维　　　　　　　　B. 连合两半球新皮质　　　　　　　C. 在大脑纵裂的底跨越中线
    D. 正中矢状面上分嘴、膝、干、压四部　　　　　　　　　　　　　　　E. 通过内囊

60. 距状沟两侧的皮质接受（　　　）
    A. 外侧膝状体的纤维　　　　　　B. 内侧膝状体的纤维
    C. 背侧丘脑前核的纤维　　　　　D. 背侧丘脑腹后内侧核的纤维
    E. 背侧丘脑腹后外侧核的纤维

61. 内囊位于（　　　）
    A. 背侧丘脑、屏状核与尾状核之间　　　　　　B. 豆状核、屏状核与尾状核之间
    C. 豆状核、尾状核与背侧丘脑之间　　　　　　D. 背侧丘脑、尾状核与杏仁体之间
    E. 尾状核、杏仁体与豆状核之间

62. 视觉性语言中枢位于（　　　）
    A. 缘上回　　　　　　　　　　　B. 颞上回后部　　　　　　　　　　C. 颞横回
    D. 角回　　　　　　　　　　　　E. 额下回下部

63. 右侧中央后回及中央旁小叶后部接受的躯体感觉冲动来自（　　　）
    A. 左半身　　　　　　　　　　　B. 右半身　　　　　　　　　　　　C. 全身
    D. 左半身,但除头面部外　　　　E. 以上都不是

64. 左侧中央前回中部损伤可引起（　　）
    A. 左侧半身瘫痪　　　　　　B. 右侧上肢瘫痪　　　　　　C. 左侧上肢瘫痪
    D. 左睑以下面肌瘫痪　　　　E. 右睑以下面肌瘫痪

65. 左侧大脑半球中央前回上 1/3 病变出现（　　）
    A. 右侧面瘫　　　　　　　　B. 右侧上肢瘫　　　　　　　C. 左侧面瘫
    D. 右侧下肢瘫　　　　　　　E. 右侧下肢感觉丧失

66. 仅优势半球皮质有的中枢是（　　）
    A. 书写中枢　　　　　　　　B. 听觉中枢　　　　　　　　C. 视觉中枢
    D. 躯体运动中枢　　　　　　E. 躯体感觉中枢

67. 说话中枢位于优势半球的（　　）
    A. 中央前回下部　　　　　　B. 额中回后部　　　　　　　C. 额下回后部
    D. 额上回后部　　　　　　　E. 角回

68. 不属于大脑分叶的是（　　）
    A. 额叶　　　　　　　　　　B. 前叶　　　　　　　　　　C. 枕叶
    D. 顶叶　　　　　　　　　　E. 颞叶

69. Which of the following is NOT a part of the cerebrum（　　）
    A. Corpus callosum　　　　B. Pineal body　　　　　　C. Lateral ventricle
    D. Basal nuclei　　　　　　E. Hippocampus formation

70. The central sulcus separates the（　　）
    A. Parietal lobe from the occipital lobe　　　　B. Frontal lobe from the parietal
    C. Parietal lobe from the temporal lobe　　　　D. Occipital lobe from the cerebullum
    E. Frontal lobe from the temporal lobe

71. How many lobes can the hemisphere of telencephalon be divided by the sulcus and an imaginary line
    （　　）
    A. 3　　　　　　　　　　　B. 6　　　　　　　　　　　C. 5
    D. 2　　　　　　　　　　　E. None of the above

72. Where is the motor area（　　）
    A. The precentral gyrus and the anterior of the paracentral lobule on the medial surface of the hemi-
       sphere
    B. The posterior wall of the central sulcus and the posterior of the paracentral lobule on the medial
       surface of the hemisphere
    C. The superolateral surface and the posterior of the paracentral lobule on the medial surface of
       the hemisphere
    D. The superolateral surface and the posterior of the anterior lobule on the medial surface of the hem-
       isphere
    E. Medial surface of the occipital lobe

73. Which of the following did not belong to the language areas（　　）
    A. The sensory language area　　　　　　　　B. The visual language area
    C. The motor language area　　　　　　　　　D. The writing language area
    E. None of the above

74. Which of the following is the basal nuclei(   )

    A. Corpus striatum   B. Subthalamus   C. The reticular nucleus

    D. Habenular nuclei   E. Lateral geniculate nucleus

75. Which of the following about the corpus callosum is TRUE(   )

    A. Belongs to the projection fibers

    B. Belongs to the association fibers

    C. It can be divided into 4 parts：the rostrum，genu，body and splenium

    D. Connect and transmit nerve impulses between gyri in the same hemisphere

    E. The corpus capsule is connections between the cortex and the subcortical structures

76. Which of the following about internal capsule is wrong(   )

    A. Internal capsule is connections between the cortex and the subcortical structures

    B. Internal capsule is a concentrated structure of the projection fibers

    C. Consists of an anterior limb，a genu，and a posterior limb

    D. Belongs to the projection fibers

    E. None of the above

77. Which of the following about the lateral ventricles is wrong(   )

    A. They are filled with cerebrospinal fluid

    B. They lie in each cerebral hemisphere

    C. They are roughly C-shaped cavities lined by ependymal epithelium

    D. Each lateral ventricle consists of a body in the region of the parietal lobe from which anterior，posterior and inferior horn project

    E. None of the above

二、B 型题

    A. 缘上回   B. 颞横回   C. 角回

    D. 扣带回   E. 中央旁小叶后部

1. 听觉中枢位于(   )

2. 视觉性语言中枢位于(   )

3. 听话中枢位于(   )

4. 脚的疼痛刺激传导至(   )

    A. 小脑   B. 间脑   C. 脑桥

    D. 延髓   E. 中脑

5. 前叶位于(   )

6. 锥体交叉位于(   )

7. 上丘位于(   )

8. 基底沟位于(   )

9. 松果体位于(   )

三、多选题

1. 在橄榄后沟出入的脑神经有(   )

    A. 前庭蜗神经   B. 舌下神经   C. 迷走神经

    D. 副神经   E. 舌咽神经

2.延髓脑桥沟中的脑神经有（　　　）

    A. Ⅴ三叉神经   B. Ⅵ展神经   C. Ⅶ面神经

    D. Ⅷ前庭蜗神经   E. Ⅸ舌咽神经

3.以下描述,正确的是（　　　）

    A. 听结节内含蜗背侧核   B. 舌下神经三角内含舌下神经核

    C.迷走神经三角内含迷走神经背核   D.面神经丘内含展神经核

    E.薄束结节内含薄束核

4.关于第四脑室的描述,正确的是（　　　）

    A. 延髓、脑桥与小脑之间的腔隙为第四脑室

    B. 第四脑室底称菱形窝

    C. 菱形窝下外侧界为薄束、楔束结节和小脑下脚

    D. 第四脑室借大脑水管与第三脑室直接相通

    E. 第四脑室借2个外侧孔和1个正中孔通蛛网膜下隙

5.一般内脏运动核有（　　　）

    A. 动眼神经副核   B. 上泌涎核   C.下泌涎核

    D. 迷走神经背核   E. 孤束核

6.在中脑的核团有（　　　）

    A. 动眼神经核   B. 动眼神经副核   C. 红核

    D. 滑车神经核   E. 展神经核

7.关于内侧丘系的描述,正确的是（　　　）

    A. 为薄束核、楔束核发出的第二级纤维交叉后构成

    B. 最后终止于丘脑腹后外侧核

    C. 上肢代表区的纤维由薄束核发出

    D. 下肢代表区的纤维由楔束核发出

    E. 传递对侧躯干四肢的意识性本体感觉和精细触觉

8.关于孤束核的描述,正确的是（　　　）

    A. 位于延髓上部

    B. 为内脏感觉核

    C. 孤束核细胞围绕在孤束周围

    D. 接受面神经、迷走神经和舌咽神经来的内脏感觉纤维

    E. 此核的头部接受舌的一般感觉纤维

9.关于菱形窝的描述,正确的是（　　　）

    A. 髓纹为延髓与脑桥在背面的分界线   B. 是第四脑室底

    C. 由延髓中央管向背侧面移行扩大而形成   D. 界沟外侧为前庭区

    E. 舌下神经三角位于髓纹的上方

10.疑核参与组成的脑神经有（　　　）

    A. 面神经   B. 舌咽神经   C. 迷走神经

    D. 副神经   E. 三叉神经

11.菱形窝下部的边界有（　　　）

    A. 薄束结节   B. 楔束结节   C. 小脑上脚

    D. 小脑中脚   E. 小脑下脚

12. 疑核发出运动纤维至（　　　）

 A. 喉   B. 面部   C. 咽

 D. 舌   E. 眼

13. 关于锥体的描述,正确的是（　　　）

 A. 位于延髓前正中裂两侧的隆起   B. 内有锥体束通过

 C. 下端有锥体交叉   D. 后方隆起称橄榄,深部有下橄榄核

 E. 其外侧为延髓前外侧沟,有舌咽神经、迷走神经、副神经出脑

14. 不属于脑神经核的是（　　　）

 A. 红核   B. 疑核   C. 孤束核

 D. 薄束核   E. 脑桥核

15. 属于脑神经躯体感觉核的是（　　　）

 A. 三叉神经脊束核   B. 前庭神经核   C. 孤束核

 D. 薄束核   E. 脑桥核

16. 与迷走神经有关的核团是（　　　）

 A. 迷走神经背核   B. 三叉神经脊束核   C. 孤束核

 D. 疑核   E. 上泌涎核

17. 关于小脑的描述,正确的是（　　　）

 A. 位于颅后窝   B. 分为绒球小结叶、前叶和后叶

 C. 下方与脑干之间借三对小脑脚相连   D. 小脑上脚大部分由小脑的传出纤维构成

 E. 深部有四对小脑核,最大的是豆状核

18. 丘脑腹后外侧核接受的丘系纤维有（　　　）

 A. 三叉丘系   B. 外侧丘系   C. 脊髓丘系

 D. 内侧丘系   E. 以上全对

19. 属于后丘脑的有（　　　）

 A. 松果体   B. 乳头体   C. 外侧膝状体

 D. 内侧膝状体   E. 缰三角

20. 关于小脑的描述,错误的是（　　　）

 A. 左、右两侧较大称小脑半球   B. 小脑蚓下面有小脑扁桃体

 C. 绒体小结叶称古小脑   D. 前叶称旧小脑

 E. 后叶称新小脑

21. 视上核和室旁核（　　　）

 A. 位于背侧丘脑   B. 产生并分泌催产素和加压素

 C. 其分泌的激素运输至垂体后叶   D. 两核的细胞无神经元的作用

 E. 分别发出传出纤维——视上垂体束和室旁垂体束

22. 关于小脑扁桃体的描述,正确的是（　　　）

 A. 位于小脑半球下面   B. 靠近枕骨大孔

 C. 进化上属于新小脑   D. 颅内压增高时可因其嵌入枕骨大孔而形成小脑扁桃体疝

 E. 小脑扁桃体疝时,因延髓受压迫而危及生命

23. 背侧丘脑腹后内侧核接受（　　　）

 A. 内侧丘系   B. 外侧丘系   C. 脊髓丘系

 D. 三叉丘系   E. 味觉纤维

24.属于下丘脑的核团有(　　)

  A.乳头体核   B.室旁核   C.视上核

  D.隔核   E.缰核

25.属于小脑核的是(　　)

  A.齿状核   B.顶核   C.豆状核

  D.栓状核   E.尾状核

26.属于颞叶的脑回有(　　)

  A.海马旁回   B.齿状回   C.舌回

  D.角回   E.颞横回

27.新纹状体由哪些部分组成(　　)

  A.壳   B.苍白球   C.尾状核

  D.屏状核   E.豆状核

28.大脑髓质中属于连合纤维结构的是(　　)

  A.胼胝体   B.弓状纤维   C.前连合

  D.穹窿   E.上纵束

29.关于内囊的描述,正确的是(　　)

  A.位于背侧丘脑、尾状核和豆状核之间 B.水平面上内囊是"V"形灰质板

  C.可分为前肢、膝、后肢三部分 D.前肢、后肢之间为内囊膝

  E.前肢伸向前外,位于豆状核与背侧丘脑之间

30.经内囊后肢的投射纤维有(　　)

  A.皮质脊髓束   B.丘脑中央辐射   C.视辐射

  D.听辐射   E.皮质核束

31.属于语言中枢的有(　　)

  A.距状沟上、下皮质   B.额下回后部   C.颞上回后部

  D.角回   E.颞横回

32.关于纹状体的描述,正确的是(　　)

  A.由豆状核和尾状核共同组成 B.豆状核分为壳和苍白球 C.尾状核有头、体和尾

  D.尾状核和苍白球是新纹状体 E.苍白球为旧纹状体

33.右侧内囊出血可引起(　　)

  A.口角偏向左侧   B.左侧上、下肢痉挛性瘫痪   C.左侧半身感觉障碍

  D.双眼左侧视野偏盲   E.右侧面部感觉障碍

34.关于中央前回上、中部和中央旁小叶前部的描述,正确的是(　　)

  A.发出纤维全部至脑干对侧脑运动神经核 B.发出纤维至对侧脊髓前角细胞

  C.不接受对侧肢体、躯干深部感觉冲动 D.接受对侧肢体、躯干深部感觉冲动

  E.损伤后对侧肢体痉挛性瘫痪

35.属于大脑连合系的为(　　)

  A.胼胝体   B.前连合   C.后连合

  D.扣带   E.穹窿连合

36.脉络丛存在于(　　)

  A.侧脑室   B.中脑水管   C.第三脑室

  D.第四脑室   E.蛛网膜下隙

37.属于基底核的是( )

    A.尾状核   B.豆状核   C.栓状核

    D.杏仁核   E.屏状体

四、A3/A4 型题

(1～3题共用题干)

    患者,男性,66 岁,高血压病 10 余年。某日看电视足球赛时晕倒,急诊入院时深昏迷,无自主呼吸,接诊后经检查诊断为脑干出血。立即给予气管插管,呼吸机辅助呼吸,又先后进行了侧脑室穿刺外引流术和血肿腔的立体定向穿刺外引流术,术后自主呼吸恢复,逐渐脱离呼吸机。发病后 1 周,拔除脑室外引流管,行腰大池引流术继续引流颅内的血性脑脊液,并及时行高压氧、神经细胞移植修复治疗、醒脑开窍针刺治疗等,经过 2 个月治疗,出院时意识清楚,可遵嘱握手,言语流利。

1.患者出现两侧瞳孔不等大,右侧瞳孔散大,对光反射消失,眼球向下外倾斜。提示损伤了( )

    A.视神经   B.滑车神经   C.三叉神经

    D.面神经   E.动眼神经

2.患者出现左侧肢体瘫痪、肌张力增高、腱反射亢进及病理反射阳性,提示损伤了( )

    A.三叉丘系   B.脊髓丘系   C.锥体束

    D.内侧丘系   E.外侧丘系

3.锥体交叉位于( )

    A.中脑   B.脑桥   C.延髓背侧面

    D.延髓腹侧面   E.小脑

(4～6题共用题干)

    患者,男性,23 岁,因骑车进行中被汽车撞倒,右颞部着地半小时,到急诊科就诊。患者摔倒后曾有约 5 分钟的昏迷,清醒后,自觉头痛、恶心。头颅平片提示:右额颞线形骨折,遂将患者急诊留观。在随后 2 小时内,患者头疼逐渐加重,伴呕吐、烦躁不安,进而出现意识障碍。左侧瞳孔 3 mm,对光反射存在,右侧瞳孔 4 mm,对光反射迟钝。左鼻唇沟浅,左侧 Babinski 征阳性。诊断:右侧颞部硬膜外血肿,小脑幕切迹疝。

4.关于小脑的描述,错者为( )

    A.绒球小结叶为古小脑   B.后叶为新小脑

    C.前叶为旧小脑   D.左、右两侧较大称小脑半球

    E.小脑半球下面靠内侧有小脑扁桃体

5.下列神经病学检查结果中,不属于小脑功能失调特征的为( )

    A.共济失调   B.辨距障碍   C.静止震颤

    D.发音障碍   E.张力降低

6.新小脑皮质纤维投射至( )

    A.栓状核   B.球状核   C.齿状核

    D.顶核   E.红核

(7～10 题共用题干)

    患者,女性,18 岁,一天忽然晕倒,不省人事达几小时。意识恢复后,不能说话。检查发现:右上肢痉挛性瘫痪,随意运动丧失,肌张力增强,腱反射亢进。右眼睑裂以下面肌瘫痪,伸舌时舌尖偏向右侧,无肌萎缩。唇、舌能够运动,发音无障碍,但不能说出规则的言语。诊断:运动性失语症(脑血栓所致)。

7.运动性语言中枢位于( )

    A.额中回后部   B.额下回后部   C.额上回后部

    D.额下回前部   E.额中回前部

8. 运动性语言中枢由下列哪一动脉供血（　　）

   A. 大脑中动脉的分支　　　　B. 大脑后动脉的分支　　　　C. 大脑前动脉的分支

   D. 基底动脉的分支　　　　　E. 前交通动脉

9. 该动脉不营养（　　）

   A. 第Ⅰ躯体运动中枢　　　　B. 视觉中枢　　　　　　　C. 书写中枢

   D. 听觉中枢　　　　　　　　E. 听觉性语言中枢

10. 管理上肢运动的中枢位于（　　）

   A. 中央前回下部　　　　　　B. 中央前回上部　　　　　C. 中央旁小叶后部

   D. 中央旁小叶前部　　　　　E. 中央前回中部

五、简答题

1. 脑干各部与哪些脑神经相连？内部有哪些主要传导束？

2. 简述连于延髓脑桥沟的神经有哪些。它们和脑神经核的关系如何？

3. 端脑分几叶？皮质有哪些重要功能中枢及其对应的脑回位置如何？

4. 简述语言中枢的位置、损伤后的临床表现及诊断。

5. 试述内囊的位置、分部及各部中通过的纤维。若右侧内囊病变，可出现哪些功能障碍？

6. 试述大脑皮质主要功能中枢的位置及其损伤后可能出现的症状。

六、综合分析题

1. 患者，男性，65岁，在一次情绪激动时突然晕倒，不省人事，急诊入院。2天后意识恢复，但右侧肢体瘫痪，数周后检查发现：①右上、下肢痉挛性瘫痪，肌张力增强，腱反射亢进；②整个右半身的浅、深等各种感觉丧失；③瞳孔对光反射正常，但两眼视野右侧同向性偏盲；④右侧眼裂以下面肌瘫痪，鼻唇沟变浅，发笑时口角歪向左侧，右侧舌肌瘫痪，伸舌时舌尖偏向右侧，无舌肌萎缩。请您分析患者病变部位、病变波及的范围，并解释出现上述症状的原因。

2. 患者，女性，18岁，一天忽然晕倒，不省人事达几小时。意识恢复后，不能说话。检查发现：右上肢痉挛性瘫痪，随意运动丧失，肌张力增强，腱反射亢进。右眼裂以下面肌瘫痪，伸舌时舌尖偏向右侧，无肌萎缩。唇、舌能够运动，发音无障碍，但不能说出规则的语言。其他无异常。请您分析患者病变部位、病变波及的范围，并解释出现上述症状的原因。

七、护理案例讨论

    患者，男性，34岁，重型颅脑损伤。急诊时瞳孔已经散大，呼吸不规则，后脑部有约6 cm×6 cm的头皮血肿。经检查后急诊开颅手术，清除颅内约80 ml积血，同时施行了去骨瓣减压术。术后患者一直处于昏迷状态。医生告诉家属，患者对语言、光等刺激毫无反应，属于无意识状态（植物人）。由于患者家庭经济困难，家属曾一度准备放弃治疗，但在医护人员的鼓励下，家属同意继续治疗。在护士的指导下，家属在患者的枕旁放了一台录音机，时常为他播放伤前喜欢的音乐和故事。嘱咐家属每天都守在患者床边，没有别人时就凑在耳边给他说悄悄话。医护人员查房、治疗时不停地呼唤患者姓名，帮助患者唤醒意识。在第45天时，患者突然说了一声："好难受"。后来大家发现，患者已经苏醒过来。几天后，他不但能开口说话，还能辨认出来看望他的亲友，但不记得伤前的一些情况。就这样，一位植物人在语言的刺激下苏醒了。

    请问您有何感想？

八、人文、心理护理案例讨论

    患者，男性，33岁，重型颅脑损伤。术后6小时清醒，对答切题，各种生理反射均存在，吞咽正常，自行进流质饮食。术后28小时左右，患者出现烦躁不安。自述头痛，稍有恶心，有时用手撕抓头部敷料。护士查看：双侧瞳孔等大等圆，对光反射灵敏，肢体活动良好。医嘱：苯巴比妥钠0.2 g肌内注射。半小时后患者安静入睡,1 小时后护士巡视病情时,患者右侧瞳孔 5 mm,左侧瞳孔 5 mm,对光反射迟钝,P 62 次/min、R 16 次/min、BP 136/78 mmHg。这不是脑疝的征象吗? 此时医生正在急诊手术,护士急忙做好术前准备,与手术医生联系后行急诊开颅手术。手术清除血肿 40 ml,不久康复出院。

1. 护士在本案例中作用如何?

2. 如何成为合格护士?

九、英汉翻译

Brain Injury

There are two types of brain injury：traumatic brain injury and acquired brain injury.

Causes of Traumatic Brain Injury：Traumatic brain injury is a result of a direct blow to the head. The force is large enough to break through the skull and damage the soft brain,or to cause the brain to move within the skull.

About 50 to 70 percent of all traumatic brain injuries are the result of car accidents. Other causes include：Slips and falls,Violence,Sports-related accidents.

Causes of Acquired Brain Injury：An acquired brain injury is one that has occurred after birth,and is not hereditary,congenital,or degenerative. Common causes of acquired Brain Injury include：airway obstruction,near drowning,choking,injuries in which the chest has been crushed,electrical shock,lightning strike,trauma to the head or neck,blood loss,artery impingement,shock,heart attack,stroke,arteriovenous malformation,aneurysm.

Brain Injury Classifications：Brain injuries are classified as closed or open.

A closed head injury is a trauma in which the brain is injured as a result of a blow to the head,or a sudden,violent motion that causes the brain to knock against the skull. Closed head injuries can be diffuse,meaning that they affect cells and tissues throughout the brain；or focal,meaning that the damage occurs in one area. Closed head injuries can range from mild to severe.

An open head injury,sometimes also called a penetrating head injury,results when an object penetrates the skull and enters the brain. Open head injuries are usually focal,which means that they affect a specific area of brain tissue.

Prognosis of Brain Injury：The prognosis of a brain injury is determined by a variety of factors,including the severity of the damage,the length and the severity of the coma,and the location and the size of any traumas. The more severe the injury,the longer the recovery period. The longer the recover period,the more long-term effects are likely.

【参考答案】

一、A1/A2 型题

1. B 2. D 3. E 4. B 5. B 6. B 7. C 8. B 9. A 10. B 11. E 12. B 13. A 14. A

15. E 16. E 17. C 18. E 19. E 20. E 21. A 22. D 23. E 24. A 25. D 26. E 27. E 28. B

29. C 30. E 31. E 32. D 33. B 34. E 35. C 36. C 37. C 38. D 39. E 40. E 41. C 42. E

43. D 44. E 45. B 46. A 47. B 48. E 49. C 50. E 51. B 52. D 53. B 54. B 55. D 56. D

57. B 58. D 59. E 60. A 61. C 62. D 63. A 64. B 65. D 66. A 67. C 68. B 69. B 70. B

71. C 72. A 73. E 74. A 75. C 76. E 77. E

二、B 型题

1. B 2. C 3. A 4. E 5. A 6. D 7. E 8. C 9. B

三、多选题

1. CDE	2. BCD	3. ABCDE	4. ABCDE	5. ABCD	6. ABCD	7. ABE	8. ABCD
9. ABCD	10. BCD	11. ABE	12. AC	13. ABCD	14. ADE	15. AB	16. ABCD
17. ABCD	18. CD	19. CD	20. BD	21. BCE	22. ABCDE	23. DE	24. ABC
25. ABD	26. ABE	27. AC	28. ACD	29. ABCD	30. ABCD	31. BCD	32. ABCE
33. BCD	34. BDE	35. ABE	36. ACD	37. ABDE			

四、A3/A4型题

1. E　2. C　3. D　4. C　5. C　6. C　7. B　8. A　9. B　10. E

五、简答题

1. 脑干各部与哪些脑神经相连？内部有哪些主要传导束？

(1)脑干各部：延髓、脑桥、中脑。

(2)相连的脑神经：

中脑：动眼神经（Ⅲ）、滑车神经（Ⅳ）。

脑桥：三叉神经（Ⅴ）、展神经（Ⅵ）、面神经（Ⅶ）、前庭蜗神经（Ⅷ）。

延髓：舌咽神经（Ⅸ）、迷走神经（Ⅹ）、副神经（Ⅺ）、舌下神经（Ⅻ）。

(3)主要传导束：内侧丘系，脊髓丘脑束，三叉丘脑束，外侧丘系，脊髓小脑前、后束，内侧纵束，锥体束。

2. 简述连于延髓脑桥沟的神经有哪些。它们和脑神经核的关系如何？

连于延髓脑桥沟的脑神经由内侧向外侧有：

(1)展神经：由展神经核发出的躯体运动纤维组成。

(2)面神经：由面神经核发出的躯体运动纤维，上泌涎核发出的内脏运动纤维和传入到孤束核的内脏感觉纤维组成。

(3)前庭蜗神经：前庭神经节发出传导平衡觉的纤维至前庭神经核，蜗神经节发出传导听觉的纤维至蜗腹侧核和蜗背侧核。

3. 端脑分几叶？皮质有哪些重要功能中枢及其对应的脑回位置如何？

1)分五叶：额叶、顶叶、枕叶、颞叶、岛叶。

2)端脑皮质功能定位：

(1)第一躯体感觉中枢：中央后回及中央旁小叶后半。

(2)第一躯体运动中枢：中央前回及中央旁小叶前半。

(3)视觉中枢：距状沟两侧及枕极。

(4)听觉中枢：颞横回。

(5)内脏活动中枢：边缘叶。

(6)语言中枢：运动性语言中枢（额下回后部）；书写中枢（额中回后部）；视觉性语言中枢（角回）；听觉性语言中枢（颞上回后部）。

4. 简述语言中枢的位置、损伤后的临床表现及诊断。

名称	位置	临床表现	诊断
运动性语言中枢	额下回后部	丧失了说话能力 但仍能发音	运动性失语症
听觉性语言中枢	颞上回后部	听不懂别人说话意思 但听力正常	感觉性失语症

续表

名称	位置	临床表现	诊断
书写中枢	额中回后部	不能写出正确的文字但手运动正常	失写症
视觉性语言中枢	角回	不能理解文字符号意义但视觉正常	失读症

5.试述内囊的位置、分部及各部中通过的纤维。若右侧内囊病变,可出现哪些功能障碍?

(1)内囊位于背侧丘脑、尾状核和豆状核之间,在水平切面上呈">＜"形,可分为3部。

①内囊前肢位于豆状核和尾状核之间,内含额桥束和丘脑前辐射;②内囊后肢位于豆状核和背侧丘脑之间,有皮质脊髓束、皮质红核束、丘脑中央(上)辐射、顶枕颞桥束、视辐射和听辐射通过;③内囊膝部位于前、后肢会合处,有皮质核束通过。

(2)患者右侧内囊损伤可有以下临床表现:①病变累及右侧内囊后肢的丘脑中央辐射,左侧躯干及上、下肢浅、深感觉传导通路受阻,左侧半身浅、深感觉丧失;②左侧半身痉挛性瘫痪,左侧睑裂以下面肌、舌肌、躯干、上肢、下肢瘫痪时病变累及内囊后肢皮质脊髓束和内囊膝部皮质核束;③累及视辐射,双眼病灶对侧视野的光传导路(病灶侧眼视网膜的颞侧半和健侧眼视网膜的鼻侧半的视觉传导通路)受阻,出现右眼鼻侧半视野、左眼颞侧半视野偏盲及双眼左侧同向性偏盲。

6.试述大脑皮质主要功能中枢的位置及其损伤后可能出现的症状。

中枢名称	所在位置	受损后的症状
躯体运动中枢	中央前回,中央旁小叶前部	对侧上、下肢肌瘫痪
躯体感觉中枢	中央后回,中央旁小叶后部	对侧浅、深感觉丧失
视觉中枢	距状沟两侧	对侧视野偏盲
听觉中枢	颞横回	听力减退
听话中枢	颞上回后部(左半球)	听到声音,但已不懂话意
阅读中枢	角回(左半球)	看到字,但已不懂字意
写字中枢	额中回后部(左半球)	手活动正常,但不会写字
说话中枢	额下回后部(左半球)	能发音,但说不成语句
内脏活动中枢	边缘叶	内脏活动及情绪反常,近期记忆能力丧失

六、综合分析题

1.右侧半身感觉和运动障碍,根据感觉和运动传导束都经过左、右交叉的情况,病变部位应在左侧,而且是传导较集中的部位,据此可初步确定病变在左侧内囊。

(1)瘫痪为中枢性瘫痪:右上、下肢痉挛性瘫痪表明皮质脊髓束受损,表现为病灶对侧半上、下肢肌肉痉挛性瘫痪,肌张力增高,腱反射亢进。右侧面神经和舌下神经核上瘫,表明皮质核束受损,病变涉及内囊膝部(皮质核束通过)和内囊后肢(皮质脊髓束通过)。右侧的面神经核下部、舌下神经核失去了对侧(左侧)皮质核束的控制,表现为右侧半眼裂以下的表情肌、右侧半舌肌瘫痪,口角受健侧表情肌的牵拉而偏向左侧,舌由于受颏舌肌的牵拉,伸舌时舌尖偏向右侧。

(2)内囊后肢有丘脑中央辐射通行,内侧丘系、脊髓丘系在丘脑腹后外侧核换第三级神经元后,参与形成丘脑中央辐射,并经内囊后肢投射到中央后回第一躯体感觉中枢。由于内侧丘系、脊髓丘系均为交叉后的纤维,故左侧内囊损伤会导致右半身浅、深感觉障碍。

（3）双眼视野右侧同向性偏盲提示左侧视束以上受损，损伤了经内囊后部通行的视辐射所致。左侧视束内含有来自两眼左侧半视网膜节细胞的轴突，与两眼右侧半视野均有关。左侧内囊受损，使左侧视辐射纤维受损，故双眼右侧半视野偏盲。听辐射经过内囊下部，因每侧听觉传导通路接受来自两耳的听觉冲动，一侧受损伤，不致引起听觉障碍。由上综合分析可推断其病变在左侧内囊，根据起病急的病史，为血管病变出血所致。

临床诊断为左侧内囊出血，且范围较大，已伤及皮质脊髓束、皮质核束、丘脑中央辐射和视辐射。

2.（1）右上肢以及面肌、舌肌的瘫痪都表明为上运动神经元损伤。

（2）上运动神经元损伤，仅出现右上肢瘫痪而右下肢正常，只有左侧大脑皮质中央前回下部受损时才会出现。此部前方为运动性语言中枢的位置，故此区同时受损，患者虽仍能发音，但丧失了说话能力。

（3）诊断：运动性失语症，为供应此区的大脑中动脉的分支血栓所致。

七、护理案例讨论

1.通过本案例，护理人员必须明白，无反应的患者不一定都是无意识的。护士应保证使丧失意识的患者接受温暖而亲切的护理，不能只将患者看作治疗的对象。应鼓励家属与意识丧失的患者不停地说话，为患者播放音乐等，促使患者尽快苏醒，恢复记忆。

2.护理工作的实质就是呵护生命，抚慰心灵。

八、人文、心理护理案例讨论

1.苯巴比妥钠属于镇静剂，使用后会出现双侧瞳孔缩小，对光反射迟钝，但双侧瞳孔等大等圆。该患者用药后出现双侧瞳孔不等大，显然不是药物作用的结果。护士仔细分析病情，不为假象所迷惑，"急忙做好术前准备，与手术医生联系"。护士过硬的专业知识和丰富的临床经验是本案例患者得到及时救治的关键。

2.对每一位患者的观察，都要有发展的眼光，从病因、症状等方面综合分析。对于颅脑损伤患者，睡眠、镇静与昏迷必须严格鉴别。一个合格护士，必须做到从患者细微的变化之中观察和分析病情，才能为患者提供高水准的护理服务。

九、英汉翻译

脑 损 伤

有两种类型的脑损伤：创伤性脑损伤和获得性脑损伤。

创伤性脑损伤的原因：创伤性脑损伤是直接打击头部的结果。力大足以打破颅骨和损伤柔软的大脑，或导致大脑在颅腔内移位。

50%～70%的创伤性脑损伤是车祸的结果。其他原因包括：滑倒和跌倒、暴力、与体育运动有关的事故。

获得性脑损伤的原因：获得性脑损伤发生在出生后，并不是遗传性、先天性或退化。获得性脑损伤的常见原因包括：气道阻塞、溺水、窒息、粉碎性胸外伤、电击、雷击、头部或颈部外伤、失血、动脉冲击、休克、心脏病、脑卒中、动静脉畸形、动脉瘤。

脑损伤的分类：脑损伤分为闭合性脑损伤或开放性脑损伤。闭合性脑损伤是一种打击头部或突然暴力运动使脑碰撞颅骨的损伤。闭合性脑损伤可能是弥散性的，意味着影响全脑的细胞和组织；或局灶性的，损伤发生在一个区域内。闭合性脑损伤的程度可从轻微到严重。

开放性脑损伤，有时也称为穿透性脑损伤，因物体穿透颅骨并进入脑所致。开放性脑损伤通常是局灶性的，意味着影响脑特定区域的组织。

脑损伤的预后：脑损伤的预后取决于多种因素，包括损伤的严重程度、时间长短、昏迷的严重性、创伤的位置和大小。损伤越严重，恢复时间越长。恢复时间越长，越可能有长期影响。

（邵晓云　李厚忠）

第十三章 周围神经系统

【思维导图】

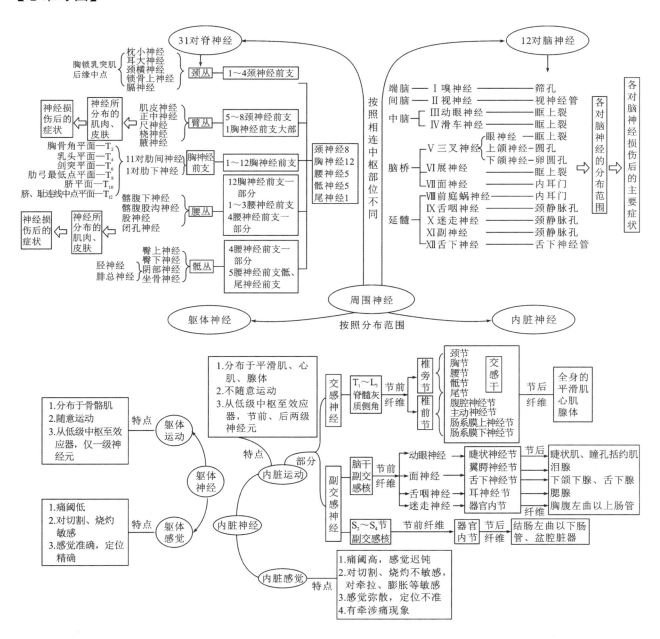

第一节 脊 神 经

【学习目的】

1. 概述:熟悉脊神经的分布。了解脊神经所含纤维成分。了解脊神经分支及其分布概况。
2. 颈丛:熟悉颈丛的构成及其位置。了解颈丛皮支及其分布。熟悉膈神经的走行及其分布。
3. 臂丛:熟悉臂丛的构成和走行。熟悉肌皮神经的走行及其分布。掌握正中神经、尺神经、腋神经和桡神经的走行和分布。了解其在不同部位损伤后的主要临床表现。了解臂丛其他分支的走行及其分布。
4. 胸神经前支:掌握胸神经前支在胸、腹壁的节段性分布概况。
5. 腰丛:熟悉腰丛的构成和位置。掌握股神经、闭孔神经的走行和分布。了解股神经、闭孔神经损伤后的主要临床表现。了解腰丛其他分支的走行和分布。
6. 骶丛:熟悉骶丛的构成和位置。熟悉臀上神经、臀下神经的走行和分布。掌握坐骨神经的走行和分布。掌握胫神经、腓总神经的走行和分布。了解胫神经、腓总神经损伤后的主要临床表现。了解骶丛其他分支的走行和分布。

【自我检测】

一、A1/A2 型题

1. 脊神经中所含的神经纤维成分有( )
   A. 躯体运动纤维   B. 躯体感觉纤维   C. 内脏运动纤维
   D. 内脏感觉纤维   E. 以上均有

2. 关于脊神经的描述,正确的是( )
   A. 由前支和后支合成   B. 颈神经有 7 对,与颈椎数目相同
   C. 共 31 对,由椎间孔穿出   D. 脊神经前支全部交织成丛
   E. 脊神经发出的前支属于运动性的

3. 一患者行甲状腺瘤切除术时,采用颈丛皮支麻醉。麻醉的中心点选择在( )
   A. 胸锁乳突肌后缘中上 1/3 处   B. 斜角肌间隙   C. 胸锁乳突肌后缘下 1/3 处
   D. 胸锁乳突肌前缘中点   E. 胸锁乳突肌后缘中点

4. 患者,女性,40 岁。无诱因出现呃逆,经内科用药、中医针灸均未收到很好疗效。后转入止痛门诊,于胸锁乳突肌下端后方行神经阻滞术,每日 2 次,2 天后痊愈。该患者被阻滞的神经应为( )
   A. 颈横神经   B. 喉返神经   C. 膈神经
   D. 迷走神经   E. 内脏大神经

5. 关于臂丛的构成,正确的是( )
   A.1~8 颈神经和第 1 胸神经前支   B.4~8 颈神经前支
   C.5~8 颈神经和第 1 胸神经前支大部分   D.5~7 颈神经和第 1 胸神经前支大部分
   E.1~7 胸神经前支

6. 支配肱二头肌的神经是( )
   A. 腋神经   B. 正中神经   C. 肌皮神经
   D. 尺神经   E. 桡神经

7. 患者,女性,45 岁,半年前无明显诱因出现左手掌外侧麻木、疼痛,继而左手拇指、示指、中指掌面及环指外侧出现刺痛和烧灼痛,症状逐渐加重,以夜间疼痛为重,影响睡眠。患者近来感到左拇指无力,运动不如以前灵活。检查所见:左手鱼际变平,鱼际肌萎缩,拇指对掌功能受限,左手掌外侧、拇指、示指、中

指掌侧面,及环指外侧触觉及痛觉减退。轻叩腕掌侧有向手掌的过电感,压迫腕部(屈肌支持带)过电感加重。临床诊断:左侧腕管综合征。该患者应该是穿行于腕管内的什么神经受压所致(　　)

  A. 桡神经   B. 尺神经   C. 肌皮神经

  D. 腋神经   E. 正中神经

8. 患者,男性,53 岁。因肱骨内上髁后外侧的一条神经受压而出现左手内侧麻木,小鱼际萎缩,该受压的神经是(　　)

  A. 尺神经   B. 桡神经   C. 肌皮神经

  D. 正中神经   E. 腋神经

9. 患者,女性,32 岁。因右侧肱骨干中段斜形骨折,在颈丛麻醉下用布巾绕腋窝,并用足蹬法反复牵引复位,后用超肩夹板外固定。4 周后,去除外固定发现:肩关节不能外展,失去饱满的外形,三角肌瘫痪。考虑复位时,采用暴力牵引和足蹬复位,腋窝未采取保护措施,导致神经损伤。根据患者症状,可能是损伤了哪条神经(　　)

  A. 腋神经   B. 正中神经   C. 肌皮神经

  D. 尺神经   E. 桡神经

10. 一患者因胸椎骨折压迫脊髓而致截瘫。检查发现:患者脐平面以下皮肤感觉丧失。试问:脐平面皮肤的支配神经是(　　)

  A. 第 2 胸神经前支   B. 第 4 胸神经前支   C. 第 7 胸神经前支

  D. 第 8 胸神经前支   E. 第 10 胸神经前支

11. 患者,男性,26 岁,学生。因膝关节疼痛,行右侧股动脉葡萄糖酸钙注射治疗。注射时,患者突觉局部剧痛,不能忍受,而停止注射。当时局部无明显红肿,热敷后疼痛减轻,但觉右腿软而无力,不能抬起;同时感觉大腿及小腿前部皮肤麻木。半年后检查发现:右腿股前部的肌群明显萎缩,肌张力减弱,股部及小腿前部浅感觉减退,右膝跳反射减退,跟腱反射正常。可能是因为在股动脉注射过程中,损伤了患者的哪条神经(　　)

  A. 坐骨神经   B. 股神经   C. 阴部神经

  D. 闭孔神经   E. 胫神经

12. 支配股二头肌的神经是(　　)

  A. 坐骨神经   B. 胫神经   C. 阴部神经

  D. 闭孔神经   E. 股神经

13. 一男性患者因骨盆骨折而致左侧闭孔神经损伤,出现左侧腿不能跷到右腿上。这是因为闭孔神经所支配的什么肌瘫痪所致(　　)

  A. 股四头肌   B. 股二头肌   C. 大腿内收肌群

  D. 臀大肌   E. 小腿三头肌

14. 患者,男性,26 岁,搬运工人。患者在装运货物时不慎被一货箱砸伤右小腿,当时疼痛剧烈,不能站立。入院检查:右小腿外上部皮下淤血、胀痛,可闻及骨擦音,膝关节活动受限,足不能背屈,小腿外侧和足背皮肤感觉丧失。临床诊断:右腓骨颈骨折。请问:患者足不能背屈,小腿外侧和足背皮肤感觉丧失,是因为腓骨颈骨折损伤了什么神经(　　)

  A. 闭孔神经   B. 股神经   C. 坐骨神经

  D. 胫神经   E. 腓总神经

15. 患者,男性,65 岁,退休工人。1 个月前,患者骑车时不慎碰伤左踝内侧,当时疼痛流血,于当地医院行清创缝合,术后伤口感染,1 周后出现左踝内侧疼痛,足底麻木,以屈踝关节时为重,行走困难。入院检查:左踝内侧可见不规则手术瘢痕,瘢痕处有压痛,并向足底放射,足趾活动无明显受限。左踝部 X 线片未见明显的骨质异常。临床诊断:左侧踝管综合征。请问:患者足底麻木,左踝内侧有压痛,并向足底放射,提示穿经踝管的什么神经受压(　　)

 A.闭孔神经   B.胫神经   C.坐骨神经

 D.股神经   E.腓总神经

二、B 型题

 A.肱肌   B.肱三头肌   C.股四头肌

 D.股二头肌   E.臀大肌

1.臀下神经支配(　　)

2.坐骨神经支配(　　)

3.股神经支配(　　)

4.桡神经支配(　　)

 A.腋神经   B.尺神经   C.腓总神经

 D.桡神经   E.坐骨神经

5.肱骨外科颈骨折易损伤(　　)

6.肱骨中段骨折易损伤(　　)

7.肱骨内上髁骨折易损伤(　　)

8.腓骨颈骨折易损伤(　　)

 A.垂腕   B.猿手   C.爪形手

 D.钩状足   E.马蹄内翻足

9.胫神经损伤可致(　　)

10.腓总神经损伤可致(　　)

11.桡神经损伤可致(　　)

12.正中神经损伤可致(　　)

13.尺神经损伤可致(　　)

三、多选题

1.下列脊神经数目,正确的是(　　)

 A.颈神经8对   B.胸神经12对   C.腰神经5对

 D.尾神经5对   E.骶神经5对

2.脊神经前支形成的脊神经丛有(　　)

 A.颈丛   B.心丛   C.臂丛

 D.骶丛   E.腰丛

3.肌皮神经支配下列哪些肌肉(　　)

 A.三角肌   B.肱二头肌   C.肱三头肌

 D.肱肌   E.喙肱肌

4.有关坐骨神经的说法,正确的是(　　)

 A.经梨状肌上孔出盆腔   B.在坐骨结节与大转子之间下行至股后区

 C.人体最粗大、最长的神经   D.在股后区发肌支分布于股后肌群

 E.在腘窝上角分为胫神经和腓总神经

5.胫神经分布于(　　)

 A.小腿后群肌   B.足底肌   C.小腿后面皮肤

 D.小腿前群肌   E.整个足背皮肤

6.下列哪些神经管理手的皮肤感觉（　　）

  A.腋神经   B.桡神经   C.肌皮神经

  D.尺神经   E.正中神经

四、A3/A4 型题

（1～4 题共用题干）

  患者,男性,55 岁。因咳嗽 8 个月,气促 4 个月余入院。CT 检查示:左肺门肿块,左支气管狭窄并左肺下叶不张。支气管镜示:左主支气管下段肺癌。病理检查示:分化较差的鳞癌。术中发现左肺门巨大肿块累及心包、部分左心房壁、左肺动脉主干、食管外膜,主肺动脉窗及气管隆嵴下淋巴结肿大,双侧膈神经、双侧迷走神经受侵,少量胸腔积液,胸壁尚无结节。手术:左全肺切除术,局部左心房、心包、双侧膈神经、双侧迷走神经切除术,淋巴结清扫术。术后诊断:左肺鳞癌。

1.膈神经起于（　　）

  A.颈丛   B.臂丛   C.腰丛

  D.食管丛   E.骶丛

2.双侧膈神经切除会导致下列哪块肌瘫痪（　　）

  A.胸锁乳突肌   B.心肌   C.肋间肌

  D.膈肌   E.腹直肌

3.患者术后出现反常呼吸,是因为（　　）

  A.吸气时,膈肌上升;呼气时,膈肌下降   B.吸气时,膈肌下降;呼气时,膈肌上升

  C.吸气时,膈肌下降;呼气时,膈肌下降   D.吸气时,膈肌上升;呼气时,膈肌上升

  E.吸气时,腹肌舒张

4.临床上护士在促使患者咳嗽排痰时,紧压患者腹部,目的是（　　）

  A.减轻患者的疼痛   B.给患者心理上的安全感   C.增加患者的回心血量

  D.有利于气管的扩张   E.增加腹压,促使膈肌上升

（5～8 题共用题干）

  患儿,男性,2 岁。患儿入院前因发热在当地医院行臀部青霉素注射,注射时患儿扭动,哭闹不止,不予配合。注射后,患儿臀部疼痛,不能站立,患肢不能行走。随后臀部疼痛缓解,但出现患足下垂无力,足趾不能背伸,肌张力比健侧弱,感觉迟钝,跛行。

5.根据患儿有臀部注射青霉素史,并结合临床症状,你认为可能损伤的神经是（　　）

  A.臀上神经   B.臀下神经   C.股神经

  D.闭孔神经   E.坐骨神经

6.该神经起于（　　）

  A.颈丛   B.臂丛   C.腰丛

  D.尾丛   E.骶丛

7.患足下垂无力,足趾不能背伸,是因为该神经受损后,其支配的什么肌瘫痪所致（　　）

  A.股四头肌   B.股二头肌   C.小腿前群肌

  D.臀大肌   E.臀小肌

8.临床上护士在为患儿做臀部肌内注射时,应注意（　　）

  A.应按照护理操作规范,准确定位注射部位

  B.刺激性较强的药物,注射前要充分溶解,摇匀方可注射

  C.对于患儿,应耐心引导解释,取得其合作,或请他人协助,切勿硬性注射

D. 每次臀部注射,在进针前、进针后、药物注射时、注射后都应仔细观察该侧肢体的活动情况,以便发现异常及时处理

E. 以上均应注意

五、简答题

1. 胸神经前支有哪几对?其皮支在胸、腹壁节段性分布的相应体表标志是什么?

2. 试述骶丛的组成及主要分支。

六、综合分析题

患者,女性,29岁。右手切割伤3个月,右手中指、环指、小指屈肌腱完全性断裂。在臂丛麻醉、上臂气囊止血带阻断血流下,行三指肌腱断裂探查、吻合和肌腱移植术。手术时间2小时20分钟。术后创口一期愈合。但出现右腕明显下垂、前臂运动无力、手背桡侧皮肤感觉丧失。诊断:气囊止血带致桡神经损伤。请分析:

1. 根据桡神经在臂部的走行,分析为何在上臂用气囊止血带止血易致桡神经损伤?

2. 根据桡神经的分布,分析该患者出现右腕下垂,前臂运动无力,手背桡侧皮肤感觉消失的原因。

3. 临床上,在应用上臂气囊止血带止血时,应注意些什么?

七、英汉翻译

Peripheral nerve injuries

Your peripheral nerves link your brain and spinal cord to the other parts of your body, such as your muscles and skin. Peripheral nerves are fragile and easily damaged. A nerve injury can interfere with your brain's ability to communicate with your muscles and organs.

If you feel tingling or numbness in your leg, arm, shoulder or hand, you may have injured one or more nerves when you had an accident or broke a bone. You may also experience numbness or tingling if a nerve is being compressed due to factors such as a narrow passageway, tumor or other diseases.

It's important to get medical care for a peripheral nerve injury as soon as possible because nerve tissue can be repaired. Early diagnosis and treatment can prevent complications and permanent injury.

【参考答案】

一、A1/A2型题

1. E 2. C 3. E 4. C 5. C 6. C 7. E 8. A 9. A 10. E 11. B 12. A 13. C 14. E 15. B

二、B型题

1. E 2. D 3. C 4. B 5. A 6. D 7. B 8. C 9. D 10. E 11. A 12. B 13. C

三、多选题

1. ABCE 2. ACDE 3. BDE 4. BCDE 5. ABE 6. BDE

四、A3/A4型题

1. A 2. D 3. A 4. E 5. E 6. E 7. C 8. E

五、简答题

1. 胸神经前支有哪几对?其皮支在胸、腹壁节段性分布的相应体表标志是什么?

胸神经前支共12对,第1~11对胸神经前支各自行于相应的肋间隙中,称肋间神经;第12对胸神经前支的大部分行于第12肋下缘,故称肋下神经。

胸神经皮支在胸、腹壁的分布有明显的节段性,呈环带状分布。其规律是:T_2在胸骨角平面,T_4在乳头平面,T_6在剑突平面,T_8在肋弓平面,T_{10}在脐平面,T_{12}在脐与耻骨联合上缘连线中点平面。

2.试述骶丛的组成及主要分支。

骶丛由腰骶干（L₄ 前支的一部分和 L₅ 前支）和全部骶、尾神经的前支组成，主要分支有：臀上神经、臀下神经、阴部神经、坐骨神经等。

六、综合分析题

1.桡神经在臂上部，伴肱深动脉行经肱三头肌长头与内侧头之间进入肱骨背面的桡神经沟，至臂外下 1/3 穿出外侧肌间隔。在上臂中部应用气囊止血带，桡神经易被直接挤压于肱骨上，而造成损伤。

2.桡神经于肱骨中 1/3 以上已发出分支支配肱三头肌，故患者未出现肱三头肌的瘫痪。桡神经在穿外侧肌间隔至肱桡肌与肱肌之间后，即分浅、深两支。浅支主要下行至手背，分布于手背桡侧半和桡侧两个半指近节背面的皮肤，故患者出现手背桡侧皮肤感觉丧失。深支主要支配肱桡肌和前臂后群肌，由于前臂后群肌的主要作用为伸腕关节、掌指关节和指间关节，故患者出现右腕明显下垂。

3.注意事项：

（1）术前检查：术前检查止血带的性能，包括气囊袖带及橡皮管是否有漏气，气压表是否完好，以及充放气效果等。

（2）正确选用止血带：止血带的气囊长度应能缠绕肢体 1 周以上。在不影响手术的前提下尽量选择宽的止血带，以减轻止血带对局部造成的压迫。

（3）保护衬垫：选用治疗巾或绵纸作为止血带的衬垫，既能保护压迫处的皮肤，又能避免止血带与压迫血管处产生空隙而影响止血效果。

（4）止血带压力及时间控制：对于一般中等体形的成人，上肢的压力应为 250～330 mmHg，下肢为 500～600 mmHg。使用时间一般以 1 小时为宜，最长不能超过 1.5 小时。如手术时间长，则需隔 1 小时放松止血带 20 分钟后再重新止血。

七、英汉翻译

周围神经损伤

你的周围神经将你的脑和脊髓与身体的其他部分，如肌肉和皮肤相连接。周围神经比较脆弱且易于损伤。神经的损伤会影响你的脑与肌肉和其他器官间的沟通功能。

如果你觉得腿、臂、肩或者手有刺痛或麻木，那可能是你的一个或多个神经在某次事故或骨折中受到了损伤。如果神经由于肿瘤或其他疾病造成其通路的狭窄而受压，你也会感到刺痛或麻木。

当周围神经损伤时及时进行医疗处理是非常重要的，因为神经组织是可以修复的。早期的诊断和治疗可以预防并发症和永久性的损伤。

第二节　脑　神　经

【学习目的】

1.掌握脑神经连接脑部、进出颅的部位。

2.熟悉脑神经的纤维成分、分布概况和功能。掌握脑神经的性质分类。

3.掌握舌下神经、动眼神经、面神经损伤后的主要表现。

【自我检测】

一、A1/A2 型题

1.瞳孔偏向内侧，可能损伤了（　　　）

  A.视神经　　　　　　　B.滑车神经　　　　　　　C.眼神经

  D.展神经　　　　　　　E.动眼神经

2.角膜反射消失,可能损伤了(　　)

 A.展神经   B.眼神经   C.视神经

 D.动眼神经   E.滑车神经

3.与延髓脑桥沟相连的脑神经是(　　)

 A.舌咽神经   B.三叉神经   C.滑车神经

 D.动眼神经   E.前庭蜗神经

4.与延髓相连的脑神经是(　　)

 A.舌下神经、舌咽神经、迷走神经   B.前庭蜗神经、面神经、舌咽神经

 C.展神经、面神经、前庭蜗神经   D.三叉神经、展神经、面神经

 E.前庭蜗神经、展神经、面神经

5.从脑干背侧出脑的神经是(　　)

 A.嗅神经   B.视神经   C.三叉神经

 D.动眼神经   E.滑车神经

6.下列哪对脑神经不是运动性脑神经(　　)

 A.三叉神经   B.动眼神经   C.滑车神经

 D.舌下神经   E.展神经

7.下列哪对脑神经不是混合性神经(　　)

 A.三叉神经   B.舌咽神经   C.前庭蜗神经

 D.迷走神经   E.面神经

8.由脚间窝穿出的脑神经是(　　)

 A.动眼神经   B.面神经   C.视神经

 D.三叉神经   E.滑车神经

9.不含特殊内脏运动纤维的脑神经是(　　)

 A.三叉神经   B.动眼神经   C.舌咽神经

 D.迷走神经   E.面神经

10.经眶上裂出入颅的是(　　)

 A.动眼神经、眼神经、滑车神经、展神经   B.眼神经、视神经、滑车神经

 C.动眼神经、视神经、面神经   D.上颌神经、展神经、滑车神经

 E.面神经、动眼神经、滑车神经

11.动眼神经不支配以下哪一肌肉(　　)

 A.上斜肌   B.下斜肌   C.下直肌

 D.内直肌   E.上睑提肌

12.支配咀嚼肌的神经是(　　)

 A.眼神经   B.上颌神经   C.舌下神经

 D.面神经   E.下颌神经

13.管理头面部皮肤感觉的神经是(　　)

 A.迷走神经   B.前庭蜗神经   C.面神经

 D.舌下神经   E.三叉神经

14.管理腮腺分泌的神经是(　　)

 A.舌咽神经的副交感纤维 B.上颌神经的副交感纤维 C.面神经的副交感纤维

 D.动眼神经的副交感纤维 E.迷走神经的副交感纤维

15. 经茎乳孔出颅的神经是( )
    A. 迷走神经　　　　　　　　B. 面神经　　　　　　　　C. 下颌神经
    D. 舌咽神经　　　　　　　　E. 副神经
16. 管理舌后 1/3 一般感觉与味觉的神经是( )
    A. 舌咽神经　　　　　　　　B. 面神经　　　　　　　　C. 迷走神经
    D. 三叉神经　　　　　　　　E. 舌下神经

二、B 型题
    A. 动眼神经　　　　　　　　B. 三叉神经　　　　　　　C. 视神经
    D. 迷走神经　　　　　　　　E. 嗅神经
1. 与间脑相连的神经是( )
2. 与脑桥相连的神经是( )
3. 与中脑相连的神经是( )
4. 与延髓相连的神经是( )
5. 与端脑相连的神经是( )
    A. 颈静脉孔　　　　　　　　B. 圆孔　　　　　　　　　C. 眶上裂
    D. 舌下神经管　　　　　　　E. 内耳门
6. 展神经穿过( )
7. 舌下神经穿过( )
8. 迷走神经穿过( )
9. 舌咽神经穿过( )
10. 前庭蜗神经穿过( )

三、多选题
1. 一侧动眼神经完全损伤的表现是( )
    A. 瞳孔斜向外下方　　　　　B. 瞳孔散大　　　　　　　C. 瞳孔缩小
    D. 瞳孔对光反射消失　　　　E. 上睑下垂
2. 眶上裂损伤可能会伤及哪些神经( )
    A. 下颌神经　　　　　　　　B. 动眼神经　　　　　　　C. 眼神经
    D. 滑车神经　　　　　　　　E. 展神经
3. 经颈静脉孔出颅的脑神经是( )
    A. 舌咽神经　　　　　　　　B. 面神经　　　　　　　　C. 副神经
    D. 前庭蜗神经　　　　　　　E. 迷走神经
4. 舌黏膜特殊内脏感觉纤维来自( )
    A. 面神经　　　　　　　　　B. 舌下神经　　　　　　　C. 迷走神经
    D. 舌咽神经　　　　　　　　E. 三叉神经
5. 动眼神经支配的肌肉是( )
    A. 下直肌　　　　　　　　　B. 下斜肌　　　　　　　　C. 上斜肌
    D. 外直肌　　　　　　　　　E. 内直肌
6. 下列神经中不从眶上裂出入颅的脑神经是( )
    A. 嗅神经　　　　　　　　　B. 上颌神经　　　　　　　C. 展神经
    D. 视神经　　　　　　　　　E. 动眼神经
7. 关于嗅神经的描述,正确的是( )
    A. 穿筛孔入颅前窝　　　　　B. 起于嗅区黏膜的双极神经元
    C. 嗅丝左、右各有一条　　　D. 是感觉性神经　　　　　E. 终止于嗅三角

8. Which cranial nerves don't innervate extraocular muscles(   )

    A. trochlear nerve   B. abducent nerve   C. oculomotor nerve

    D. ophthalmic nerve   E. optic nerve

9. 下列神经中分布到舌的神经是(   )

    A. 舌咽神经   B. 面神经   C. 三叉神经

    D. 迷走神经   E. 舌下神经

10. 参与角膜反射的神经是(   )

    A. 滑车神经   B. 展神经   C. 动眼神经

    D. 三叉神经   E. 面神经

11. 由橄榄后沟出入脑的神经是(   )

    A. 舌下神经   B. 前庭蜗神经   C. 迷走神经

    D. 舌咽神经   E. 副神经

12. 下列神经中与延髓脑桥沟相连的神经是(   )

    A. 前庭蜗神经   B. 三叉神经   C. 面神经

    D. 展神经   E. 舌咽神经

四、A3/A4 型题

(1～2 题共用题干)

患者,女性,36 岁,前一天晚上冷风吹过后,次日清晨感觉右侧耳周和耳内疼痛,右侧面部麻木。起床后洗脸时发现面部㖞斜变形,右眼不能闭合,说话口齿不清,食物滞留于右侧颊齿之间,一侧流涎。检查:神志清楚,右额纹消失,右鼻唇沟变浅,右眼睑和右口角下垂。

1. 该患者可能损伤了哪一神经(   )

    A. 三叉神经   B. 前庭蜗神经   C. 展神经

    D. 面神经   E. 舌咽神经

2. 该神经不支配(   )

    A. 额肌   B. 眼轮匝肌   C. 翼内肌

    D. 颈阔肌   E. 口轮匝肌

五、简答题

1. 简述面部皮肤和肌肉的神经支配。

2. 简述眼外肌的神经支配。

3. 试述十二对脑神经出入颅和连接脑的部位。

六、综合分析题

试述面神经的性质、走行、主要支配范围和面神经在面神经管内损伤后的主要表现。

七、英汉翻译

    The cranial or cerebral nerves are the peripheral nerves of the head that are related to the brain. There are twelve pairs, known by Roman numerals according to the sequence in which they are attached to the brain. These are as follows:

Ⅰ Olfactory nerve;   Ⅱ Optic nerve;   Ⅲ Oculomotor nerve;

Ⅳ Trochlear nerve;   Ⅴ Trigeminal nerve;   Ⅵ Abducens nerve;

Ⅶ Facial nerve;   Ⅷ Vestibulocochlear nerve;   Ⅸ Glossopharyngeal nerve;

Ⅹ Vagus nerve;   Ⅺ Accessory nerve;   Ⅻ Hypoglossal nerve.

【参考答案】

一、A1/A2 型题

| 1. D | 2. B | 3. E | 4. A | 5. E | 6. A | 7. C | 8. A |
| 9. B | 10. A | 11. A | 12. E | 13. E | 14. A | 15. B | 16. A |

二、B 型题

| 1. C | 2. B | 3. A | 4. D | 5. E | 6. C | 7. D | 8. A |
| 9. A | 10. E |

三、多选题

| 1. ABDE | 2. BCDE | 3. ACE | 4. AD | 5. ABE | 6. ABD | 7. ABD | 8. DE |
| 9. ABCDE | 10. DE | 11. CDE | 12. ACD |

四、A3/A4 型题

| 1. D | 2. C |

五、简答题

1. 简述面部皮肤和肌肉的神经支配。

面部皮肤感觉由三叉神经管理，其中眼神经管理眼裂以上皮肤，上颌神经管理眼裂与口裂之间的皮肤，而下颌神经管理口裂以下皮肤。面肌由面神经支配，咀嚼肌由三叉神经的下颌神经支配。

2. 简述眼外肌的神经支配。

滑车神经支配上斜肌；展神经支配外直肌；动眼神经支配上、下、内直肌，下斜肌和上睑提肌。

3. 试述十二对脑神经出入颅和连接脑的部位。

嗅神经连接端脑，经筛孔入颅腔；视神经连接间脑，经视神经管入颅腔；动眼神经经中脑脚间窝出脑，经眶上裂出颅腔；滑车神经从中脑上丘下方出脑，经眶上裂出颅腔；三叉神经经脑桥出入脑，其分支眼神经从眶上裂入颅腔，上颌神经经圆孔入颅腔，下颌神经经卵圆孔出入颅腔；展神经从延髓脑桥沟出脑，经眶上裂出颅腔；面神经由延髓脑桥沟出入脑，经内耳门→内耳道→面神经管→茎乳孔出颅腔；前庭蜗神经由内耳门入颅腔，经延髓脑桥沟入脑；舌咽神经、迷走神经、副神经由橄榄后沟出入脑，经颈静脉孔出入颅腔；舌下神经由舌下神经管出颅，经延髓前外侧沟出脑。

六、综合分析题

(1)性质：面神经含有4种纤维成分。①特殊内脏运动纤维，支配面部表情肌；②一般内脏运动纤维，分布于泪腺、舌下腺、下颌下腺和鼻、口腔黏膜的腺体；③特殊内脏感觉纤维(味觉纤维)管理舌前2/3的味觉；④含有少量一般躯体感觉纤维，传导耳部皮肤感觉。(2)走行、支配范围：面神经自延髓脑桥沟出脑后进入内耳门，穿过内耳道底进入面神经管，由茎乳孔出颅，向前穿腮腺到达面部。(3)在面神经管内损伤可出现以下表现：由于面肌瘫痪，出现患侧额纹消失，不能皱眉，眼裂和口裂不能闭合，不能鼓腮，患侧鼻唇沟变浅，口角偏向健侧，患侧角膜反射消失；下颌下腺、舌下腺分泌障碍，出现口、鼻腔黏膜干燥；舌前2/3味觉障碍；此外，镫骨肌瘫痪可致听觉过敏。若损伤部位在膝神经节可出现泌泪障碍、结膜干燥。

七、英汉翻译

颅神经，或称脑神经是头部的周围神经，这些神经与脑相连，共有12对，根据其连脑顺序，常常用罗马数字来标记。具体名称如下：

Ⅰ 嗅神经；Ⅱ 视神经；Ⅲ 动眼神经；Ⅳ 滑车神经；Ⅴ 三叉神经；Ⅵ 展神经；

Ⅶ 面神经；Ⅷ 前庭蜗神经；Ⅸ 舌咽神经；Ⅹ 迷走神经；Ⅺ 副神经；Ⅻ 舌下神经。

第三节　内脏神经

【学习目的】

一、内脏神经的概述
了解内脏神经的分类和分布概况。

二、内脏运动神经
1.了解内脏运动神经和躯体运动神经的区别。

2.掌握内脏运动神经节前神经元和节后神经元、节前纤维和节后纤维等术语。

（一）交感神经

1.熟悉交感神经低级中枢的部位。熟悉交感神经节的分类、位置及交感干的位置、形态。

2.掌握交感神经从中枢到效应器的一般规律。

3.了解灰交通支与白交通支,及节前纤维和节后纤维的去向。

4.了解内脏大、小神经的构成、分布。

（二）副交感神经

1.熟悉副交感神经低级中枢的部位。了解副交感神经周围神经节的分类、位置。

2.掌握副交感神经从中枢到效应器的一般规律。

3.熟悉动眼神经、面神经、舌咽神经和迷走神经所含副交感纤维各自支配的器官。

4.了解动眼神经、面神经、舌咽神经和迷走神经所含副交感纤维各自相关的神经节。

5.熟悉骶副交感核节后纤维支配的器官。

三、内脏感觉神经
1.了解内脏感觉神经和躯体感觉神经的区别。

2.了解牵涉痛。

【思维导图】

（见前文）

【自我检测】

一、A1/A2 型题

1.护士在检查一脑出血患者时,发现其右侧瞳孔散大,对光反射消失,可能是哪个脑神经中的副交感纤维受到了损伤（　　　）

    A. 面神经　　　　　　　　　　B. 舌咽神经　　　　　　　　　　C. 动眼神经

    D. 眼神经　　　　　　　　　　E. 迷走神经

2.下列神经中分布于胃的脑神经是（　　　）

    A. 面神经　　　　　　　　　　B. 舌咽神经　　　　　　　　　　C. 三叉神经

    D. 舌下神经　　　　　　　　　E. 迷走神经

3.管理腮腺分泌的脑神经是（　　　）

    A. 面神经　　　　　　　　　　B. 三叉神经　　　　　　　　　　C. 舌咽神经

    D. 迷走神经　　　　　　　　　E. 动眼神经

4.患者,男性,19 岁,学生。与学校保安发生互殴,其间 1 名保安用胳膊勒住患者颈部将其摔倒,又朝其腿部踢了几下,患者瞬间无力,倚到路边,呼叫不应,送医院抢救无效死亡。尸检报告认为:外力致颈动脉窦综合征死亡。颈动脉窦减压反射的传入神经是舌咽神经,而导致心跳减缓的副交感纤维伴随哪条神

经分布（   ）

A. 骶副交感神经　　　　　　　B. 动眼神经　　　　　　　　C. 副神经

D. 迷走神经　　　　　　　　　E. 舌咽神经

5. 患儿,女性,10 岁。因双手指麻木感 4 个月就诊。1 年来,患儿因受冻后出现左手中指及右手示指苍白,约 5 分钟后手指颜色转为轻度发绀,同时伴麻木感,约 10 分钟后转红,麻木感消失。该症状呈阵发性发作,每次持续 10～15 分钟。几乎每天发作 1 次到数次。且遇冷后发作次数多,症状重。临床诊断:雷诺病。雷诺病是一种遇冷或情绪刺激后,以阵发性肢端小动脉强烈收缩引起肢端缺血为特点的疾病,又称肢端血管痉挛症。医生建议做胸交感干切除术,目的在于（   ）

A. 解除副交感神经对上肢血管的支配　　　B. 解除交感神经对上肢血管的支配

C. 解除内脏感觉纤维对上肢血管的支配　　D. 解除躯体运动纤维对上肢血管的支配

E. 解除躯体感觉纤维对上肢血管的支配

6. 有临床医生对胸段食管癌外科治疗中保留或切断迷走神经干对术后胃消化功能的影响进行了对比研究,你认为研究结果可能是切断迷走神经干的患者（   ）

A. 胃的蠕动增强　　　　　　　B. 胃的排空加快　　　　　　　C. 胃酸分泌增加

D. 胃消化液分泌增加　　　　　E. 以上均不对

7. 患者,女性,24 岁,产后感染、盆腔炎致麻痹性肠梗阻,在硬膜外麻醉下行剖腹探查术。在第 10～11 胸椎间隙穿刺置管,注入利多卡因、丁卡因行硬膜外麻醉。10 分钟后患者自诉腹胀缓解,15 分钟后有排便感,继而解出大便,腹部检查:腹胀消失。腹软,未行手术,继续抗感染后痊愈出院。硬膜外麻醉使患者肠蠕动加快,大便得以排出的原因是:麻醉阻断交感神经后,副交感神经相对亢进,患者肠蠕动加快,麻痹性肠梗阻解除。解剖学原因是:交感神经的低级中枢位于（   ）

A. T_1～L_3 脊髓灰质节段的侧角　　　　　B. T_1～L_3 脊髓灰质节段的前角

C. T_1～L_3 脊髓灰质节段的后角　　　　　D. T_1～L_3 脊髓白质节段的外侧索

E. S_2～S_4 脊髓灰质节段的交感神经核

8. 临床上以齿状线为界,将发生于齿状线以上的痔称内痔,以下的称外痔。内痔患者疼痛感不明显,外痔患者则感到明显的疼痛。这是因为（   ）

A. 齿状线以上分布的是躯体感觉神经,以下为内脏感觉神经

B. 齿状线以上分布的是内脏感觉神经,以下为躯体感觉神经

C. 齿状线以上分布的是交感神经,以下为副交感神经

D. 齿状线以上分布的是副交感神经,以下为交感神经

E. 齿状线以上分布的是内脏运动神经,以下为躯体运动神经

二、B 型题

A. 动眼神经　　　　B. 面神经　　　　C. 舌咽神经　　　　D. 迷走神经

1. 分布于肝的神经是（   ）

2. 分布于食管的神经是（   ）

3. 分布于泪腺的神经是（   ）

4. 分布于腮腺的神经是（   ）

5. 管理瞳孔括约肌的神经是（   ）

A. 感觉迟钝,定位不准　　　　　　B. 感觉敏锐,定位准确

C. 血管,汗腺,竖毛肌,肾上腺髓质　　D. 受意识支配

E. 不受意识支配　　　　　　　　　F. 心肌

6. 躯体感觉的特点是（　　　）

7. 内脏感觉的特点是（　　　）

8. 内脏运动的特点是（　　　）

9. 躯体运动的特点是（　　　）

10. 只有交感神经分布的是（　　　）

11. 既有交感神经,也有副交感神经分布的是（　　　）

三、多选题

1. 内脏运动神经分布于（　　　）

    A. 骨骼肌　　　　　　　　B. 心肌　　　　　　　　C. 平滑肌

    D. 腺体　　　　　　　　　E. 软骨

2. 含有副交感神经的脑神经是（　　　）

    A. 动眼神经　　　　　　　B. 面神经　　　　　　　C. 舌咽神经

    D. 迷走神经　　　　　　　E. 副神经

3. 面神经的副交感神经节后纤维分布于（　　　）

    A. 腮腺　　　　　　　　　B. 泪腺　　　　　　　　C. 下颌下腺

    D. 舌下腺　　　　　　　　E. 甲状腺

4. 迷走神经的副交感神经节后纤维分布于（　　　）

    A. 心　　　　　　　　　　B. 肺　　　　　　　　　C. 食管

    D. 胃　　　　　　　　　　E. 所有的肠管

5. 骶副交感核发出的副交感纤维管理的器官包括（　　　）

    A. 膀胱　　　　　　　　　B. 子宫　　　　　　　　C. 降结肠

    D. 乙状结肠　　　　　　　E. 直肠

6. 参与交感干构成的椎旁节包括（　　　）

    A. 颈节　　　　　　　　　B. 胸节　　　　　　　　C. 腰节

    D. 骶节　　　　　　　　　E. 尾节

四、A3/A4 型题

(1~2 题共用题干)

    患者,男性,65 岁,持续心前区痛 4 小时。4 小时前即午饭后突感心前区痛,伴左肩臂酸胀,自含硝酸甘油 1 片未见好转,伴憋气、乏力、出汗,二便正常。既往高血压病史 6 年,最高血压 160/100 mmHg,入院诊断:冠心病,心肌梗死(左心室前壁)。

1. 患者伴有左肩臂酸胀,属于（　　　）

    A. 内脏牵涉性痛　　　　　B. 内脏痛　　　　　　　C. 反射性疼痛

    D. 躯体痛　　　　　　　　E. 以上都不对

2. 内脏感觉的特点是（　　　）

    A. 定位准确　　　　　　　B. 对切割不敏感　　　　C. 对牵拉敏感

    D. 对膨胀不敏感　　　　　E. 以上都不对

(3~5 题共用题干)

    患者,女性,24 岁。患者于 6 天前,被自行车把撞伤左侧颈部,当时只感觉脖子、后背疼痛,未在意。回家后,约有一刻钟的时间感觉左眼上睑发沉,睁不开。5 天后,左眼仍然睁不大,比右眼小,无眼痛,视力无变化,眼红减轻。查体:右眼正常,左眼上睑轻度下垂,睑裂变窄,眼球轻度内陷,球结膜轻度充血,瞳孔缩小;左侧面部一过性潮红,温度升高,面部无汗,左侧颈部皮下淤血。初步诊断:左侧颈交感神经麻痹引起的 Horner 综合征。

3.患者左眼上睑轻度下垂,睑裂变窄,是因为颈交感神经所支配的(　　　)

　　A.上睑提肌瘫痪　　　　　　　B.上直肌瘫痪　　　　　　　C.上斜肌瘫痪

　　D.睫状肌麻痹　　　　　　　　E.上睑中的平滑肌麻痹

4.患者左眼瞳孔缩小,是因为颈交感神经所支配的(　　　)

　　A.内直肌瘫痪　　　　　　　　B.瞳孔开大肌麻痹　　　　　C.瞳孔括约肌麻痹

　　D.睫状肌麻痹　　　　　　　　E.上睑中的平滑肌麻痹

5.患者左侧面部一过性潮红,温度升高,是因为颈交感神经受损后(　　　)

　　A.面部血管的平滑肌收缩　　　B.面部血管的平滑肌舒张　　C.面部皮肤感觉过敏

　　D.面部表情肌的运动增强　　　E.面部汗腺的分泌增强

五、简答题

1.比较交感神经与副交感神经的区别。

2.简述脑神经所含副交感神经节后纤维的分布概况。

六、综合分析题

患者,女性,32岁。行双侧扁桃体摘除术,术中出血少许,手术顺利。术后6小时患者觉胃部不适,突然呕吐咖啡样物700 ml,患者面色苍白,血压10/6 kPa,半小时后又排出柏油样便300 ml。急查血:白细胞14.8×10⁹/L,红细胞2.49×10¹²/L,血红蛋白80g/L。排除扁桃体术后局部引起的原发性出血,外科会诊诊断:应激性胃溃疡大出血。立即静脉滴注西咪替丁、巴曲酶、六氨基己酸,并输新鲜血800 ml,输液3 000 ml,术后第2天胃部不适好转,无再出血。术后第4天行纤维胃镜检查,见胃体下部小弯侧及胃窦前壁多处不规则陈旧出血点、瘀斑,表面呈黑色,周围黏膜色泽正常,术后第7天出院。

根据病例请分析以下问题:

1.机体的交感神经和副交感神经在功能上有着怎样的不同?

2.患者术后处于应激状态,是交感神经还是副交感神经兴奋性增强?

3.如果是交感神经兴奋性过强,为何会引起应激性胃溃疡的发生?

七、护理案例讨论

患儿,女性,9岁。患儿于2014年7月7日突然高热,头痛,右侧腮腺肿大,并出现神昏谵语等症状。送往省市医院治疗,临床诊断:腮腺炎合并脑病。经多种抗菌药物和对症治疗,虽体温见退,腮腺肿胀、脑膜刺激症状消失,但至7月16日,患儿仍觉右眼疼痛;右眼睑水肿、下垂,眼隙如线,努睁不开;结膜充血;眼球突起,固定不移;瞳孔散大,对光反射消失。经省内数家医院会诊,诊断:海绵窦综合征。请分析讨论以下问题:

1.穿行于海绵窦的血管、神经有哪些?

2.以海绵窦的解剖结构为基础,解释患者的临床表现。

3.患儿本人、家属可能面临怎样的现实问题?作为医生或护士,您应从哪些方面与患儿进行沟通,并提供心理支持?

八、英汉翻译

Symphathetic nervous system

The sympathetic nervous system (SNS) is part of the autonomic nervous system (ANS), which also includes the parasympathetic nervous system (PNS).

The sympathetic nervous system activates what is often termed the fight or flight response.

Like other parts of the nervous system, the sympathetic nervous system operates through a series of interconnected neurons.

Sympathetic neurons of the spinal cord (which is part of the CNS) communicate with peripheral sympathetic neurons via a series of sympathetic ganglia.

Spinal cord sympathetic neurons are therefore called presynaptic (or preganglionic) neurons, while peripheral sympathetic neurons are called postsynaptic (or postganglionic) neurons.

【参考答案】

一、A1/A2 型题

1. C 2. E 3. C 4. D 5. B 6. E 7. A 8. B

二、B 型题

1. D 2. D 3. B 4. C 5. A 6. B 7. A 8. E 9. D 10. C 11. F

三、多选题

1. BCD 2. ABCD 3. BCD 4. ABCD 5. ABCDE 6. ABCD

四、A3/A4 型题

1. A 2. C 3. E 4. B 5. B

五、简答题

1. 比较交感神经与副交感神经的区别。

①交感神经低级中枢位于 $T_1 \sim L_3$ 中间外侧核;副交感神经低级中枢位于脑干副交感核、$S_2 \sim S_4$ 骶副交感核。②交感神经节有椎旁节、椎前节,副交感神经节为器官旁、器官内节。③交感神经节前纤维短,节后纤维长,副交感神经与此相反。④交感神经与较多节后神经元发生突触联系,副交感神经与此相反。⑤交感神经分布范围广泛,副交感神经分布较局限,汗腺、竖毛肌、大部分血管无副交感神经分布。⑥对同一器官的作用不同,交感神经增强机体分解代谢功能,使机体处于应激状态;副交感神经则促进合成代谢,使机体处于静息状态。

2. 简述脑神经所含副交感神经节后纤维的分布概况。

①动眼神经内的副交感神经节后纤维支配瞳孔括约肌和睫状肌。②面神经中的副交感神经节后纤维支配泪腺、下颌下腺和舌下腺。③舌咽神经内的副交感神经节后纤维分布至腮腺。④迷走神经中的副交感神经节后纤维分布于胸、腹腔内的大部分脏器和结肠左曲以上的消化管等。

六、综合分析题

1. (1)交感神经兴奋可使机体处于应激状态:主要使瞳孔散大;心跳加快,皮肤及内脏血管收缩,血压上升,冠状动脉扩张;小支气管舒张;唾液分泌减少,胃肠蠕动减弱;膀胱壁平滑肌松弛;汗腺分泌增多,立毛肌收缩等。

(2)副交感神经的作用与交感神经作用相反,可保持身体在安静状态下的生理平衡,主要使瞳孔缩小;心跳减慢,血压降低;支气管缩小;消化腺的分泌增强,胃肠蠕动增强;膀胱壁平滑肌收缩,促进大、小便的排出等。

2. 患者在遭受各类重伤(包括大手术)、重病和其他应激情况下,需要交感神经活动增强,以调动机体的潜能,使机体处于应激状态,保证机体能在特殊状态下应对体内外的巨大变化。

3. 交感神经的作用之一就是内脏(包括胃肠道)血管收缩、胃肠蠕动减弱。在应激状态下,交感神经过强,可导致胃黏膜血管收缩、缺血,引起黏膜细胞的缺血性病变,其黏膜的缺血程度常与病变程度正相关。胃黏膜缺血继而导致胃黏膜屏障的 H^+ / HCO_3^- 的失衡,胃腔内 H^+ 可侵及胃黏膜,进一步加重了黏膜细胞坏死。

七、护理案例讨论

1. 海绵窦内有颈内动脉和一些脑神经通过。海绵窦外侧壁由上而下依次排列着动眼神经、滑车神经;窦腔内侧有颈内动脉和展神经通过。

2.海绵窦综合征又称 Foix 综合征、垂体蝶骨综合征、海绵窦血栓形成综合征。多由海绵窦外侧壁肿瘤、垂体瘤、蝶骨肿瘤、海绵窦血栓性静脉炎、海绵窦内动脉瘤等而致动眼神经、滑车神经、展神经,以及三叉神经的第 1、2 支(眼神经和上颌神经)麻痹。

眼疼痛——三叉神经的第 1 支(眼神经)受累。

眼睑水肿、结膜充血——与海绵窦炎症、眼部静脉回流障碍有关。

眼睑下垂,眼隙如线,努睁不开——动眼神经受累,上睑提肌麻痹,也与眼睑水肿有关。

眼球固定不移——动眼神经、滑车神经、展神经受累,所支配的眼球外肌麻痹。

眼球突起——与眼部静脉回流障碍、眼球外肌麻痹有关。

瞳孔散大,对光反射消失——动眼神经受累,动眼神经所含副交感纤维支配的瞳孔括约肌麻痹。

3.患儿除了面临上述的临床症状外,还可能面临鼻出血、视盘水肿或继发性视神经萎缩等问题。

患儿和家属因病情会出现明显的恐慌、焦虑和抑郁。导致心理障碍的因素:①环境陌生,会出现适应困难性焦虑;②患儿是小孩,患病以后,由于眼球突出,视力下降,影响了外貌及生活,家属担心今后的生活,有悲观心理;③患儿和家属对治疗的时长、有效性和预后不清楚,非常焦虑、悲观;④如果要手术治疗,认为脑外科手术比其他手术更危险,有恐惧心理。

针对患儿和家属的心理,护理要点是:①护士的语言和态度应热情诚恳和富有同情心,举止稳重,监测技能精湛,操作娴熟细致,并主动介绍医院的医疗护理情况,增强患儿的安全感和信任感。②引导患儿和家属尽快适应患者角色转变。护士热情、主动介绍医院的环境、各项规章制度、病友、主管医生、主管护士,使其尽快熟悉病房的设施和周围环境。针对儿童需要,为患儿提供一些休闲方法,如讲故事、听音乐、看漫画和聊天等,消除患儿悲观、孤独的心理。③多用激励的语言,帮助患儿和家属树立信心,请已经过治疗且恢复良好的患儿谈心得体会或观看有关的幻灯、录像,给患儿和家属以希望和信心,同时取得患儿和家属的协助和配合。④帮助患儿正确认识疾病和手术,向患儿及家属耐心详细地介绍手术方法,使其对这种治疗有基本了解和认识,并指导患儿做好术前准备、术中配合,解除患儿和家属因不知情而造成的焦虑、悲观。

八、英汉翻译

交感神经系统

交感神经系统是自主神经系统的一部分,自主神经系统还包括副交感神经系统。

交感神经系统主要在于激活人体的"战斗或逃跑"反应。就如神经系统的其他部分一样,交感神经系统也是通过一系列相互连接的神经元而发挥作用的。

脊髓是中枢神经系统的一部分,其内的交感神经元通过一系列的交感神经节与周围的交感神经元相连接。

因而,脊髓内的交感神经元称为突触前神经元,或节前神经元;而周围的交感神经元称为突触后神经元,或节后神经元。

(田顺亮　于兰)

第十四章　神经系统的传导通路

【学习目的】

1. 躯干、四肢意识性本体感觉和精细触觉传导通路：掌握该通路的路径。熟悉该通路在不同部位受损后的临床表现。

2. 躯干、四肢痛、温觉和粗略触觉传导通路：掌握该通路的路径。熟悉该通路在不同部位受损后的临床表现。

3. 头面部痛、温觉和粗略触觉传导通路：了解该通路的路径及其损伤表现。

4. 视觉传导通路：掌握该通路的路径。了解该通路在不同部位受损后的临床表现。了解瞳孔对光反射的反射弧。

5. 听觉传导通路：了解该通路的路径及受损后的临床表现。

6. 锥体系

(1) 掌握皮质脊髓束的走行、交叉及对脊髓前角运动核的支配情况。熟悉皮质脊髓束在不同部位受损后的临床表现。

(2) 掌握皮质核束的走行及对面神经核下半核、舌下神经核的支配情况。熟悉皮质核束在不同部位受损后的临床表现。

(3) 熟悉上、下运动神经元术语及上、下运动神经元所致瘫痪形式的不同。

7. 锥体外系：了解锥体外系的组成及主要功能。了解皮质-新纹状体-苍白球-皮质环路及其主要功能。了解新纹状体-黑质环路及其主要功能。

【思维导图】

一、感觉传导通路思维导表

类别	躯干、四肢深感觉传导通路	躯干、四肢浅感觉传导通路	头面部浅感觉传导通路	视觉传导通路
投射中枢	中央后回中上部、中央旁小叶后部及中央前回	中央后回中上部、中央旁小叶后部	中央后回下部	距状沟周围皮质
三级神经元的纤维束名称、位置	丘脑中央辐射 （内囊后肢）	丘脑中央辐射 （内囊后肢）	丘脑中央辐射 （内囊后肢）	视辐射 （内囊后肢）
三级神经元胞体位置	丘脑腹后外侧核 （丘脑）	丘脑腹后外侧核 （丘脑）	丘脑腹后内侧核 （丘脑）	外侧膝状体
二级神经元纤维名称、交叉部位	内侧丘系 （延髓丘系交叉）	脊髓丘脑束 （脊髓白质前连合）	三叉丘系 （延髓和脑桥）	视束 （视交叉）
二级神经元胞体位置	薄束核、楔束核 （延髓背部）	脊髓后角细胞 （脊髓）	三叉神经脑桥核、脊束核（脑干）	视网膜节细胞 （视网膜）

续表

类别	躯干、四肢深感觉传导通路	躯干、四肢浅感觉传导通路	头面部浅感觉传导通路	视觉传导通路
一级神经元的纤维束名称、部位	薄束、楔束（位于后索）	脊髓丘脑束（位于前、外侧索）	三叉神经脊髓束（延髓）	无
一级神经元胞体位置	脊神经节细胞	脊神经节细胞	三叉神经节	视网膜双极细胞（视网膜）
经过的神经名称	脊神经	脊神经	三叉神经	视神经
感受器所在部位	躯干、四肢的皮肤	躯干、四肢的皮肤	头面部的皮肤	视网膜

　　注：从下向上依序看，就是该通路从神经冲动产生、传递，直到终点的过程。

二、运动传导通路思维导图

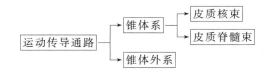

三、锥体系传导通路思维导图

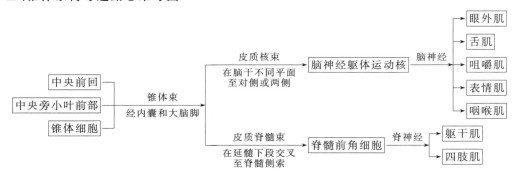

【自我检测】

一、A1/A2 型题

1. 伸舌时舌尖偏向右侧，口角偏向左侧，无舌肌萎缩，病变可能在（　　　）
　　A. 右舌下神经　　　　　　　B. 右侧皮质核束　　　　　　C. 左侧皮质核束
　　D. 左面神经　　　　　　　　E. 左舌下神经

2. 与视觉无关的结构是（　　　）
　　A. 视束　　　　　　　　　　B. 内侧膝状体　　　　　　　C. 外侧膝状体
　　D. 视辐射　　　　　　　　　E. 距状沟两侧的皮质

3. 视交叉中央部损伤，可引起（　　　）
　　A. 左眼鼻侧和右眼颞侧半视野偏盲　　　　　　　　　　B. 两眼全盲
　　C. 两眼鼻侧半视野偏盲　　　　D. 两眼颞侧半视野偏盲　　　E. 以上都不对

4. 左侧视束损伤可引起（　　　）
　　A. 两眼视野颞侧偏盲　　　　　　　　　　　　　B. 两眼视野鼻侧偏盲
　　C. 左眼全盲，右眼视野鼻侧偏盲　　　　　　　　D. 左眼视野鼻侧和右眼视野颞侧偏盲
　　E. 左眼视野颞侧和右眼视野鼻侧偏盲

5.躯干及四肢痛、温觉传导通路的纤维交叉部位在（　　　）

    A.大脑　　　　　　　　　　B.中脑　　　　　　　　　　C.脑桥

    D.延髓　　　　　　　　　　E.脊髓

6.眼的直接对光反射和间接对光反射均消失,可能是何神经损伤（　　　）

    A.视神经　　　　　　　　　B.动眼神经　　　　　　　　C.滑车神经

    D.展神经　　　　　　　　　E.眼神经

7.一患者口角歪向左侧,但两侧额纹均存在,可能是（　　　）

    A.右面神经核上瘫　　　　　B.左侧舌下神经核上瘫　　　C.左面神经核下瘫

    D.右面神经核下瘫　　　　　E.左面神经核上瘫

8.不参与瞳孔对光反射的结构是（　　　）

    A.视束　　　　　　　　　　B.动眼神经　　　　　　　　C.视辐射

    D.视交叉　　　　　　　　　E.视神经

9.关于一侧皮质核束的描述,错误的是（　　　）

    A.支配对侧舌下神经核　　　B.支配双侧面神经核上半　　C.支配双侧动眼神经核

    D.支配双侧疑核　　　　　　E.以上都不对

10.眼的直接对光反射消失,间接对光反射存在,可能损伤了（　　　）

    A.眼神经　　　　　　　　　B.动眼神经　　　　　　　　C.滑车神经

    D.展神经　　　　　　　　　E.视神经

11.光照左眼,左眼瞳孔缩小,右眼瞳孔不缩小,病变部位可能在（　　　）

    A.左动眼神经　　　　　　　B.右视神经　　　　　　　　C.右视束

    D.右动眼神经　　　　　　　E.右外侧膝状体

12.引起左侧动眼神经交叉性瘫痪和右侧上下肢瘫痪的病变位于（　　　）

    A.大脑脚底　　　　　　　　B.脑桥基底部　　　　　　　C.脑桥下部的内侧部

    D.延髓的锥体　　　　　　　E.下丘

二、B 型题

    A.头面部浅感觉　　　　　　B.上、下肢本体感觉　　　　C.视觉

    D.上、下肢浅感觉　　　　　E.听觉

1.薄束、楔束传导（　　　）

2.内侧丘系传导（　　　）

3.三叉丘系传导（　　　）

4.脊髓丘系传导（　　　）

5.视辐射传导（　　　）

    A.对侧上、下肢瘫痪　　　　B.患眼瞳孔直接和间接对光反射均消失

    C.双眼视野颞侧偏盲　　　　D.患眼视野全盲　　　　　　E.双眼视野鼻侧偏盲

6.内囊出血可导致（　　　）

7.视神经损伤可出现（　　　）

8.视交叉中央部损伤可导致（　　　）

9.动眼神经损伤出现（　　　）

三、多选题

1.下列结构中参与瞳孔对光反射通路的是（　　　）

    A.视束　　　　　　　　　　B.睫状神经节　　　　　　　C.顶盖前区

D. 视神经　　　　　　　　　E. 动眼神经

2. 关于皮质脊髓束的描述,正确的是(　　　)

　　A. 均位于脊髓侧索　　　　　B. 通过大脑脚　　　　　　C. 在延髓下端大部分纤维交叉

　　D. 经过内囊后肢　　　　　　E. 控制骨骼肌的随意运动

3. 关于躯干、四肢深感觉传导通路,哪些说法正确(　　　)

　　A. 第二级纤维在丘脑交叉,形成内侧丘系

　　B. 第一级纤维终止于薄束核和楔束核

　　C. 传导躯干、四肢本体感觉和精细触觉

　　D. 内侧丘系主要终止于中央前回和中央旁小叶前部

　　E. 来自第 5 胸节以下的纤维形成薄束

4. 上运动神经元损伤可导致(　　　)

　　A. 早期肌萎缩　　　　　　　B. 浅反射亢进　　　　　　C. 出现病理反射

　　D. 肌张力增高　　　　　　　E. 腱反射亢进

5. 关于听觉传导通路的描述,正确的是(　　　)

　　A. 一侧外侧丘系含有双侧的听觉纤维　　　　　B. 一侧听觉中枢与两耳的听觉有关

　　C. 损伤一侧蜗神经核不产生明显症状　　　　　D. 损伤一侧外侧丘系不产生明显症状

　　E. 损伤一侧蜗神经导致该耳全聋

6. 关于躯干、四肢浅感觉传导通路,哪些说法错误(　　　)

　　A. 止于中央后回和中央旁小叶后部

　　B. 前束传导痛、温觉,侧束传导粗触压觉

　　C. 第 1 级神经元胞体在脊神经节,纤维经前根入脊髓

　　D. 第 3 级神经元胞体在丘脑腹后内侧核

　　E. 第 2 级神经元胞体在薄束核和楔束核

四、A3/A4 型题

(1～4 题共用题干)

　　患者,男性,65 岁,有高血压病史,在观看足球比赛时突然晕倒,意识丧失 1 天。意识恢复后,右侧上、下肢瘫痪。5 周后查体:BP 160/110 mmHg;右侧上、下肢痉挛性瘫痪,腱反射亢进,病理反射阳性;发笑时,口角歪向左侧,伸舌时舌尖偏向右侧,舌肌无萎缩;整个右侧半身感觉障碍;瞳孔对光反射正常,但患者两眼视野右侧半缺损。

1. 该患者的初步诊断应是(　　　)

　　A. 脑血栓　　　　　　　　　B. 脑出血　　　　　　　　C. 老年性痴呆

　　D. 截瘫　　　　　　　　　　E. 周围性舌下神经瘫痪

2. 病变损伤部位在(　　　)

　　A. 第Ⅰ躯体运动区　　　　　B. 右侧脊髓前角　　　　　C. 右侧内囊

　　D. 左侧内囊　　　　　　　　E. 左侧脑干

3. 患者两眼视野右侧半缺损是因为损伤了(　　　)

　　A. 视交叉　　　　　　　　　B. 视网膜感觉细胞　　　　C. 视神经

　　D. 视辐射　　　　　　　　　E. 角回

4. 右侧上、下肢痉挛性瘫痪是因为损伤了(　　　)

　　A. 皮质核束　　　　　　　　B. 丘脑中央辐射　　　　　C. 皮质脊髓束

　　D. 皮质脑桥束　　　　　　　E. 上述都不对

五、简答题

1.一侧内囊出血,为何出现"三偏"体征?

2.针刺左手虎口区产生疼痛,试述其传导通路。

3.简述躯干、四肢意识性本体感觉传导通路。

六、综合分析题

1.列表比较四个主要感觉传导通路的区别。

2.列表比较上运动神经元与下运动神经元的差异。

3.比较上、下运动神经元损伤后的临床表现。

4.简述瞳孔对光反射通路及其临床意义。

5.第5胸髓节段左侧半横断损伤,患者可能有哪些症状和体征?为什么?

七、护理案例讨论

患者,男性,65岁,在一次情绪激动时突然晕倒,不省人事,急诊入院。2天后意识恢复,但右侧肢体瘫痪,数周后检查发现:①右上、下肢痉挛性瘫痪,肌张力增强,腱反射亢进;②整个右半身的浅、深等各种感觉丧失,但痛觉仍存在;③瞳孔对光反射正常,但两眼视野右侧同向性偏盲;④右侧眼裂以下面肌瘫痪,鼻唇沟变浅,发笑时口角歪向左侧,右侧舌肌瘫痪,伸舌时舌尖偏向右侧,无舌肌萎缩。诊断:脑出血(左侧内囊出血),对于该患者在护理工作中要注意哪些问题?

1.怎样进行心理护理,使患者树立战胜疾病的信心?

2.怎样进行康复训练?

3.该患者可能会发生哪些并发症?怎样预防?

【参考答案】

一、A1/A2型题

1.C 2.B 3.D 4.D 5.D 6.B 7.E 8.C 9.E 10.E 11.D 12.A

二、B型题

1.BD 2.B 3.A 4.D 5.C 6.A 7.D 8.C 9.B

三、多选题

1.ACDE 2.BCDE 3.BCE 4.CDE 5.ABDE 6.BCDE

四、A3/A4型题

1.A 2.D 3.D 4.C

五、简答题

1.一侧内囊出血,为何出现"三偏"体征?

(1)偏瘫:出血灶对侧肢体偏瘫,偏瘫侧鼻唇沟变浅,口角偏向出血灶同侧,伸舌时舌尖偏向出血灶对侧,急性期后则肌张力逐渐增高,腱反射亢进,出现病理反射,因为损伤了皮质脊髓束和皮质核束。

(2)偏身感觉障碍:出血灶对侧偏身感觉减退或消失,由于损伤了丘脑中央辐射。

(3)偏盲:出血灶对侧两眼视野同向性偏盲,因损伤视辐射。

2.针刺左手虎口区产生疼痛,试述其传导通路。

刺激→左手虎口区痛觉感受器→桡神经→$C_5 \sim T_1$后根脊神经节细胞→后根→相应脊髓节段的第Ⅰ、Ⅳ~Ⅶ板层→第二级纤维经白质前连合向颅侧斜越上升1~2个节段至右侧脊髓丘脑侧束→脊髓丘系→丘脑腹后外侧核→丘脑中央辐射→经内囊后肢投射至右侧中央后回中部→产生痛觉。

3.简述躯干、四肢意识性本体感觉传导通路。

由3级神经元组成。第1级神经元为脊神经节细胞,其周围突分布至本体感受器和精细触觉感受器;中枢突入脊髓后索上升形成薄束和楔束,上行至延髓终止于薄束核和楔束核,其轴突向前绕过中央灰质的腹侧,左、右交叉,形成内侧丘系交叉,交叉后的纤维上行形成内侧丘系,止于背侧丘脑的腹后外侧核,其轴突经内囊后肢投射到大脑皮质中央后回的中、上部及中央旁小叶后部。

六、综合分析题

1.见【感觉传导通路思维导表】。

2.列表比较上运动神经元与下运动神经元的差异。

类别	上运动神经元	下运动神经元
胞体	中央前回上、中部,中央旁小叶前部	脊髓灰质的前角运动细胞
	中央前回下部	脑神经核中 8 对躯体运动核
轴突形成的结构	皮质脊髓束,途经大脑白质→内囊→脑干→脊髓前索、外侧索→脊髓前角运动细胞终止	脊神经躯体运动纤维,途经脊神经→躯干、四肢肌肉
轴突走行的跨度	皮质核束,途经大脑白质→内囊→脑干→脑神经躯体运动核终止,但是不到达脊髓	脑神经躯体运动纤维,途经脑神经→头、颈部肌肉

3.比较上、下运动神经元损伤后的临床表现。

类别	上运动神经元损伤	下运动神经元损伤
损伤部位	大脑皮质运动区、皮质核束、皮质脊髓束	脑神经躯体运动核、脑神经、脊髓前角运动细胞、脊神经
肌张力	增高(痉挛性瘫痪)	降低(弛缓性瘫痪)
腱反射	亢进	减弱或消失
浅反射	减弱或消失	消失
病理反射	有	无
早期肌萎缩	无	有

4.(1)对光反射通路为:光照一侧眼球,经视网膜视锥细胞、视杆细胞→双极细胞→节细胞→视神经→视束→上丘臂→顶盖前区→双侧动眼神经副核→动眼神经→睫状神经节交换神经元→节后纤维支配瞳孔括约肌→双侧瞳孔缩小。

(2)一侧视神经损伤时,瞳孔对光反射通路的传入部分中断,患侧直接对光反射消失,间接对光反射存在。

(3)一侧动眼神经损伤时,反射通路的传出部分中断,由于发自瞳孔对光反射中枢的冲动不能传出,患侧眼直接和间接对光反射都消失。

5.(1)损伤左侧皮质脊髓侧束,出现左侧下肢痉挛性瘫痪,肌张力增高,膝跳反射亢进,也可出现病理反射。但躯干肌无瘫痪,因躯干肌受双侧皮质脊髓前束支配。

(2)损伤左侧薄束导致损伤平面以下左侧本体感觉障碍。

(3)损伤左侧脊髓丘脑侧束和前束导致损伤平面以下右侧浅感觉障碍。

七、护理案例讨论

略。

(李鸿文　欧叶涛)

第十五章　脑和脊髓的被膜、血管及脑脊液循环

【学习目的】

1. 掌握脑和脊髓被膜的分层及各层特点、蛛网膜下隙和硬膜外隙的概念。
2. 掌握大脑动脉环的组成、脑室系统以及脑脊液的产生和循环途径。
3. 熟悉硬脑膜的结构特点及其临床意义。
4. 熟悉颈内动脉、椎动脉和基底动脉的走行及其主要分支。
5. 了解大脑镰、小脑幕的位置,了解硬脑膜窦的位置和交通。
6. 了解海绵窦的位置、穿经结构及其交通关系。
7. 了解脊髓动脉的来源、分布特点。
8. 了解脑的浅、深静脉回流概况。

【脑和脊髓的被膜思维导图】

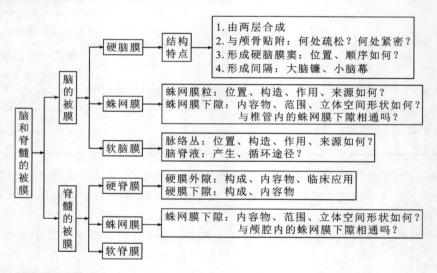

【脑、脊髓的血管思维导图】

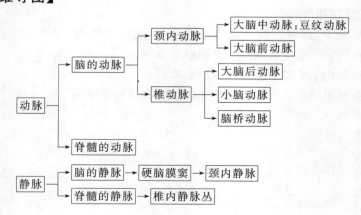

【自我检测】

一、A1/A2 型题

1.脑和脊髓的被膜,由外向内依次为( )
   A. 软膜、蛛网膜、硬膜　　　　　B. 蛛网膜、软膜、硬膜　　　　　C. 软膜、硬膜、蛛网膜
   D. 硬膜、软膜、蛛网膜　　　　　E. 硬膜、蛛网膜、软膜

2.出血动脉是指( )
   A. 前交通动脉　　　　　　　　　B.后交通动脉　　　　　　　　　C.迷路动脉
   D. 脉络丛前动脉　　　　　　　　E.豆纹动脉

3.不参与大脑动脉环组成的是( )
   A. 豆纹动脉　　　　　　　　　　B. 大脑后动脉　　　　　　　　　C. 前交通动脉
   D. 大脑前动脉　　　　　　　　　E. 后交通动脉

4.硬脑膜形成的特殊结构中没有( )
   A. 鞍膈　　　　　　　　　　　　B. 大脑纵裂　　　　　　　　　　C. 大脑镰
   D. 小脑幕　　　　　　　　　　　E. 小脑镰

5.关于蛛网膜粒的描述,正确的是( )
   A. 使脑脊液渗入蛛网膜下隙　　　B.使脑脊液回流入血液循环　　　C. 位于海绵窦附近
   D. 可以产生脑脊液　　　　　　　E. 呈绒毛状突入蛛网膜下隙

6.临床进行硬膜外麻醉,药物作用于( )
   A. 脊神经根　　　　　　　　　　B. 脊神经前支　　　　　　　　　C. 脊髓丘脑束
   D. 脊髓后角固有核　　　　　　　E.脊髓白质前连合

二、B 型题

   A. 硬膜外隙　　　　　　　　　　B. 蛛网膜下隙　　　　　　　　　C. 硬膜下隙

1.硬脊膜与椎管之间的间隙为( )

2.蛛网膜与软膜之间的间隙为( )

3.间隙为负压的是( )

4.硬膜与蛛网膜之间的间隙为( )

   A. 颈内动脉　　　　　　　　　　B. 椎动脉　　　　　　　　　　　C. 豆纹动脉
   D. 脉络丛

5.大脑前动脉来自( )

6.脑脊液由何结构产生( )

7.内囊出血由何动脉破裂所致( )

8.大脑后动脉来自( )

9.大脑中动脉来自( )

三、多选题

1.关于海绵窦的描述,正确的是( )
   A. 窦内有颈内动脉和展神经通过　　　　　　B. 位于颅后窝蝶鞍附近
   C. 面部感染可蔓延到海绵窦　　　　　　　　D. 窦外侧壁有视神经和动眼神经经过
   E. 前方借眼静脉与面部静脉交通

2.关于蛛网膜下隙的描述,正确的是(　　)

    A.内呈负压　　　　　　　　　　　　　B.内含静脉血

    C.脑蛛网膜下隙与脊髓蛛网膜下隙相通　　D.位于蛛网膜与软膜之间

    E.借正中孔和一对外侧孔与第四脑室相交通

3.关于硬膜外隙的描述,正确的是(　　)

    A.隙内有脊神经根通过　　　　　　　　B.隙内呈负压

    C.位于硬脊膜与椎管内面骨膜之间　　　D.此隙可进行硬膜外麻醉

    E.在枕骨大孔处封闭与颅腔不通

四、A3/A4 型题

(1～5 题共用题干)

    患者,男性,因骑车时被汽车撞倒,半小时后被送到医院就诊。患者受伤时右颞部着地,摔倒后曾有约 5 分钟的昏迷,清醒后,自觉头痛、恶心。查体:BP 139/80 mmHg,P 80 次/min,一般情况尚可,神经系统检查未见阳性体征。头颅 X 线片显示右额颞线形骨折,右颞部有一血肿,遂将患者急诊观察。在随后 2 小时中,患者头疼逐渐加重,伴呕吐、烦躁不安,进而出现意识障碍。浅昏迷,左侧瞳孔 3 mm,对光反射存在,右侧瞳孔 5 mm,对光反射迟钝。左鼻唇沟变浅,口角歪向右侧,左侧上、下肢瘫痪,Babinski 征阳性。初步诊断:颅骨骨折,硬膜外血肿,小脑幕切迹疝。

1.患者可能损伤了哪一血管(　　)

    A.大脑中动脉　　　　　　B.大脑前动脉　　　　　　C.豆纹动脉

    D.大脑后动脉　　　　　　E.脑膜中动脉

2.该动脉发自(　　)

    A.上颌动脉　　　　　　　B.面动脉　　　　　　　　C.下颌动脉

    D.颞浅动脉　　　　　　　E.颈外动脉

3.左侧上、下肢瘫痪,是因为压迫了下列哪一结构(　　)

    A.左侧大脑脚　　　　　　B.右侧大脑脚　　　　　　C.右侧脊髓丘系

    D.右侧皮质核束　　　　　E.以上都不是

4.右侧瞳孔扩大和对光反射迟钝,是因为压迫了(　　)

    A.动眼神经　　　　　　　B.滑车神经　　　　　　　C.面神经

    D.三叉神经　　　　　　　E.展神经

5.小脑幕切迹疝是因为下列哪一结构突入小脑幕切迹(　　)

    A.中央前回　　　　　　　B.中央后回　　　　　　　C.颞下回

    D.海马旁回和钩　　　　　E.齿状回

(6～7 题共用题干)

    患者,女性,25 岁,5 年前曾患过亚急性细菌性心内膜炎,用青霉素治疗后痊愈。3 天前忽然晕倒,神志不清约 2 小时,当意识恢复后,仍神志模糊,不能说话。检查发现:右上肢痉挛性瘫痪,随意运动消失,无肌萎缩;右下肢和左上、下肢无瘫痪,口角歪向左侧,伸舌时舌尖偏向右侧,舌肌无萎缩;无视、听觉和躯体感觉障碍;唇、舌能够运动,但吐字不清,不能说出完整的句子,只能回答简单的几个字。初步诊断:左侧大脑中动脉(分支)栓塞。

6. 大脑中动脉分布的脑区不包括（　　）

    A. 中央后回　　　　　　　　B. 中央前回　　　　　　　　C. 中央旁小叶

    D. 额中回　　　　　　　　　E. 额下回

7. 根据患者的临床表现，推测该患者被栓塞的大脑中动脉分支分布于（　　）

    A. 中央后回的中、下部　　　B. 中央后回的上部　　　　　C. 中央旁小叶的前部

    D. 中央前回的中、下部和额下回的后部　　　　　　　　　E. 颞上回

（8～9 题共用题干）

    患者，女性，19 岁。3 天前上唇右侧长疖肿，用手反复挤压。昨天开始头痛、发烧，今天出现呕吐而入院。查体：T 38.5 ℃，P 100 次/min，BP 100/70 mmHg。神清，但颈项强直。右眼睑有轻度水肿，结膜淤血，眼球前突，外展受限，上睑下垂，视力障碍。

8. 细菌扩散入颅腔，经行的结构不包括（　　）

    A. 面静脉　　　　　　　　　B. 眼上静脉　　　　　　　　C. 眼下静脉

    D. 内眦静脉　　　　　　　　E. 颈内静脉

9. 该患者可能患哪个静脉窦的炎症（　　）

    A. 海绵窦　　　　　　　　　B. 乙状窦　　　　　　　　　C. 岩上窦

    D. 岩下窦　　　　　　　　　E. 上矢状窦

五、简答题

1. 试述脑脊液的产生及其循环途径。

2. 试述椎管穿刺抽取脑脊液的穿刺部位和要经过的结构。

六、综合分析题

1. 试述小脑幕切迹疝发生的机制及其主要临床表现。

2. 硬脑膜有何结构特点，其临床意义是什么？

3. 硬膜外血肿可以在何处出现？为什么？

七、护理案例讨论

    患者，男性，36 岁，头部外伤，入院时神志清醒，能下床活动。第 3 天早晨护士整理床铺时发现枕头和床单皱乱，患者却很安静地睡在那里。问同室患者，得知患者头天晚上辗转不眠，头痛。护士向他问话，发现迟迟不应，闭眼而睡。急忙检查患者瞳孔，发现左侧比右侧大近一倍且对光反射迟钝，角膜反射减弱，患者已处于昏睡状态。重刺激右侧上、下肢仍能活动避让，左侧上、下肢活动减弱，急送手术室。手术证实左侧硬膜外血肿，小脑幕切迹疝。

1. 在神经系统疾病临床护理过程中为什么要注意观察瞳孔的变化？

2. 瞳孔变化有哪些？

3. 瞳孔变化有何临床意义？

八、英汉翻译

Meanings

Three fibrous membranes that surround the brain and spinal cord to protect the central nervous system. The pia mater, a very thin membrane, adheres to the surface of the brain and spinal cord. The subarachnoid space, containing cerebrospinal fluid, separates the pia mater from a second membrane, the arachnoid. Around the brain, fine filaments connect these two membranes, which are believed to be impermeable to fluid. The third membrane, the dura mater, is strong, thick, and dense. It envelops the arachnoid, covers the inside of the skull, and surrounds and supports the large venous channels carrying blood from the brain. Several septa divide it and support different parts of the brain. In the spine, the dura mater and the arachnoid mater are separated by the subdural space; the arachnoid and pia mater are separated by the subarachnoid space. The extradural space (between the dura mater and the wall of the vertebral canal) is the site of epidural anesthesia.

【参考答案】

一、A1/A2 型题

1. E 2. E 3. A 4. B 5. B 6. A

二、B 型题

1. A 2. B 3. A 4. C 5. A 6. D 7. C 8. B 9. A

三、多选题

1. ACE 2. CDE 3. ABCDE

四、A3/A4 型题

1. E 2. A 3. B 4. A 5. D 6. C 7. D 8. E 9. A

五、简答题

1. 试述脑脊液的产生及其循环途径。

(1)脑脊液产生于各脑室的脉络丛。

(2)侧脑室脉络丛产生的脑脊液,经左、右室间孔进入第三脑室,汇合第三脑室脉络丛产生的脑脊液,经中脑水管进入第四脑室,再汇合第四脑室脉络丛产生的脑脊液,自第四脑室正中孔和外侧孔进入蛛网膜下隙。蛛网膜下隙的脑脊液有两条途径回到静脉内。主要是通过蛛网膜粒渗入上矢状窦,最后经硬脑膜窦回流至静脉。

2. 试述椎管穿刺抽取脑脊液的穿刺部位和要经过的结构。

(1)常在第3~4腰椎棘突间隙进行穿刺,两侧髂嵴最高点在后正中线的连线相当于第4腰椎棘突,上方即第3~4腰椎棘突之间的间隙。

(2)针尖依次穿过皮肤、浅筋膜、棘上韧带、棘间韧带、黄韧带、硬膜外隙、硬脊膜、蛛网膜而抵达蛛膜下隙(终池)。

六、综合分析题

1.(1)小脑幕位于大脑半球枕叶和小脑上面之间,将颅腔分为上、下两部分,其前缘游离称小脑幕切迹。小脑幕切迹与鞍背之间,形成一环形裂孔,叫小脑幕裂孔,脑干的中脑部分由此通过。

(2)当颅内压增高时,颞叶的海马旁回、沟往前内侧移位至小脑幕裂孔,压迫中脑的大脑脚和动眼神经,患者出现患侧瞳孔散大、对光反射消失,以及同时出现对侧肢体瘫痪等。

2. 硬脑膜的特点:由两层合成;与颅顶骨附着疏松,硬脑膜血管损伤时易发生硬膜外血肿;与颅底附着紧密,颅底骨折时易同时撕裂硬脑膜和蛛网膜,导致脑脊液外漏,如鼻漏、耳漏。在某些部位两层彼此分离,形成硬脑膜窦;在某些部位内层折叠并向腔内突出,形成大脑镰、小脑幕。

3. 在硬膜与颅顶骨之间,在椎管的硬膜外间隙。因为①硬膜与颅顶骨之间附着疏松,颅盖骨折,会刺破硬脑膜中的血管,血液挤入硬膜与颅顶骨之间,形成较大的硬膜外血肿(约有相应损伤的骨面积大小),突向颅腔挤压脑组织。硬膜与颅底附着紧密,颅底骨折时易同时撕裂硬脑膜和蛛网膜,导致脑脊液外漏,如鼻漏、耳漏。不易形成硬膜外血肿。②椎管与硬膜的间隙,称硬膜外间隙,这里富含疏松结缔组织、椎内静脉丛、脊神经根等。椎静脉丛的血管破裂,形成的血肿就会压迫脊髓。血肿出现的部位越高压迫的脊髓部位也越高,出现的截瘫范围越大。

七、护理案例讨论

略。

八、英汉翻译

脑和脊髓被膜

三层纤维膜包裹着脑和脊髓,并且保护着中枢神经系统。软膜是一层很薄的膜性结构,黏附在脑和脊髓的表面。蛛网膜下隙含有脑脊液,把软膜与第二层蛛网膜分开。在脑周围,有细丝把软膜与蛛网膜联结起来,脑脊液不能渗透过这两层膜。第三层膜称硬膜,强、厚、致密。它包围在蛛网膜的外面,衬贴在颅骨的内表面;形成并支持较大的静脉管道,运送脑的血液。一些间隔将脑分成不同的部分并起支持作用。在脊柱处,硬膜、蛛网膜被硬膜下隙分开,蛛网膜与软膜被蛛网膜下隙分开。硬膜外隙是硬膜外麻醉的部位,它在硬膜与椎管的管壁之间。

（田顺亮　方方）

第十六章 内分泌系统

【学习目的】

1.掌握内分泌系统的组成。

2.掌握各内分泌腺的形态、位置。了解各大内分泌腺的结构、功能。

3.了解内分泌组织分布。

【自我检测】

一、A1/A2 型题

1.关于内分泌腺的描述,错误的是( )

  A.可调控生殖和影响行为   B.是内分泌系统的组成部分   C.有排泄管

  D.分泌的物质称激素   E.胸腺的质量随年龄变化而变化

2.右肾上腺呈( )

  A.半月形   B.三角形   C.楔形

  D.卵圆形   E.肾形

二、多选题

1.哪些属于内分泌腺( )

  A.甲状旁腺   B.胸腺   C.腮腺

  D.松果体   E.垂体

2.关于垂体的描述,正确的是( )

  A.位于颅中窝,是不成对的腺体

  B.借垂体柄与下丘脑相连

  C.可分腺垂体和神经垂体两部分

  D.发生肿瘤时,可压迫视交叉

  E.可贮存和释放加压素及催产素

三、A3/A4 型题

(1~2题共用题干)

    患者,女性,39岁。半年前发现颈部增粗,无明显不适感觉,时有失眠,全身疲乏无力,未就医。随后自觉颈部进行性增粗,且出现心烦、多汗,于 4 个月前去当地医院就诊,诊断为甲状腺肿,服用中药治疗。服药半个月后,自觉颈粗减轻,但质地变硬,且乏力、多汗、烦躁等症状略减轻,继续服药20余付。约两个月后上述症状再次出现,同时伴有心悸、多食、四肢无力、手颤及明显消瘦,双眼胀痛外突。又去其他医院就诊,服多种中药仍无好转。3 天前双下肢活动障碍,不能行走。发病以来患者日饮水量 2 500~3 000 ml,每日尿量约 2 000 ml,无尿频、尿急、尿痛,大便次数增多,每天 2~3 次,为不成形便。无发热、无颈部外伤史。查体:T 36.8 ℃,P 126 次/min,R 16 次/min,BP 132/75 mmHg。神清,呼吸平稳,消瘦,双眼球突出,眼裂增宽,上视时额纹消失,下视时上睑不能随眼球向下移动,双眼辐辏减弱,瞬目无减少。双结膜充血,双侧瞳孔等大正圆。颈软,甲状腺Ⅲ度肿大,双侧对称,表面光滑,质地较硬,未触及结节,无压痛,随吞咽动作上、下移动。双叶上极可听到血管杂音。双肺呼吸音清,未听到干、湿啰音。心界正常,P 126 次/min,心律不齐,有期前收缩7～10次/min,心尖部第一心音亢进,可听到2/6级收缩期吹风样杂音。腹软,无压痛,肝脾未触及。闭眼,伸舌及双手平举可见细震颤。神经系统:双下肢肌力Ⅱ级,肌张力减弱,双上肢肌力、肌张力正常。辅助检查:FT_3 20 pmol/L,FT_4 59 pmol/L,血 K^+ 2.8 mmol/L,Na^+ 128 mmol/L,Cl^- 105 mmol/L。心电图示窦性心动过速,房性期前收缩。头颅CT未见异常。初步诊断:弥漫性甲状腺肿伴甲状腺功能亢进症、甲亢性周期麻痹。

1. 患者甲状腺Ⅲ度肿大,提示甲状腺已超过胸锁乳突肌外缘。正常甲状腺(　　　)

 A. 呈"Y"形   B. 上端达甲状软骨上部   C. 下端达第4气管软骨环

 D. 有左、右两侧叶,中间以峡部相连   E. 甲状腺鞘又称真被膜

2. 患者出现甲状腺功能亢进的原因可能是(　　　)

 A. 甲状腺素分泌过多   B. 甲状腺素分泌过少   C. 心功能异常

 D. 双眼球突出   E. 以上均不正确

四、简答题

简述甲状腺的位置和形态。

五、英汉翻译

Endocrine System

Although we rarely think about them, the glands of the endocrine system and the hormones they release influence almost every cell, organ, and function of our bodies. The endocrine system is instrumental in regulating mood, growth and development, tissue function, and metabolism, as well as sexual function and reproductive processes.

In general, the endocrine system is in charge of body processes that happen slowly, such as cell growth. Faster processes like breathing and body movement are controlled by the nervous system. But even though the nervous system and endocrine system are separate systems, they often work together to help the body function properly.

A gland is a group of cells that produces and secretes, or gives off, chemicals. A gland selects and removes materials from the blood, processes them, and secretes the finished chemical product for use somewhere in the body.

Some types of glands release their secretions in specific areas. For instance, exocrine glands, such as the sweat and salivary glands, release secretions in the skin or inside of the mouth. Endocrine glands, on the other hand, release more than 20 major hormones directly into the bloodstream where they can be transported to cells in other parts of the body.

【参考答案】

一、A1/A2 型题

1. C   2. B

二、多选题

1. ABDE   2. ABCDE

三、A3/A4 型题

1.D　2.A

四、简答题

简述甲状腺的位置和形态。

甲状腺位于颈前部,呈"H"形,分为左、右两侧叶,中间以甲状腺峡相连。甲状腺侧叶位于喉下部与气管上部的侧面,上达甲状软骨中部,下至第 6 气管软骨环,后方平对第 5～7 颈椎高度。甲状腺峡位于第 2～4 气管软骨环前方,少数人甲状腺峡缺如,半数人甲状腺峡上伸出一锥状叶,可达舌骨平面。甲状腺外面有 2 层被膜,内层为纤维囊(真被膜),随血管、神经深入腺实质,将腺分为若干大小不等的小叶。外层为甲状腺鞘或假被膜(外科囊)。

五、英汉翻译

内分泌系统

尽管我们很少意识到它们,但内分泌系统的腺体及其所分泌的激素还是在影响着我们机体几乎每一个细胞、器官和功能。内分泌系统的作用在于调节情绪、生长发育、组织功能和代谢,以及性功能和生殖过程。

通常,内分泌系统管理机体内发展缓慢的过程,如细胞的生长。而诸如呼吸和机体运动这些发展较快的过程,则主要由神经系统控制。尽管神经系统和内分泌系统是各自独立的系统,但是它们相互协作使机体正常运转。

一个腺体是一个细胞群体,可产生、分泌和释放化学物质。腺体从血液中选择、汲取原料,对原料进行加工,并分泌最终的化学产物而作用于身体的某个地方。

一些类型的腺体将分泌物释放到特定的区域。比如:外分泌腺,如汗腺和唾液腺,将分泌物释放至皮肤或口腔内。同时,内分泌腺还可将 20 多种激素直接释放入血,经血流运达身体其他部位的细胞。

(刘定承　邵晓云)